高等学校心理学专业课教材

咨询心理学

刘华山
江光荣　主编

华东师范大学出版社
·上海·

图书在版编目（CIP）数据

咨询心理学/刘华山,江光荣主编. —上海:华东师范大
学出版社,2009
　ISBN 978 - 7 - 5617 - 6898 - 3

　Ⅰ.咨…　Ⅱ.①刘…②江… 　Ⅲ.心理咨询－高等学
校－教材　Ⅳ.R395.6

　中国版本图书馆 CIP 数据核字(2009)第 080890 号

咨询心理学

主　　编　刘华山　江光荣
策划编辑　赵建军　王国红
责任编辑　朱建宝
责任校对　王国红
封面设计　卢晓红

出版发行　华东师范大学出版社
社　　址　上海市中山北路 3663 号　邮编 200062
网　　址　www.ecnupress.com.cn
电　　话　021 - 60821666　行政传真 021 - 62572105
客服电话　021 - 62865537　门市(邮购)电话 021 - 62869887
地　　址　上海市中山北路 3663 号华东师范大学校内先锋路口
网　　店　http://hdsdcbs.tmall.com

印 刷 者　常熟高专印刷有限公司
开　　本　787 毫米 × 1092 毫米　1/16
印　　张　16.5
字　　数　380 千字
版　　次　2010 年 1 月第 1 版
印　　次　2023 年 7 月第 11 次
印　　数　19001 - 20100
书　　号　ISBN 978 - 7 - 5617 - 6898 - 3/B·485
定　　价　33.00 元

出 版 人　王　焰

目录

目
录

目
录

前　言

　　当社会进入改革开放的新时期,久经磨难的我国心理学摆脱了多年的历史重负和思想羁绊,走上了健康发展的快车道。经过 40 年的发展和积累,心理学在人才培养、科学研究、社会服务方面都有了长足的进步;而社会公众对心理、心理学的知晓度与 40 年前相比已不啻天壤之别。从与个人切身利害关系的重要性与广泛性而言,大众对心理学的了解首先集中在心理咨询这一领域是不难理解的。在一般社会公众的视野中,心理咨询几乎就是心理学的同义语。

　　20 世纪 80 年代中期以来,心理咨询在中国兴起和快速发展,首先是源于日益增长的社会需求。普通民众在解决了温饱问题、开始迈入初步小康社会后,对多样化需要和精神上康宁、幸福的追求就日益凸现出来。而在另一方面,社会的急速变迁,改革的阵痛和利益的再分配,现代文明对旧有观念的冲击,伴随着都市化进程而来的人际关系疏离、频繁的竞争和无处不在的社会比较等,又使得一些处于优势的、劣势的、先优势而后转入劣势、先劣势而后转入优势的人,遭遇到种种情绪困扰和生活适应困难。正是在这样一种背景下,心理咨询对普通民众来说不再是“奢侈品”,寻求咨询逐渐成了一种新的消费形式。其次是我国经济发展、社会主义民主建设、对外开放的良好环境为心理咨询的快速扩展提供了极为有利的社会条件。对于一个民主法治社会,心理学不再是“危险品”,而是有利于社会和谐稳定的“润滑剂”。“注重促进人的心理和谐,加强人文关怀和心理疏导”、“加强心理健康教育和保健,健全心理咨询网络,塑造自尊自信、理性平和、积极向上的社会心态”早已写入党中央文件(《中共中央关于构建社会主义和谐社会若干重大问题的决定》,2006 年 10 月 11 日)。党的二十大报告指出,要重视心理健康和精神卫生,推进健康中国建设。这不仅对我国心理学工作者提出了庄严任务,而且也给我国蓬勃发展的心理咨询事业提供了强大动力。再次是我国心理学工作者、心理学机构、心理学学术共同体的多年来的勤奋勉力、卓有成效的研究和实践,为我国心理咨询工作的发展提供了专业支持。无论是在日常心理助人工作中,还是在抗击非典、汶川地震的心理救护和灾后心理重建中,心理学工作者所发挥的作用及表现出来的社会责任感,都给公众留下了深刻的印象。

　　心理咨询是一个受过专业训练的人对另一个生活适应有困难的人,通过连续的接触和会谈而提供的一种心理上的帮助。心理咨询的主要方式是咨询会谈。会谈、说话、对话本是人人都具备的言语技能;而咨询会谈却是一项有着高度专业性的职业活动。其间的差别在于咨询过程赖以进行的建设性的人际关系、咨询谈话所特有的合作互动的性质、足以引起当事人的心理和行为发生正向改变的策略和技术,以及隐含在咨询会谈后面的强大的学理基础等。所有这些,都要求咨询者和有志于心理咨询的人接受系统的理论学习和有督导的专业训练,并在以后的咨询实践中，不断地学习与反思，在改变工作对象的同时学会改变自己。

我国心理咨询尽管30年来有了较大发展，但依然是一项不够成熟的新兴事业。相对于我国现有人口和日益增长的社会需求，心理咨询从业人员的数量和胜任力的不足，仍然是制约我国心理咨询健康发展的瓶颈。多年来国内同仁组织编写和翻译出版的多种有关心理咨询的著述和教材，在咨询人员的培训及促进我国心理咨询服务日益走向专业化与正规化方面已经并正在发挥着积极作用。我们组织编写《咨询心理学》一书的初衷，也正是要为丰富教学资源并提高其质量，完善我国心理学专业人才、心理咨询人员的培养培训体系，促进心理咨询工作者的专业成长和个人成长做出新的尝试。

《咨询心理学》一书内容涵盖了作为一个合格咨询人员必须掌握的基本理论和方法。除心理咨询概述一章外，包括几个部分：心理咨询的关键要素——咨询员及心理咨询中的专业、道德和法律问题（第二、三章）；心理咨询的理论与方法体系，包含心理动力取向、人本—存在主义取向、认知—行为取向的理论与方法体系（第四、五、六章）；心理咨询的主要形式，含个别咨询与团体咨询（第七、八章）；几种特殊领域的咨询，包含学校心理辅导、生涯咨询、危机干预与自杀预防（第九、十、十一章）。本书可作为心理学各专业、医学有关专业本科生学习和教学用书，亦可作为各领域心理咨询人员、心理辅导人员及其他心理健康服务人员的学习、参考和培训用书。

完成本书编写的是高校和医疗部门从事心理咨询及相关学科的教学、科研人员，以及从事心理咨询与治疗的专业人员。各章撰稿人分别是：第一章、第九章、第十一章，刘华山；第二章，江光荣、柳静；第三章，梁晓燕；第四章，童俊、王垒、刘华山；第五章，江光荣、胡姝婧；第六章，叶一舵；第七章，江光荣、朱旭；第八章，樊富珉；第十章，谢员。

本书编写力争体现以下特点：一是专业性。即内容的选择力求符合咨询工作专业化的要求，对主要理论观点的介绍尽可能准确，做到论述有据。二是先进性。与已出版的同类教材比较，本书内容力求有所扩充，并吸收了近年来国内外有关心理咨询研究的新成果，也包括撰稿人近年研究获得的数据和结论。三是实践性。本书关注心理咨询学的实践性和应用性，重视各个领域、各种理论取向下的心理咨询工作的操作步骤、实施要点，并配有一些咨询案例，以帮助学习者深入理解有关原理，亦可为其进入咨询实践提供参照。四是便利性。本书对一些重要概念和观点力求有明确的界定和说明；对各种咨询理论取向的观点和方法进行恰当的取舍整理，按照"概述—基本理论—治疗过程—策略和技术—评价"的统一构架展开叙述，脉络清楚，便于横向比较，希望能给学习和教学带来某些便利。

主观愿望与它的实现之间总会有差距。由于我们学术和经验上的局限以及工作上的疏忽，本书中错误与疏漏在所难免，恳请专家同仁及广大读者给予批评指正。闻过则喜、择善而从当是我们应取的科学态度。

编　者

2023 年 6 月于武昌桂子山

第一章　心理咨询概述

咨询心理学是研究心理咨询理论、咨询过程、咨询方法和技术的学科。心理咨询,作为一种独立的职业和社会机构,是20世纪随着西方工业社会的发展而兴起的一项新兴事业,是对西方工业社会发展所带来的社会需要和社会压力的一种回应。作为一门学科,它是精神病学、心理学、哲学、艺术等多学科相互融合的产物。虽然心理咨询与心理治疗最初主要是从精神病学中衍生出来的,但由于心理咨询自身的发展演进,现在却逐渐被视作心理科学的一个应用性分支学科。本章主要介绍心理咨询的定义、性质及其与其他助人活动的关系,心理咨询的服务领域与专业形式,心理咨询的起源与发展。

第一节　咨询:助人的专业活动

一、心理咨询与人的适应和发展

处在快速变化的现代社会,个人要保持身心健康,提升生活品质,并能对社会有所贡献,必须妥善地解决两个问题:从自己而言,是要谋求自我发展;从与自然和社会的关系而言,是要同周围环境保持良好的适应。而心理咨询正是帮助人的适应和促进人的发展的一种专业性的助人活动。

"适应"一语不仅仅意味着个体对现存环境的顺从,而且还意味着对所处的环境作出判断和选择,并善用现有环境的有利条件,避开不利条件的伤害,甚至发挥个人或集体的能动作用改善周围环境以满足自身需要。"适应"之所以成为现代人必须面对的重要问题,有两个关键的因素。首先,环绕人的环境包括自然环境和社会环境。随着科学技术的进步、人类征服自然能力的提高,人们在适应自然环境方面越来越成功了;但与此同时,社会环境、文化环境、人际环境却变得越来越复杂、越来越难以适应了。其次,现代社会的迅速变化给人的适应带来了困难。在当今社会,知识快速增长,观念不断更新,职业迅速转换,生活方式经常改变。有人说,当今社会的特点是,一切皆变,唯一不变的是"变化"。许多现象的稳定性、可预测性降低,习惯了的生存方式不再适用,人们必须不断地努力作出自我调整,才能适应不断变化的生活环境。

社会文化环境的稳定和变化,对于人们的适应不断提出要求。人是社会动物,许多人生活在同一个有组织的群体中,必须遵守共同的行为模式与制度,遵循大体相近的价值观念,采用大体相同的生活方式。人类个体生下来时,只能适应现成的文化环境,学会这种适应的过程就是个体社会化的过程。但是,由于某些社会文化本身的特点和性质,会给人们的心理带来一些限制、压抑和挫折,从而给生活适应带来一些困难。例如,在过分主张礼让谦恭的社会环境中长大的孩子,进入强调竞争的社会环境时,就会发生适应的困难。有时儿童个体的某些特点,使他不能接受家庭和社会文化的规范和要求,也会造成生活中的压力。如一个望子成龙、望女成凤、期盼着每个子女都能上重点大学的社会环境,会使某些儿童产生沉重的精神负担。当面临着社会快速转型,人们的生活方式、谋生手段、价值观念不得不发生转变时,一些人不能善用新的社会秩序所提供的支持功能来保护自身利益,必然会经历种种痛苦和挫折。例如,在我国计划经济体制下生活多年,靠"铁饭碗"吃饭,习惯于依赖社会保护,依赖组织解决一切问题的职工,一旦进入市场经济时代,要依靠自己奋斗维持生存并改善自身条件,就会经历种种特殊的心理困难。人们在遇到生活适应上的困难时,多数情况下依靠自身的力量或周围重要他人的支持,会重建自身与环境间的适当关系,进入适应状态;但有的时候依靠自身的资源不能帮助自己解除困扰,家人、朋友、同事的建议又不够充分、不太有效,寻求专业的心理咨询就是一种明智的选择了。这也就是改革开放、社会急剧转型以来,心理咨询工作在我国迅速获得发展的社会心理基础。

心理咨询也是促进个人正常发展的重要条件。人类个体发展是指从出生到成熟直至衰老死亡全过程中,随着年龄增加,个体生理、心理、社会各方面所发生的定向的、连续的变化过程。按照埃里克森(Erik H. Erikson)的观点,在这一过程中,个人需要不断解决信任对不信任、自主行动对羞怯怀疑、主动性对退缩愧疚、勤奋进取对自贬自卑、自我同一性对角色混淆、亲密对孤独、创造力感对自我专注、完善感对绝望感等一系列矛盾或人生课题。这是一个长期的、漫长的探索过程。有时由于生活与工作中种种压力过强或过于持续的作用、社会支持系统的不足、个人压力应对资源有限,每个人都有可能体验到或长或短时期的心理危机。处于青少年期的学生更是这样。青少年期是个体发展的急速转变时期,由于缺乏必要的生活经验和充分的思想准备,成长中的个人多半会出现短暂的不适应。

首先是生理上,特别是性生理上的快速变化,使他们感受到兴奋、惊恐和烦恼;而成人对他们要求和责备日益增多,更使他们无所适从。其次是青少年独立性的增强也遭到来自主、客观两方面的限制:从主观方面说,他们渴望独立自主而又自知缺乏独立处世的经验;从客观方面说,成年人既希望子女独立又因为对其缺乏信任而又常常限制他们的行动,使得他们成为身分不明、处境尴尬的"边际人"。再次,青年人交往范围日益扩大,群体意识增强,但青少年中流行的价值观念往往与学校正式群体的规范、与成人社会的价值观念发生冲突。最后,父母对青少年子女的高期望与部分青少年学生学业上的失败经验,构成一种强大的心理压力,这对青少年的自尊构成了持续的威胁。对于个体社会化过程中的这些问题,多数青少年通过自己长期探索,能够积累正面的人生经验,学会肯定自我,同环境保持适应;少数学生则不断积累错误经验,采用不当的方式解决问题,形成不良适应的行为模式,出现程度不同的心理困扰和障碍。无论是对于心理正常的学生,还是对于少数出现心理困扰或障碍的学生,实施一种个性化、人性化和专业性的心理咨询,并作为日常学校教育和教学活动的补充,使其克服成长中的障碍,建立健康的自我形象,充分发挥个人的潜能,无疑会为青少年健康成长与发展提供有利的条件。

二、什么是心理咨询

从汉语字面看,"咨"是跟别人商量、商讨;"询"是询问;"咨询"就是向别人询问、征求意见的过程。心理咨询(counselling 在我国香港、台湾地区大多译作"咨商",也有译作"辅导"的)则是一种专业的心理助人活动,是主要运用诉说、询问、协商方式进行的心理上助人的过程。

对于"心理咨询"这一概念,学者们历来作出过许多界定,目前尚无公认的意见。兹录若干例如下:

(1) 咨询是一个过程,其间咨询者与当事人的关系能给予后者一种安全感,使其可以从容地开放自己,甚至可以正视自己过去曾被否定的经验,然后把那些经验融合于已经转变了的自己,作出统合。(C. Rogers,20 世纪 40 年代)

(2) 咨询乃是通过人际关系而达到的一种帮助过程、教育过程和增长过程。(D. R. Riesman,1963)

(3) 咨询是一种人际关系,在这种关系中咨询人员提供一定的心理气氛或条件,使对象发生变化,作出选择,解决自己的问题,并且形成一个有责任感的独立个性,从而成为更好的人和更好的社会成员。(C. Patterson,1967)

(4) 心理咨询指的是一个受过专业培训的心理咨询师和来访者之间的职业关系。……它的目的在于帮助来访者能够理解和分辨他们对生活的看法,并且通过为他们提供有意义的、成熟的选择建议,或者通过帮助他们解决情感和人际关系问题,从而使他们学着实现自己设定的目标。(Burks,Stefflre,1979)

(5) 心理辅导(counselling)是一个助人的过程,在这一过程中,一位具有专业资格的治疗员或辅导员,为一位或多位因心理困扰而寻求协助的人,提供一种特殊的帮助:那就是透过一个具有治疗功能的关系,致力促使受导者克服成长的障碍,产生行为的改变,以致使个人得以充分发展,迈向自我实现。(林孟平,1988)

(6) 一种原则性的相互关系,主要特征在于它是对一种或多种心理学理论以及一系列交流技能的运用;这种关系依靠经验、直觉以及其他的人际关系因素而得以改进;并且这种关系会触及当事人的隐秘的内心世界……心理咨询的主要精神在于协助来访者使之自己解决问题,而不只是给出建议或强迫他们按指令去做。……它是身处不幸或者在某种程度上处于混乱之中的人们所寻求的一种服务,这些人希望在一种比朋友关系更具专业性和隐秘性的关系中讨论并解决他们的问题。(Feltham,1993)

(7) 咨询是通过人际关系,运用心理学方法,帮助来访者自立自强的过程。(钱铭怡,1994)

以上所列各个时期不同学者对"心理咨询"一语所作的界定或繁或简,内容也有些差别。其实这些界定只是论述的角度不同和强调的重点不同,其间并无实质性的对立。有的从心理咨询的功能(心理上助人)来界定;有的从心理咨询的重要条件(专业的、隐秘的、具有治疗作用的人际关系)来界定;有的从咨询者与来访者的特征及其在咨询活动中的地位不同来描述;有的从心理咨询的手段和方式(运用心理学理论与沟通交流技能等)来界定;有的从心理咨询所要达到的目标(使当事人产生积极的心理与行为的变化)来界定。当然,在强调心理咨询的矫治性的目标(克服障碍等)和发展性目标(自立自强、实现自我潜能、自我统合等)方面,在认定咨询者与当事人在咨询过程中的主动性方面(是直接提供成熟的建议还是协助当事人使之自已解决问题)也还存在一些局部的、多少带有一些实质性的差别。如果吸收以上各种说法的共同性，则大体可以说，心理咨询是经过专业训练的咨询者，在一种建设性的人际关系中，通过连续性的接触和商谈，对另一个在心理适应上出现困难和问题而又有求助意愿的人，提供心理上的帮助，使其能澄清自己对生活的看法，增强解决问题能力，克服成长道路上的障碍，并能充分实现自己的潜能的过程。

就像企图用简单的语句来界定其他任何复杂概念(如人格、智力等)总有不能包容它的内涵的主要方面或使他人理解这一界定时容易忽略它的某些要点的情况一样，对于"心理咨询"的界定亦有同样的困难。一个补充性的做法是对心理咨询的实质作出若干阐释和说明。心理咨询是一个过程，其特征有：

(1)心理咨询是一种心理上的专业助人活动。在咨询过程中，一方是受过专业训练且具有专业资格的专家(counselor，咨询者)；另一方是在心理适应方面存在某种问题因而需要帮助解决问题的来访者(client，来访者，当事人)。由前者给后者提供心理上的帮助。这使得严格意义上的心理咨询既不同于其他非心理方面的咨询活动(法律咨询、管理咨询、购物指导等)，也不同于日常生活中的非专业的心理咨询活动(朋友间的劝说、开导、通报信息等)。

(2)心理咨询是一种特殊的人际关系，或者说是通过良好的人际关系而实现的助人活动。这是一种工作关系(仅存在于咨询活动范围内)、职业关系，一种契约关系、合作关系；又是一种正面的、安全的关系，一种隐秘的关系。其重要特征是同理心、尊重、真诚。专业性、隐秘性、建设性使其与其他形式的人际关系有着明显的区别。这样的关系不但是实施有效咨询的前提，而且其本身就具有改善人的心理与行为的功能。这样一种人际关系背景下的咨询会谈，不同于一般朋友间的社交谈话(前者是有目的的，后者则不是)；也不同于纯粹的工作上的协商(咨询会谈中，一方会介入到另一方隐秘的内心世界中，而工作上的协商不会)。

(3)心理咨询的目的是使当事人的心理与行为发生积极的变化，是人本身的正向改变。包括克服成长中的障碍，找到妥善解决问题的方法，了解自己，接纳自己，充分发挥自己的潜能，实现自己设定的人生目标，走向独立自强。

(4)心理咨询以心理学的理论和方法来讨论和解决心理问题。除了良好的人际关系(咨访关系)外，心理咨询的主要特征在于它是一种或多种心理学理论、咨询者的经验和一系列交流技能的运用。心理咨询的主要手段是接触面谈，在双方言语和非言语沟通中、在双方人际互动中达到改善心理和行为的目的。这种改善是通过当事人在咨询过程中所发生的一系列心理活动、心理变化来实现的。心理咨询在这一点上不同于一般的医疗活动。

(5)心理咨询是咨访双方合作探索的过程。咨询过程是咨询者和当事人在一种信任、尊重的气氛中探索和发现，确立咨询目标、发现核心问题所在、寻求解决问题的更满意更明智的方法、作出抉择的过程。善用当事人求助的愿望和潜力，是咨询工作的重要方面。一般地说，咨询的主要精神在于协助来访者使之自己解决问题，而不是直接给出建议或强迫他们按照某种指令或处方行事。在这一点上，心理咨询不同于医生看病开处方，也不同于教师对学生的训导和教导。

(6)心理咨询不限于临床上应用，它包括多个方面的心理服务领域，如心理健康咨询、疾病康复过程中的心理咨询、职业指导、婚姻家庭咨询、学习辅导、事业辅导、宗教价值观咨询、性问题辅导、成瘾问题辅导、指向意义探究和理解的"成长中心"的活动、产业组织为其员工提供的心理咨询等。

三、心理咨询、心理治疗与心理辅导的相互关系

心理咨询与心理治疗、心理辅导同属心理上的助人活动,对于它们之间的关系的看法,尚无完全统一的意见。

(一)心理咨询与心理治疗

心理治疗(psychotherapy)与心理咨询一样,也无普遍认可的定义。

沃伯格(L. R. Wolberger, 1967)认为,心理治疗是针对情绪问题的一种治疗方法。它由一位经过专门训练的人员,以慎重细致的态度,与病人建立起一种职业上的关系,用以消除、矫正或缓解所存在的症状,调整异常行为模式,以促进病人的人格积极地成长与发展。

陈仲庚的定义是:心理治疗是治疗者与来访者之间的一种合作努力的行为,是一种伙伴关系,治疗是关于人格和行为的改变过程。

对照心理治疗与心理咨询的定义,可以发现它们有很大的相似性。二者都是心理上的助人活动,都需要在双方之间建立良好的、合作性的人际关系,都有促进求助者健康成长和发展的功能。不同之处是,在心理治疗中"来访者"有时被称为"病人";他们都具有某些"症状"和"障碍",强调心理治疗的功能是"矫正症状"、"调整异常行为模式"、促使"人格"的改变。

一些学者声称可以清楚地在心理咨询与心理治疗之间作出区分;另一些学者则反对在二者间作出明确的区分,认为心理咨询师与心理治疗医师从事的工作基本一致,运用着相同的诊断方法和技术,只不过因所供职的机构要求而使用不同的名称而已。例如,卡尔·罗杰斯(C. Rogers)就认为咨询就是治疗,治疗就是咨询,二者实质是一回事。陈仲庚(1992)也认为二者没有本质区别。如果说有区别的话,也是人为的、非本质的。

心理咨询与心理治疗就其依据的理论、所采用的方法和技术而言基本上是相似的。钱铭怡谈到二者的共同之处主要有:二者采用的理论方法常常是一致的,咨询心理学家和心理治疗师对来访者中心疗法、理性情绪疗法等理论和方法的使用别无二致;二者工作对象及其需要处理的问题是相似的;通过双方互动达到帮助来访者成长和改变的目标是相似的;都强调良好的人际关系是帮助求助者改变和成长的必要条件。[①]

心理咨询与心理治疗的区别包括二者性质的差别、工作称谓与场地的差别以及二者发生起源上的差别。心理咨询与心理治疗性质上的差别可以归纳为以下几点:

(1)工作对象上的差别:心理咨询的对象主要是正常的人,或有轻度心理问题的人,或正在康复的人;而心理治疗的对象则是有心理障碍或心理异常的人。例如,心理咨询对象可能有常态的焦虑,即不伤害人格整合性的焦虑,并能充分意识到内心的矛盾;心理治疗的对象则是

---

① 钱铭怡编著:《心理咨询与心理治疗》,北京大学出版社,1994年版,第5页。

具有神经症焦虑的人。

（2）工作任务和功能上的差别：心理咨询强调发展模式，重在预防，更具教育性、支持性，职业心理咨询、婚姻恋爱心理咨询、学习咨询等都是发展性咨询的常见任务；而心理治疗重在矫治和重建。心理咨询的功能主要是帮助当事人了解自己，接纳自己，解决问题，作出抉择，克服成长过程中的障碍，实现自己设定的目标；心理治疗则要解决深层次行为困难和实现人格的根本改变。

（3）介入深度的差别：心理咨询多涉及意识层面的问题，所处理问题的性质具有现实指向性，目标比较有限和具体；心理治疗涉及内在的人格重构和无意识中的问题，其对当事人心理的介入程度比心理咨询要深。

（4）时间期限的差别：与上述治疗深度有关，心理治疗是一个长期过程。心理医师认为一年或更长的疗程是必须的。即使是"简短"的心理治疗一般也需要有10到20次治疗。而心理咨询通常只需一到几次的接触就可以使困扰来访者的问题有所改观。

（5）专业训练上的差别：心理治疗师常常是有医学背景的从业者，比心理咨询师往往要接受更为长时间的专业训练。而广义的心理咨询有时也可由非专业人员或作为志愿者的咨询人员如护士、戒毒所医生、教师、社会工作者、宗教人员等照料性、人事性、教育性的职业人员来完成。

（6）工作方式上的差别：心理咨询更多地使用面谈的方法；心理治疗除了使用面谈方法外，也使用艺术治疗、音乐治疗、催眠疗法、娱乐疗法等手段。另外，心理咨询会以多种方式介入当事人的生活环境中，与来访者的家庭、亲友保持联系。而这些对于心理治疗通常并不重要。

另外，在助人活动双方的称谓及供职机构上，二者也有不同。在心理咨询中助人者被称作"咨询者"，求助者被称作"当事人"或"来访者"；在心理治疗中，双方可以分别称为"治疗者"和"患者"。心理治疗主要是在医疗机构（如精神病院）和私人诊所中实施；而心理咨询因其往往是为解决社会问题而存在，如就业指导、学生心理辅导、成瘾问题、婚姻问题，所以心理咨询人员服务机构可以设在医院，也可以设在学校、军队、公司、社区、戒毒所、监狱。另外，在美国心理学会中，心理咨询专家和心理治疗专家分属不同的组织（分别属于咨询心理学学会和心理治疗学会），有着各自不同的活动。

最后，心理咨询和心理治疗还有着不同的历史渊源，即心理治疗发源于欧洲，心理咨询则是美国的产物。心理咨询的出现与20世纪初帕森斯（Frank Parsons）发起的职业指导运动有关，与美国大学生比尔斯（C. W. Beers）发起的心理卫生运动有关。罗杰斯于1942年出版的《咨询与心理治疗》一书，第一次将心理治疗与咨询联系在一起，标志着非医学、非心理分析的心理咨询与心理治疗的崛起。而心理治疗本身却有着更长久的历史，其可以追溯到19世纪中叶欧洲流行的"麦斯麦术"（即催眠术）以及后来法国精神病医生沙可（Jean M. Charcot）用催眠术治疗歇斯底里症的尝试。弗洛伊德（Sigmund Freud）是心理治疗历史上一位划时代的人物，是他建立了心理治疗的第一个理论模型，实现了催眠术向心理疗法的转变，标志着现代心理治疗的真正开端。

关于心理咨询和心理治疗的关系，伊东博·杉溪一言曾将学者们对这一问题的不同看法归纳为五种类型[①]，即：(1)心理咨询包含心理疗法，以美国心理学会、威廉森(Welliamson)为代表；(2)心理疗法包含心理咨询，以汤恩(F. C. Thorne)、斯奈德(W. U. Snyder)等为代表；(3)不一致关系，强调二者的区分，以斯特朗(R. Strang)、瓦特金斯(J. G. Watkins)、莫厄尔(O. H. Mowrer)等为代表；(4)一致关系，认为心理咨询就是心理疗法，以布拉姆(M. L. Blum)为代表；(5)部分一致关系，实际认为二者是交叉关系，伊东博·杉溪一言、鲍顿(E. S. Bordin)都持这种观点。

从以上分析中，对于心理咨询与心理治疗的关系我们有如下一些看法：心理咨询与心理治疗在理论基础、使用的方法与技术、助人活动赖以进行的人际关系的特征、改善当事人心理与行为的基本目标、以直接面谈为基本形式等方面是相同的；二者在服务对象及其问题性质、助人者的专业训练要求、服务的机构和领域等若干方面存在一些差别；这些差别大都不是不相容的，而是程度、深度上的差别，想在二者之间作出明确的划分是困难的；早期的心理分析治疗与心理咨询的差别，大于后来的非医学、非心理分析的心理咨询与心理治疗的差别；心理咨询在产生和发展上与心理治疗有着无法分割的联系。

(二)心理咨询与心理辅导

"辅导"一词有时是对 counselling(咨询)的另一种译法，如香港学者林孟平在其所著的《辅导与心理治疗》一书中说，对于英文"counselling"一词，在台湾出版的《心理学名词》中的翻译是"辅导"。又说，"在本书中，我采用'辅导'作为'counselling'的正式翻译。"[②]在这里，"辅导"与"咨询"是等同的。

"辅导"一词有时是对"guidance"的翻译，多半指学校中教育人员对学生的一种协助。吴武典对这一概念的界定是：辅导乃是一种助人的历程与方法，由辅导人员根据某种信念，提供某些经验，以协助学生自我了解与充分发展。辅导以协助学生自我了解为起点，以协助学生自我实现为鹄的。

这一界定与"心理咨询"的含义非常接近。几乎可以说，心理辅导或辅导，就是学校情境中对学生的心理咨询。但与一般的心理咨询相比，学校心理辅导更具有教育性和发展性。心理辅导的对象大都是正常的儿童与青少年，心理辅导的目标主要是帮助学生克服成长中的困难，增进自我了解和自我实现这样的正面的目标。心理辅导的形式包括个别咨询、小组辅导、开设心理健康教育课程、个人成长和发展训练活动等，比心理咨询的形式和内容都更为宽泛。另外，在使用习惯上，我国中小学通常把这种助人活动称为心理辅导，而高校则把类似的活动称为心理咨询。

吴武典将教育、辅导、咨询、治疗之间的差别看作是在若干个方面的程度上的差别，它们各自以一个连续体的不同区段作为自己的重心。这种看法对于认识几种助人活动的关系有一定启示。可用图1-1表示[③]：

---

① 张日昇著：《咨询心理学》，人民教育出版社，1999年版，第6页。

② 林孟平著：《辅导与心理治疗》(增订版)，(香港)商务印书馆，1988年版，自序第3页。

③ 吴武典等著：《辅导原理》，(台湾)心理出版社有限公司，1990年版，第7页。

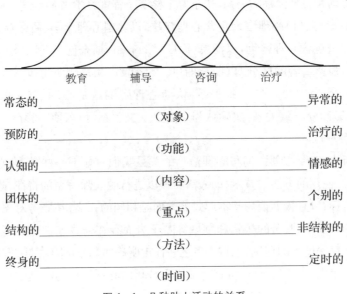

教育	辅导	咨询	治疗	

常态的 _____ 异常的
                          （对象）

预防的 _____ 治疗的
                          （功能）

认知的 _____ 情感的
                          （内容）

团体的 _____ 个别的
                          （重点）

结构的 _____ 非结构的
                          （方法）

终身的 _____ 定时的
                          （时间）

图 1-1　几种助人活动的关系

第二节　心理咨询的起源与发展

一、现代心理咨询在美国的起源和发展

一般说，现代心理咨询是美国工业社会发展的产物。20 世纪 50 年代后，心理咨询首先在美国迅速发展成为一门独立的新兴职业。在 200 年发展与演进的过程中，19 世纪欧洲精神病学的确立，心理疗法在精神病学内部的产生，特别是弗洛伊德实现的催眠术向心理疗法的转变等，都对心理咨询的产生起到了孕育作用；美国社会特有的文化规范，以及美国社会转型所带来的种种社会问题，对心理咨询的产生提出了需求，又提供了支持条件；罗杰斯"以来访者为中心"的理论和方法的提出，导致了心理咨询的广泛普及和发展；精神病学、心理学、哲学、艺术的发展为心理咨询提供了理论的支持和方法的启示；宗教（犹太—基督教、禅宗等）对某些心理咨询的观点和方法也产生过一定的影响。

（一）现代心理咨询的孕育

人们通常认为，心理咨询和心理治疗有着不同的历史渊源，心理治疗发源于欧洲，而心理咨询则是美国的产物。但是，由于心理咨询与心理治疗在所依据的理论基础、使用的方法与技术、助人活动赖以进行的人际关系的特征、改善当事人心理与行为的基本目标等方面的相似性，又使得心理咨询与心理治疗在产生和发展上有着无法分割的联系。我们是否可以说，正是发源于欧洲的心理治疗，孕育了后来兴盛于美国的心理咨询。约翰·麦克里奥德（John Mcleod）说过："心理咨询可以被看成是由心理疗法所衍生出的一个分支，如同用一种'营销方式'把心理疗法兜售给一些新的消费群体。"[①]这里说的是兜售给美国

---

①　［英］约翰·麦克里奥德著，潘洁译：《心理咨询导论》，上海社会科学院出版社，2006 年版，第 29 页。

咨询心理学

的消费群体。

每个时代的人们都有其心理和行为上的问题,各个地区、各个民族也都有建立在本土文化之上的帮助方式以应付困难。尽管心理咨询和心理疗法是在20世纪后半叶才被广泛应用于生活之中的,但其起源却可以追溯到18世纪的初期。在此之前,每当个人生活中遇到心理问题时,通常处理的方式是:接受生活共同体中其他成员的自发劝慰和解释;由巫医、占卜师举行驱魔活动;由宗教人员进行"灵魂治疗",包括要求当事人做出罪过告白和改过忏悔。16、17世纪的欧洲的牧师对其教区的居民实际扮演着心理咨询师的角色。

资产阶级工业革命后,伴随着社会结构和经济生活变化的是人际关系的变化。在工业社会的城市中,社会共同体与家庭结构分裂,人际关系疏离,人们更多的是生活在匿名的状态中,社会对人们的控制往往通过人的内在规范与规则制度来实现,这就导致社会成员会更多地因触犯社会制度而在内心世界体验到内疚或混乱。工作的高度机械化、商业利润导向使得许多贫穷的或能力差的社会成员丧失了劳动机会。精神病患者越来越多。隔离精神病人的独立居住区和精神病院在18世纪开始建立起来。起初精神病院是由宗教机构负责管理的,以后科学逐渐取代了宗教对之取得了支配地位。

19世纪末,西方社会对变态行为的认识的进展有两种取向:在医学取向上,克雷丕林(E. Kraepelin)、布洛伊勒(Bleuler)所提出的精神病分类系统起了重要作用,克雷丕林被视为现代精神医学的奠基人。在心理学取向上,则是弗洛伊德完成的催眠术向心理疗法的转变。麦斯麦(F. A. Mesmer)和盖斯纳(J. J. Gassner)最早提出"动物磁力"学说,以后法国精神病医生沙可(Charcot)用麦斯麦术(用磁石按摩人的身体,或通磁于人的身体,将其引入催眠状态)治疗歇斯底里症。沙可在治疗中所发现的两个事实以后成了心理咨询及治疗中的核心观念,并一直沿袭至今。这就是:医生与病人关系的和谐对于催眠非常重要;催眠之作用在于能进入病人的无意识状态。弗洛伊德在1886—1887年间与沙可共处了四个月,以后回维也纳以精神病医师名义建立私人诊所。弗洛伊德很快从特殊的催眠术中抽身出来,转而发展建立在自由联想与梦的解析之上的心理分析技术,完成了催眠术向心理疗法的转变。由于当时医生与病人间一对一的咨询方式作为一种常态的治疗方式非常流行,心理咨询于是从心理分析治疗中衍生出来。

(二)现代心理咨询的兴起

到了20世纪,资本主义在美国比在欧洲占有更强的统治地位。美国公民更倾向于在原初的邻居关系、城镇、社会阶层及所属种族之外开展自己的生活和工作,这种生活方式导致美国人难以与他人建立良好的人际关系,许多人缺乏社会支持系统。美国社会的高度灵活性、变动性使得美国公民缺乏对共同体、对传统、对共同意义的重要性的体验,缺乏目的感和从属感。普遍的核心体验是"空虚自我"。美国人补偿这种"情感饥渴"的方式,一是无节制的攫取和消费,二是寻求心理咨询。

关于心理咨询在美国的兴起,咨询心理学家认为有四个来源:(1)与源于20世纪初的职业指导运动的兴起有关;(2)与20世纪初由美国大学生比尔斯(C. W. Beers)发起的心理卫生运动有关;(3)与源于心理测量运动和心理学中对个体差异的研究有关;(4)与罗杰斯为代表的非医学的、非心理分析的咨询与心理治疗的崛起有关。①

美国心理咨询一般以帕森斯(Frank Parsons)发起的职业指导运动为发端。他于1908年在马塞诸塞州首府波士顿创办了一家具有公共服务和培训性质的职业局,收留许多待雇的失学青年,依各人的兴趣、性向,给予适当的职前训练,准备择业就业。其核心观念是职业分析、个人分析以及人与职业的配合,使个人特质与工作要求相一致。于其死后(1909年)出版的《职业选择》(Choosing a Vocation)是最早的关于职业指导的重要著作之一。其实,1907年戴维斯(J. B. Davis)就在密歇根州大瑞城(Grand Rapids)中学推行职业与品德辅导工作。1898年他在底特律市成立了一个教育职业指导中心,据说他还是第一个使用"咨询"(counselling)术语的人。职业指导运动在美国兴起有其社会条件,这就是:生产社会化、专业化程度的提高要求劳动者心理素质的提高;社会公众的工作价值观念发生积极转变(工作的意义不但在于谋生,而且在于追寻生活的意义和价值)。此外,由于人道主义思潮的影响,社会开始考虑职工对工作的适应,而不仅仅把人当作是机器的附属品。

与心理咨询在美国兴起有关的第二个事件是比尔斯倡导的心理卫生运动。比尔斯是耶鲁大学的学生,曾因精神失常而住精神病院。他从住院期间和出院后受到的遭遇中,体会到精神病院对病人的冷漠和虐待,以及社会公众对精神病人的偏见。1908年,他出版了《我寻回了自己》(A Mind that Found Itself),引发了一场心理卫生运动,促进了心理咨询的产生和发展。

心理测量技术的发展是促成心理咨询在美国兴起的第三个因素。1905年,法国的比奈(A. Binet)、西蒙(T. Simom)编制了儿童智力量表,1908年修订本首次采用了智龄的概念,是第一个年龄量表。1916年美国斯坦福大学的推孟(L. M. Terman)将其做了修订,发表了"斯坦福—比奈智力量表"。此后的一段时间,即20世纪20—40年代,各种操作量表、团体测验、多重能力倾向测验陆续被开发出来,心理测量技术的开发、个别差异研究的开展逐渐与职业指导运动合流,使心理咨询发生了历史性的变化。

从20世纪美国心理咨询兴起的过程中可以发现,心理咨询从一开始就具有教育性和志愿性的传统。心理咨询首先发端于教育部门。自帕森斯后,20世纪20—30年代,大中小学出现了很多心理咨询,既提供职业指导,又对那些适应学校生活有困难的学生提供服务。早期心理部门同时还深深扎根于志愿服务部门,总是直面婚姻、虐童、失业等社会问题而存在。

(三)心理咨询的独立

心理咨询因社会需要而兴起,但它要作为一个独立的职业、独立的学科而存在,还必须有赖于发展起自身独有的理论和技术。在这一过程中,精神分析理论的美国化,以及罗杰斯"以来访者为中心"的咨询理论的建立起着重要的作用。

1909年弗洛伊德与荣格等人一同访美,发表了几场学术讲演,并接受了克拉克大学的荣誉学位。20世纪30年代后法西斯主义在欧洲日益猖獗迫使兰克(Rank)、埃里克森等精神分析学家移居美国。一方面,精神分析理论在美国受到公众的欢迎,这不仅是由于美国社会结构改变带来的"无差别的情感饥渴"需要缓解,而且因为美国本身就有着强烈的应用心理学传统;

---

① 钱铭怡编著:《心理咨询与心理治疗》,北京大学出版社,1994年版,第7页。

另一方面,精神分析理论又受到信奉行为主义心理学方法的美国理论心理学的强烈抵制。精神分析理论要被美国文化吸收,还需要有一个弗洛伊德思想的美国化过程。20 世纪 50 年代后,一批重要的心理学家,特别是受过精神分析训练的美国心理学家或移居美国的精神分析学家,如罗杰斯、伯恩(E. Berne)、埃里克森(Erik Erickson)、弗洛姆(E. Fromm),开始以美国的文化价值重新解释弗洛伊德思想,或者从更广阔的社会文化背景上重构精神分析学说,在使得精神分析思想更易于为美国来访者接受方面发挥了重要作用。

罗杰斯从杰西·塔夫脱(Jessie Taft)那里接受过精神动力学治疗方法的良好训练,也受过阿德勒的影响。但是,罗杰斯并不认同自己是任何一种现成的特定方法的信奉者,而是在自己的临床实践中,吸收了"基本的美国文化规范",发展出一套自己的、富有特色的"以来访者为中心"的治疗方法。一方面,他对科学研究的严密性极其尊重,是最早为心理咨询过程做录音的咨询师之一。罗杰斯开始以真正心理学的眼光分析咨访关系和咨询过程,发展出许多方法来研究心理咨询过程的各个方面,找出心理咨询与治疗中的真正起作用的要素,奠定了心理咨询作为一门以科学为基础的实践学科的尊严和地位。另一方面,他的理论与方法体系中还包含了许多美国的文化因素,如不迷信专家或权威人物,更重视方法而不是理论,更强调个人的需要而不是共同的社会目标,对过去发生的事物缺乏兴趣而更重视来访者的当前行为,对独立和自由的珍视等。罗杰斯使心理咨询从早期的职业指导、学校心理辅导扩展到包括变态行为在内的各个领域,第一次将心理治疗和心理咨询联系到一起。

由于罗杰斯发明了研究心理咨询和治疗过程和结果的系统方法,心理咨询作为一门独立的职业、独立的学科的合法性才得到社会的确认。1947 年罗杰斯成为第一个以心理治疗医师的身份就任美国心理协会主席的人。1951 年美国心理学会采纳了一批有名望的心理学家的建议,设立了"心理咨询·指导分会"作为第 17 分会,并于 1953 年改名为"咨询心理学分会"。从事这一专门职业的人员有了"咨询心理专家"、"咨询心理学者"的称谓。1953 年该分会规定了正式的心理咨询专家培养标准,次年,由 20 多名心理学家发起创办的《咨询心理学杂志》成为心理咨询的专业杂志。1955 年,美国心理学会开始正式办理心理咨询专家执照。罗杰斯是促使咨询心理实现从心理学科群中独立、从社会公共事业中独立的决定性的人物。

(四) 心理咨询的发展

20 世纪 60 年代后,心理咨询作为对社会需要和社会压力的一种回应,进入快速发展的时期。据 80 年代初美国心理学会的统计,咨询心理学家人数在各心理学分支中仅次于临床心理学家,位列第二。精神分析、行为主义、人本主义心理学派别的心理咨询与治疗理论与实践相结合,形成了"三大势力",得到了广泛的应用。心理咨询不再总是与临床心理学和精神病学等医务类职业发生联系,也在非医学部门,在社区、教育机构、公司、宗教机构中发展起来。更重要的是,心理咨询走出它的发源地,向英国、东欧及苏俄、日本、中国等地域发展。例如,英国1971 年成立了心理咨询发展常务理事会,1976 年更名为英国心理咨询协会(BAC),2001 年更名为英国心理咨询和精神治疗协会。其成员已由 1977 年的 1000 名发展到 1992 年的 8556 名。进入新千年之际,这个组织的成员已增至 18000 名。

二、心理咨询在中国的发展

（一）我国心理咨询发展概况

我国心理咨询工作从整体来说起步较晚，1949年前只在职业指导方面开展了一些工作。在美国职业指导运动的影响下，1917年发起成立"中华职业教育社"，其宗旨为使"无业者有业，有业者乐业"。这是当时我国职业指导的唯一机构。1919年该社特设《教育与职业》杂志，1920年特设"职业指导股"，出版职业指导书，组织"职业指导委员会"，研究指导发展事宜。1924年在南京、上海、武昌、济南四地开展指导工作试点。1928年全国教育会议曾通过《设立职业指导所及厉行职业指导案》；1933年，当时的教育部曾颁布《各省市县教育行政机关暨中小学施行升学及职业指导办法大纲》，将指导工作内容延伸到教育辅导领域。但限于当时的社会条件，这些议案和文件并没有真正得到实施。日本侵华后这些工作完全陷于停顿。此外，心理学家丁瓒曾在某工厂医务室做过心理咨询工作，但未留下多少文字资料。抗日战争期间，他还在重庆中央卫生实验院创建心理卫生室，1945年出版过《心理卫生论丛》。

此一时期的另一重要事件是中国心理卫生协会1936年在南京成立，吴南轩为总干事。该会"以保持与促进国民之精神健康及防止国民之心理失常与疾病为唯一目的；以研究心理卫生学术及推进心理卫生事业为唯一工作"。总的来说，这一时期心理学者、教育学者做了一些与心理咨询有关的心理测验的编制、修订和测查工作，却没有发展起现代意义的心理咨询运动。

1949年以后，我国心理咨询工作走着一条曲折发展的道路。钱铭怡参考钟友彬的划分法，将此一时期的心理咨询与心理治疗分为启动阶段、空白阶段、准备阶段和初步发展阶段这样四个阶段。以下我们按这种划分展开叙述。

1. 启动阶段(1949—1965年)

在这一阶段中，影响较大的工作是神经衰弱的快速综合治疗以及在此基础上形成的"悟践心理疗法"。1955—1964年医学工作者开展的针对神经衰弱的"快速综合疗法"，结合医学治疗和患者的认识活动、体育锻炼，采用专题讲座和小组讨论的形式，使病人了解神经衰弱的作用机理和治疗方法，助其建立合理的生活制度，用积极的态度面对生活中的问题和自身的疾病。快速综合疗法是在当时学习苏联精神病学，学习巴甫洛夫条件反射学说、高级神经活动类型学说的理论背景下展开的，心理咨询与心理治疗只是作为综合治疗的一个部分发挥作用，且其内容未能超出鼓励、要求、保证的范围，但取得了较好的效果，也发表过一些研究报告。

80年代后，李心天在对"快速综合疗法"进行概括提炼的基础上，提出了"悟践心理疗法"，其含义是：在良好医患关系的基础上掌握疾病的科学知识，建立积极的情绪状态，自觉参与自身的治疗和主动调控心理社会与心理生理信息过程，达到治病防病的目的。治疗采用谈话、听课、讨论、服药、参加文体活动、体脑劳动、社会实践等手段进行。它分为三个阶段：认识心理问题、心理障碍与疾病的起因；认识自己个性结构及个性心理特征在人际交往、身体活动中的作用，重新设计自我；积极参加各种活动，建立科学的生活制度和生活方式，摸索出适合自身心身健康的做人价值体系。

2. 空白阶段(1966—1977 年)

"文化大革命"期间,整个心理学领域成为禁区,心理咨询与心理治疗工作在这一阶段留下的是一片空白。

3. 准备阶段(1978—1986 年)

"文化大革命"结束以后,我国实行改革开放政策,这给心理咨询和心理治疗事业的重新起步提供了良好的社会条件。此一时期的工作主要是:翻译出版心理咨询与心理治疗大师的著作;举办各种心理咨询与治疗讲习班;国外一些心理分析治疗与行为治疗专家来我国介绍心理咨询与治疗的基本理论与方法;中国心理学会恢复活动后于 1979 年成立了"医学心理学专业委员会"。在其组织的每年的学术年会上都有心理咨询与治疗方面的研究报告和论文交流。北京师范大学在 1981 年开始为本科生开设医学心理学课程。一些精神病院和综合医院精神科设立了心理咨询门诊,华中师范大学等少数高校较早设立了心理咨询中心(1985 年)。较早在医院中开展心理咨询的有北京的钟友彬、南京的鲁龙光、广州的赵耕源等。所有这些,都为心理咨询 90 年代在中国的快速发展创造了条件。难能可贵的是,在这一期间,钟友彬、鲁龙光等还在咨询与治疗实践中,开始努力探索适合中国国情的心理分析、疏导等方法。钟友彬早在 20 世纪 60 年代就曾试用心理动力学方法治疗恐怖症,取得很好疗效。1978 年以后继续进行实践与研究,提出了认知领悟心理疗法,为建立中国化的心理分析体系作出了贡献。

4. 快速发展阶段(1986 年以来)

20 世纪 90 年代前后,我国心理咨询进入快速发展阶段。

第一,1987 年召开了第二次全国精神卫生工作会议,会议要求今后在综合性医院里逐步设立精神科和心理咨询科。此后,全国各大医院都开设了心理咨询门诊,大专院校也大都开始设立心理咨询机构。1958 年召开的相同性质的会议曾称作"精神病防治工作会议",第二次会议则改称"精神卫生工作会议",这体现了一种观念上的改变:不但要防治"精神病",还要防治其他各种心理疾病,增进国民心理健康。

第二,与心理咨询有关的各种全国性与地方性的学术性协会、学会机构成立。1990 年 11 月,在北京成立了中国心理卫生协会的分支机构——心理咨询与心理治疗委员会,1991 年成立了另一个分支机构——大学生心理咨询专业委员会;以后,中国心理学会也相继成立了学校心理学专业委员会、临床与心理咨询专业委员会。1994 年又成立了隶属于中国教育学会的学校心理辅导专业委员会。这些学会学术活动活跃,在推动我国心理咨询运动并日益提高其专业化程度方面做了大量有意义的工作。

第三,全国继续举办的各类心理咨询和心理治疗培训班的质量有了提高,超出了前期的基础性的、知识性的内容,注重专题性、实践性是这一时期培训活动的重要特色。全国各地举办过有关精神分析疗法、森田疗法、生活分析咨询法、积极心理治疗、催眠技术、系统家庭治疗、团体咨询等各类培训班或研讨班,以及针对特殊问题的培训班,如重症人格障碍治疗、物质依赖治疗、恋爱与婚姻咨询等。这些举措开拓了咨询工作人员的专业视野,对推动我国心理咨询日益走向专业化、正规化发挥了积极作用。

第四,一些高等学校开办了临床心理学、心理咨询与治疗专业(方向)硕士或博士课程,通过长程教育,培养心理咨询高级专门人才。

第五,有关心理咨询、心理治疗、学校心理辅导方面的研究,包括涉及心理咨询与治疗的各种因素的理论研究与实证研究有了很大的进展,出版和发表了一批质量较高的学术专著和论文。

(二)我国学校心理咨询的发展

学校教育系统与医疗卫生系统的心理咨询,是我国心理咨询与治疗工作的两大支柱。这种格局除了是因为受到心理咨询发展的传统影响外,更重要的一个因素可能是因为我国现有的或潜在的咨询工作人员主要集中在教育部门和医疗卫生部门。

我国大中小学心理咨询工作兴起于 20 世纪 80 年代中后期。当时,工作在教育第一线的教师由于对学生心理困扰与障碍日益增多、心理健康下降这一状况表示忧虑而自发地开展起这项活动;部分教育学、心理学工作者力求以自己学科领域的理论和方法为教育实践服务,给从事这一领域工作的教师提供了有限的专业支持;素质教育观念的提出给这一工作的推行准备了适宜的土壤。

我国大学的心理咨询工作依然称为"心理咨询",而在中小学,类似的工作习惯上称为"学校心理辅导"或"心理健康教育",虽然这些概念之间还是有一些差别。

20 世纪 90 年代后,各级教育行政部门加大了对心理咨询或心理健康教育支持和指导的力度,这使我国学校心理咨询工作走上了快速发展的轨道。教育部先后颁发了《关于加强中小学心理健康教育的若干意见》(1999 年 8 月)、《关于加强普通高等学校大学生心理健康教育工作的意见》(2001 年 3 月)、《普通高等学校大学生心理健康教育工作实施纲要(试行)》(2002 年 4 月)、《中小学心理健康教育指导纲要》(2002 年 8 月)。教育部、卫生部、共青团中央颁发了"教社政[2005]1 号"文件《关于进一步加强和改进大学生心理健康教育的意见》。此外,教育部还先后成立了"中小学心理健康教育咨询委员会"(1999 年 10 月)[①]和"普通高等学校学生心理健康教育专家指导委员会"(2005 年 6 月),这两个机构负责对中小学及高等学校学生心理健康教育工作进行研究、咨询、评价和指导。一些省市也成立了类似的机构,负责推行、指导、规范、示范本地区的心理健康教育工作,如广东省中小学心理健康教育指导中心(设于华南师范大学)、湖北省青少年心理健康教育中心(设于华中师范大学)。

全国各大专院校多数都已设立了心理咨询机构,有条件的中小学也都开展了多种形式的心理健康教育工作。一些条件较好的中小学建立了心理咨询室,配备了 1—2 名专职的心理健康教育教师。高校心理咨询通过新生心理普查、个别咨询、团体咨询、电话咨询等多种形式,中小学心理健康教育通过个别辅导、小组辅导、开设心理健康教育活动课程等活动,在维护学生心理健康、优化学生心理素质、促进青少年人格健全发展方面做了大量工作。此外,高校和中小学教师还结合自身工作,积极开展科学研究。"九五"期间,仅向全国教育科学规划领导小组申报的有关心理咨询、心理健康教育的课题就达 70 多项。

近 20 年我国学校心理咨询工作有这样几个特点:一是重视发展性和教育性,将心理咨询工作与各种教育活动(课堂教学、有关知识宣传普及)结合起来,并力求使以正常学生为主的全

---

① 2007 年 12 月改称"中小学心理健康教育专家指导委员会"。

体学生受益。二是心理咨询与思想道德教育相结合。在这种结合中,如何使二者既不互相替代,又能互相促进,是有待探索的一个问题。三是心理咨询与学生工作相结合。高校心理咨询工作往往是由心理咨询中心、学工处、研究生处几方面队伍合作进行的。在许多中小学,除了少数专职心理健康教师外,班主任是开展心理健康教育的骨干力量。四是在中小学心理辅导、心理健康教育领域,我国大陆与香港、台湾地区交流频繁,显示了生机勃勃的学术活力。学校心理辅导专业委员会与台湾心理辅导学会多次举办"海峡两岸心理辅导论坛",这对于交流学术成果、提高学校心理辅导工作的实效,产生了良好的影响。

(三)对我国心理咨询工作的思考

20多年来,我国心理咨询工作尽管有了长足的进步,但整体而言仍然处于初级发展阶段。还有许多问题需要逐步解决,才能保证这项工作的健康发展。

1. 加强心理咨询人员培养,切实提高其专业素质

咨询人员的人格特征和专业素质是保证心理咨询有效性的首要条件。国外对心理咨询从业人员是有着严格的专业要求的,如美国要求专业人员具有临床心理学博士、哲学博士或教育学博士学位。香港中文大学林孟平谈道:"严格来说,辅导员应有博士程度的经历,但从香港实情出发,要求一个辅导员有硕士程度的学历,在工作中亦有很好的督导,则是起码的条件。"[①]我国心理咨询人员无论在数量上还是质量上都远远不能符合社会的要求。近年来,一些社会机构举办了不少短期速成式的心理咨询培训班,有些培训班侧重解决受训人员再就业问题,专业化程度得不到保证;有的培训班存在学员起点过低、师资力量不足、培训时间过短、课程设计不合理、教学过程不规范等问题。规定受训人员的最低学历要求,制定咨询人员培养的课程标准,强调理论学习和有督导的实习并重,加强心理咨询与治疗相关专业的研究生教育,进行心理咨询人员的资格认定,制定心理咨询与治疗人员的道德规范与规章制度,切实解决学校心理咨询人员与心理辅导教师的编制、定位、专业职务晋升等问题以确保队伍的稳定,是提高心理咨询工作专业性和实效性的根本保证。

2. 增强社会对心理咨询工作的认识与理解

教育部门的心理咨询与心理健康教育工作的进展,首先与教育行政主管与学校领导的重视程度有关。问题在于:一些地方或学校的领导者没有把心理健康教育工作视为学校教育的"题中应有之义",或只是单纯从避免校内危机事件发生的消极方面来看待这项工作的重要性;或认为此项工作需占用时间、人力、设施、经费而未必能得到回报;或仅把这项工作视作应付上级检查的"形象工程"。学校师生与社会公众也需不断增进对心理咨询工作的认识与理解,认识到普遍开展心理咨询是社会进步的标志,改变"只有精神病人才需要寻求心理咨询"的错误认识,增强遇到心理困难时的求助意识。在学校中应注意树立"全员参与"的心理健康教育观念,克服部分教学人员对心理辅导教师工作不支持或予以排斥的倾向。心理咨询工作要能获得社会公众的认识与理解,从根本上说是要提高工作的实效性,但做好宣传和解释工作也很重要。

---

① 林孟平著:《辅导与心理治疗》(增订版),(香港)商务印书馆,1988年版,第65页。

3. 加强有关心理咨询理论与现实问题的研究

心理咨询不能仅仅依靠助人的热情和个人经验行事,它的效果有赖于理论和方法的支撑。这就需要我们一方面要认真吸取外域的理论成果和经验,另一方面要独立开展对有关心理咨询的理论与现实问题的研究,如学校心理咨询或心理辅导的工作模式、大中学生中的网络成瘾问题、社会与学校中的危机干预问题等都是有待研究的现实问题。此外,产生于美国的心理咨询理论在许多方面都体现了白人、犹太—基督教文化传统对生活的看法,我们在借鉴西方的心理咨询的理论和方法时,如何探索一条适合中国文化、中国国情的心理咨询道路,也是我们研究的一个方向。钟友彬出版的《中国心理分析认知领悟心理疗法》(1988 年)、鲁龙光出版的《疏导心理疗法》(1989 年)就是在这一领域所做的有价值探索的成果。

4. 扩展心理咨询工作的领域

直面社会问题而存在是心理咨询工作的传统。除了医疗系统和教育系统以外,我国心理咨询工作者应进一步将其工作范围伸展到更为广阔的社会领域,开展人事心理咨询,社区心理咨询,面向企业员工及监狱、戒毒所等特殊群体的心理咨询,使心理咨询成为中国心理健康服务体系建设的一个组成部分,为增进全社会公众的心理健康、提高全民生活品质、构建和谐社会作出贡献。

第三节 心理咨询的服务领域与专业活动形式

一、心理咨询的服务领域

心理咨询面向广泛的社会问题,服务于社会各领域中的广大人群。

从设置心理咨询服务的机构来说,心理咨询可以在不同的社会机构中为不同领域的社会人群服务。于是,有了学校心理咨询,医疗或康复机构的心理咨询,人事机构的心理咨询,宗教机构的心理咨询,监狱、少管所、收容所与戒毒机构的心理咨询,公司等经济组织中的心理咨询,社区心理咨询,各种社会志愿机构中的心理咨询等。

从涉及的生活领域和问题性质来说,心理咨询服务包括心理困扰与障碍咨询、发展性咨询、职业心理咨询、人际关系咨询、恋爱婚姻咨询、家庭教育心理咨询、性问题辅导、学习咨询、成瘾问题辅导、危机干预等。各个领域的咨询所依据的理论、所使用的方法技术,虽然从总体上说是相似的,但由于问题性质、工作对象的特点不同,咨询的目标的侧重点和具体方法也有一些差异。

(1) 心理困扰与障碍的咨询。其目标是要帮助当事人,使其妥善处理所面临的问题、麻烦、困难、忧虑、挫折或危机,以及去除或缓解由此困难和问题而引发的中、轻度的心理症状,恢复和增进其心理健康。

(2) 发展性咨询。目标是帮助个人有效地应对毕生发展尤其是儿童与青少年成长发展过程中的问题,学会合理利用机会和资源,使其潜能得以充分发挥。内容包括探索自我、接纳自我,改善情绪管理、时间管理,掌握沟通技巧、发展良好的人际关系,学会决策和自我控制。我国香港的高校中所开展的发展性、成长性的训练活动就是一种受学生欢迎的发展性咨询活动的形式。

（3）职业指导。职业指导在西方心理咨询发展历史中有重要地位，它也一直是心理咨询的主要领域。学生在接受职业指导的过程中，学习认识自己的能力、兴趣，了解职业性质，学会职业抉择，掌握求职技巧，规划事业生涯。

（4）恋爱婚姻咨询。近年来，青年人由于恋爱失败导致各种情感纠葛和挫折，甚至引起恶性事件的情况时有所闻，高离婚率以及由于夫妻关系困难而寻求帮助的配偶数目有所增多，这就使得恋爱与婚姻辅导成为一个正在发展壮大的领域。恋爱辅导旨在促进青年男女彼此了解，探索两性差异，学习沟通与表达技巧，深入了解爱情意义。婚姻咨询注重帮助夫妻双方沟通情感，增进相互了解，增强对相互需要的敏感性，改变对对方的不现实的期待，用较有效的方式处理夫妻间的冲突。

（5）危机干预过程中的心理咨询。危机干预是一种特殊的助人方式。它集中地使用一系列心理咨询与治疗的策略与技术，目的在于帮助陷于危机中的人（包括自杀者）有效地应付危机，迅速地摆脱困境，使其心理功能恢复到危机前水平。其特点是：要求助人者快速思考、准确判断、迅速处理；其行动要更果断、更加直接有力；重视求助者此时此地的问题；注意求助者及其周围人的安全问题。

二、心理咨询适宜对象

什么人是心理咨询的适宜对象？这一问题主要涉及的是来访者的特征。但对这一问题的看法却也与人们如何看待心理咨询与心理治疗的差别、持有何种心理咨询的理论和观点有关。例如，当事人中心疗法创立者罗杰斯对心理咨询和心理治疗不作区分，他的心理治疗与咨询"对一般的适应问题如学生的学习习惯和最严重的诊断为精神病的心理障碍使用过；对正常的个体和神经症的个体使用过；对高度依赖的个体和自我功能很强的个体使用过……"[1]如果对心理咨询与心理治疗作明确区分的话，则神经症患者、心身疾病患者都应排除在心理咨询对象之外，而属于心理治疗的对象，可由精神科医生或临床心理学家来完成相应的治疗工作。

如果从来访者的特征方面来考虑，则心理咨询的对象主要是正常人，或由于心理上不适应而出现一定心理问题、心理困扰的正常人，或虽有一定心理障碍但正在恢复或已康复的人。适宜心理咨询对象的问题主要是由社会心理原因引起的，是由心理适应困难而产生的，又由于当事人保持有相当程度的自知力和反省能力，因而也是可以通过咨询会谈为主的各种咨询方式以改变其认知、情绪或行为而得到显著改善的。

心理咨询的对象应该排除各类精神病人（精神分裂症和躁狂抑郁症病人）、有脑器质性病变的人、有人格障碍的人。这些精神障碍产生的原因除了社会心理因素外，还有器质性病变、遗传、生化病理等因素，主要依靠心理咨询是不足以引起其认知、情绪情感和行为的改变的，药物治疗或深度的心理治疗是其主要的处置措施。而且这些病人或者病程复杂而漫长，不适应

---

① ［美］卡尔·R·罗杰斯等著，李孟潮等译：《当事人中心治疗》，中国人民大学出版社，2004年版，第198页。

的行为方式已经慢性人格化，或者对自己存在的心理与行为障碍缺乏自知力，或者精神运动迟滞、思维松弛、缓慢，又缺乏主动求助的意愿，都不能从心理咨询中获益。至于神经症患者、心身疾病患者、某些性变态的人则通常属于心理治疗的范围。但由于心理咨询与心理治疗难于严格区别，所以对这些求助者进行心理咨询，进而由心理咨询转入心理治疗也是常有的情况。

心理咨询的适宜对象应该是能够体会到自身有心理问题存在，因而感到困苦和不适，有寻求帮助以去除困苦的强烈愿望和动机的人；是愿意倾诉自己的烦恼和压抑的人；是有能力以心理的眼光去省察自己内心和言行的人；是其人格有一定程度成熟和稳定的人。对于过分被动、依赖性强、缺乏坚持性的人，心理咨询也很难发挥效用。另外，如果一个人没有感到自己有什么心理和行为问题，或者感到这些问题不是他自己的问题，或者认为自己有能力解决问题，因而没有求助的动机，心理咨询就不会对他有什么助益。对于那些被家人带来甚至多少有些被迫而来的儿童少年，也不一定拒绝咨询。我们还是可以尝试进行咨询，帮助当事人看出自己的毛病，并产生对自身缺陷的不安，培养其接受咨询的动机。

人际关系对心理咨询对象亦有一定的限制。与咨询者有着特殊的私人关系的人不是该咨询者心理咨询的适宜对象。咨访关系是一种合作关系，一种带有隐秘性的工作关系。在咨询者和与其有特殊的私人关系的人之间很难建立这种关系。如果咨询者给自己的家人、亲友、同事、同事的配偶等作心理咨询，则对方述说自己心事颇感尴尬，也顾虑保密问题；咨询者也很难保持其工作的客观性和职业性。

三、心理咨询的专业活动形式

心理咨询可以采取的形式有个别咨询、团体咨询、家庭咨询、电话咨询、互联网咨询、书信咨询、阅读咨询等。

（一）个别咨询

个别咨询是最常见的、最基本的、"纯粹的"心理咨询形式，它是通过一对一的直接沟通的方式实现的。心理咨询所应赖以进行的人际关系、所应遵循的原则和基本的技术，最初都是从个别咨询中发展出来的。个别咨询的特点是：心理咨询师和来访者是这一过程所涉及的仅有的人，没有第三人在场，来访者易于去掉疑虑，谈出深层次的想法；由于双方是面对面直接接触的，因而易于全面获得来访者的有关信息，特别是非言语信息；可以随时澄清交谈的内容，有利于双方的沟通和相互影响。在许多情况下，个别咨询可以说是一种不可替代的咨询形式。

（二）团体咨询

团体咨询是第二次世界大战以后开始流行起来的咨询形式，是由一个有能力的咨询者面对多个（通常按照某些原则甄选出来的）来访者组成的团体所进行的咨询。团体的成员人数可能是三四人到十一二人，许多咨询专家认为最适宜的小组人数是七八人。

团体咨询的理论假设是：人是社会性的动物，生活于团体之中，与周围的人建立起各种复杂的关系，从中满足各种社会性需要，进行社会化的学习。人的许多情绪问题如孤独感、被拒绝感等都与人际关系有关，因而也只有在人际关系中才能予以补救，且咨询的效果也必须在团体中受到检验和巩固。

团体咨询具有许多独特的功能。例如，个人在团体中发现别人也有与自己类似的问题，可以增强共通感；能从多种角度得到有关他对别人的影响的反馈，从而促使个人改变自己在对待别人方面的那些不为社会所接受的行为；在小组中个人有机会满足小组中其他成员的需求，从而增强个人价值感；小组为成员提供可资仿效的榜样；提供练习社交技巧的真实情境，使其成员可以在一个比较安全的、比较容易获得支持的环境中对别人试验他的新行为。

团体咨询并不总是有利的。某些人由于问题或病症的特殊性，或是个性上的因素，或是心理上准备不足，参与小组后效果不会理想，如果处理不慎，还会对组员带来伤害。

团体心理咨询中存在着不同性质的团体，如敏感性训练小组、交朋友小组、马拉松小组、自助小组。有人将团体咨询分为小组心理治疗和人际关系训练两大类。前者是补救性的，针对精神病人或有心理问题的正常人；后者是成长和发展性的，针对普通的人，目的是改善人际关系，促进个人成长。

（三）家庭咨询

家庭咨询可以视为团体咨询的一种专门形式，它是指一个家庭的全体成员聚在一起，由一位咨询者指导他们学习有效的沟通，增强对彼此之间需求的敏感，以求令人满意地解决各种冲突。它有助于咨询者理解家庭发展史、家庭成员相互作用模式。家庭咨询对于处理儿童问题、夫妻关系问题、亲子关系问题等往往很合适。有时候，只有当父母正视他们自己的问题时，孩子的问题才能完全得到解决。有时候，家庭中一个成员在咨询机构接受咨询时症状有所改善，但回到家里以后又旧病复发，这都暗示着其症状来源于不良的家庭环境。要改善个人，必须同时改善整个家庭系统。

（四）电话咨询

电话咨询，如一些咨询机构所设的"午夜热线"、"春雨热线"、"生命热线"，是一种长距离的心理咨询。在电话咨询中，咨询者可以如同面对面的咨询一样，给予来访者各种类型的帮助：理解、关注、倾听、接纳、支持、提供反馈等。通过电话询问方式的调查，发现有三分之二的打电话求助者对电话心理咨询表示满意。[①]

电话咨询对于来访者来说，具有便利性、易控性、匿名性等优点。电话咨询的优越性具体来说有：(1)一个不露面的咨询者更容易被打电话的求助者感受为一个"理想的"助人者。(2)使咨询者的服务更加主动。当咨询师与求助者建立了预约关系后，咨询者可以通过电话主动为对方提供服务。(3)电话咨询一般不要求告知姓名(除非有生命危险)，这种匿名状态使求助者的谈话更加真诚。(4)求助者拿起电话可以直接与咨询者通话，不愿交谈时也可以随时终止谈话而不必担心受到责难，相对于按预约时间去咨询机构面谈，其焦虑、恐惧、担忧程度可以减轻。(5)电话热线一般不容易使求助者由于长期保持联系而对咨询者产生依赖。(6)电话咨询费用很低。(7)可以设置不同热线，如"戒烟热线"、"父母热线"等，为不同类型的情绪危机提供特色服务。(8)可以使用电话网络联系各类支持组织，充分调用各类社会资源。(9)可以实

---

① ［英］约翰·麦克里奥德著，潘洁译：《心理咨询导论》，上海社会科学院出版社，2006年版，第409页。

行跨地区服务,使那些缺乏精神卫生机构和专业人员的农村地区、偏远地区得到咨询服务。

电话咨询的缺点是不能利用肢体语言信息,因而对咨询者的言语能力、灵活性、直觉性等有更高的要求。在对自杀者实施救助时,电话咨询者无法对其进行躯体控制,唯一的办法只能是使对方不要挂断电话。电话咨询的另一特殊问题是如何识别和有效处理好奇者、自我放纵者、性变态者、恶作剧者的骚扰电话。

(五)互联网咨询

利用互联网,通过电子邮件进行心理咨询是近些年发展起来的一种咨询形式。这种咨询形式有着很大的发展潜力,它使得任何国家、任何地域的来访者在无论白天黑夜的任何时间里接触任何一个地方的咨询师成为可能。互联网咨询还有许多问题有待解决。如,如何建立合乎要求的咨访关系? 保密性能否得到保障? 如何把不合要求的咨询者阻止在网络咨询之外? 在缺乏来访者有关背景信息的情况下,咨询的效果是否要打折扣?

互联网咨询也有许多优点:整个心理咨询过程留下了永久的记录,这对于来访者以及对心理咨询的督导都是有好处的;来访者打字,是使问题客观化的方式;写作可以帮助来访者进行反思;来访者可以及时地表达自己现时的想法和感受,而不必等待预约安排;有利于保持咨访双方权利的平等。

(六)书信咨询

对那些对于向咨询者面对面地诉说自己的心理障碍感到不安而愿意将问题诉诸笔墨的人来说,书信咨询是一个可取的选择。来访者写信与互联网咨询中的写信,有着类似的特点。写作可以帮助人澄清自己的思想和感受。但书信咨询受到来访者愿意自我暴露的程度、书面言语表达能力等方面的限制,咨询者对求助者有关信息的了解有可能不够全面、准确,所以往往只能给予支持,提出些一般的指导。在学校里,设立信箱进行书信咨询,对于解决青少年成长发展中的一些普遍性的问题,帮助他们增强自我认识,学会人际适应,还是可以起到积极作用的。

(七)阅读咨询

阅读咨询或阅读疗法(bibliotherapy)也被证明是一种促进来访者洞察力和行为变化的有效形式。用于阅读咨询的书籍,一部分是为解决人们在某些特定生活领域的困难而写的各种心理自助性的手册;另一部分是类似于教科书的有关某些心理主题的读物。编写自助读物的前提假定是,同一种方法对于所有遭遇同一种问题的人都是同样有效的。如果这些读物确实是由心理咨询专业人员依据有关理论和方法编写的,且包含有练习或行为指导,又能与面对面的咨询相配合,是可以带来显著的效果的。为戒酒、控制情绪、职业指导、改善沟通技能而编写的心理自助手册都会产生积极作用。

(八)非职业心理咨询

广义的心理咨询也包括非职业心理咨询,即由业余的、非专业的志愿人员对求助者提供心理帮助。其优点是:志愿的心理咨询人员更真诚、更热心、有更多的时间投入;更有可能与来访者具有相似的文化背景;志愿人员一般都了解自身能力的限制,能够把困难的个案转介给专业心理咨询师;来访者更可能把自己的进步归于自身的努力,而不是咨询者的专门技术,而这有利于当事人自助能力的增强。这种形式的心理咨询的缺点显然是,咨询人员的专业准备不足,缺乏理论导向。如果把非职业咨询纳入到心理咨询的计划之中,并让专业的心理咨询师为志愿者提供培训和督导,则可以改进工作效果,避免非职业咨询可能产生的副作用。

思考与练习

1. 你是如何理解人的适应的?心理咨询在帮助人适应环境上有何作用?

2. 何谓心理咨询?试对心理咨询的内涵要点作出说明。

3. 就心理咨询与心理治疗的关系,谈谈你的看法并陈述理由。

4. 现代心理咨询为什么兴起、独立于美国?有哪些重要因素影响了这一过程?罗杰斯及其"以来访者为中心"的治疗方法发挥了什么作用?

5. 简述 20 世纪 80 年代以来我国心理咨询发展的概况及特点。

6. 什么人是心理咨询的适宜对象?

7. 团体咨询有什么特殊功能?

第二章　咨　询　员

　　心理咨询是一种专业性的助人工作,它促使当事人做出改变,以获得更成功、更幸福的人生。它既有科学的基础,又有人文的关怀,既是一门技术,更是一门艺术。咨询员从事这项工作的首要工具,就是作为一个人的他(她)自己。作为一名专业咨询员,必须具备相关的专业知识,但仅有专业知识是不够的,这不足以促成当事人的良性改变。有效能的咨询员能够把自己当作取得咨询效果的工具之一,有效地运用自己这个工具在咨询中帮助当事人。要成为一名合格的咨询员需要在专业实践中不断提升个人素质,获得自身的成长。本章集中讨论咨询员的有关问题。内容涉及哪些人在从事心理咨询类的工作,咨询员的专业训练和资格认证问题,咨询员在咨询过程中扮演的角色和发挥的作用,咨询员个人特征与其专业能力发展的关系,等等。

第一节　作为专业人员的咨询员

　　在发达国家,心理咨询的专业化和职业化程度较高,已经建立了较完善的心理咨询和治疗的职业化体系。在我国,心理咨询的职业化进程在过去数年内也得以迅速推进。

一、从事专业心理咨询工作的主要人群

　　由于职业化的程度不同,各个国家从事咨询的专业人员会有些差别,下面先介绍职业化发展相对较好的西方国家的情况,再介绍国内的情况。

　　（一）西方国家的情况

　　在西方国家,如美国、加拿大、英国、澳大利亚和新西兰等,从事心理辅导或治疗工作的专业人士主要有下列几类[①]:

　　1. 精神科医生(psychiatrists)

　　精神科医生持医学博士学位(M. D.),后再专修精神病的诊断及治疗。精神科医生有处方权,以药物治疗为主,心理治疗为辅。

　　2. 临床心理学家(clinical psychologists)

　　临床心理学家持哲学博士(Ph. D.)或心理学博士(Psy. D.)学位。他们专修心理及人格评

---

　　① 梁耀坚等:《谁适合做心理治疗师? ——对心理咨询与心理治疗专业人员资格的讨论(Ⅱ)》,《中国心理卫生杂志》,2001 年第 3 期。

估和精神及心理病态的诊断及治疗。临床心理学家无处方权，日常工作主要包括心理（如智力、人格及脑功能等）评估和心理治疗。

3. 咨询心理学家（counseling psychologists）

咨询心理学家的日常工作主要是帮助无严重心理病态的人解决日常生活（如家庭、事业或学业、感情等）的适应困难。若遇上有严重心理病态者，他们会转介给精神科医生或临床心理学家。

4. 其他辅导工作者

其他辅导工作者包括社会工作者（social workers）及精神科护士（psychiatric nurses）等，他们持社会工作或精神科护士的本科或以上学历。社会工作者的服务对象与工作性质与咨询心理学家相似，主要是帮助无严重心理病态的人解决日常生活上的适应问题。精神科护士主要向康复中的精神病患者及其家人提供心理及其他的辅导和帮助。

此外，西方许多国家还有所谓"心理分析师"（psychoanalysts）的称号。这个类别不能跟以上几种分类并列，它是专指以心理治疗的理论之一——心理分析理论来从事心理治疗，并获得心理分析专业协会认可的人员，而不是国家相关法律正式认可的职业。该学派的追随者近年渐少，主要是由于心理分析治疗的特点及效果在科学验证上存在争议，故大部分医疗保险不支付这类治疗费用。

此外，在英、美、加、澳及中国香港等国家或地区，任何从事心理治疗活动者皆可自称为"心理治疗师"（psychotherapists）。实际上，这一名称的运用没有立法或专业学会监管，故经常被人滥用。

（二）国内情况

目前，我国从事心理咨询的人员大致有四种类型：

第一类为研究者。这一类大部分是心理学专家和神经生理学专家，在高校、医院或专门的研究机构研究人类健康问题、专业人员培养问题、健康服务问题等。他们既通晓心理学的基本理论，对心理咨询又有程度不同的研究和实践。但在所有从业人员中，这部分人员所占的比例非常小，他们往往还担任着在高校或公共卫生类、护理类学校以及科研机构对专业人才的培养工作，心理咨询只是他们工作的一部分。

第二类为心理健康教育工作者。这一类大多在教育系统中从事心理健康教育工作。他们中有相当一部分人的专业背景是心理学，心理学基础理论知识较好，对心理咨询理论有一定了解，但缺乏系统的学习研究，在具体方法和操作技巧方面较为欠缺。但近年来这一类人中出现了很少一部分由高校心理咨询专业毕业的年轻人，他们有硕士或以上专业学位，训练系统深入，将成为这个队伍中的骨干。这支队伍中另外一些人是思政专业或其他专业背景的，由于工作对象和任务的接近，而改行或兼职从事心理咨询。由于这部分人中接受心理咨询的专业培训的程度差别很大，故专业能力良莠不齐。

第三类为从事心理咨询和治疗的医务工作人员，主要是精神科医生、神经科医生及其他内科医生。他们一般有处方权，在工作中除了进行精神病诊断和心理治疗外，对有心理问题的病人还可广泛使用各种药物进行治疗。虽然他们心理学、社会学知识较为缺乏，对心理咨询理论和方法缺乏系统的学习,但有丰富的临床经验,这类人员在经过系统培训后,会成为咨询队伍的重要力量。

第四类为热心于心理咨询的社会工作者,包括企业人力资源管理部门人员、监狱干部、企业行政管理人员及从事业余咨询工作的人员。他们参与心理咨询工作,往往是因为工作需要或对心理咨询的热情,但只有少数人接受过系统的专业培训,理论知识相对缺乏,又无技术方法支持。但他们的岗位或工作性质使得他们经常跟需要心理帮助的人打交道,所以提升这类助人者的专业素养和技能是非常重要的任务。

以上四类人员也有相互重叠的部分。比如,医务人员也可能作为兼职人员服务于高校的心理咨询工作岗位。总体看来,国内的心理咨询专业人员绝大多数集中于学校和医院,独立开业的较少。另外,许多人是兼职从事心理咨询工作的。教育系统中,中小学和高校都有配备专职心理咨询员的要求。高校心理咨询中心主要隶属学工部,咨询员队伍主要由思想政治教育工作者、心理学工作者和医学工作者三方面构成。其中,又以思政人员为主,少部分是心理学专业背景训练出来的专职人员,而且多数为兼职人员。在部分中小学配备了专职的心理教师,从事心理素质课程教育和心理咨询的工作。但是,大多数学校的心理教师不具备心理学专业背景,而是由其他教师经过或多或少的学习后兼任,或直接由学校思政教育人员兼任。

近年来,许多心理咨询专家也开始面向社会提供专门的心理咨询和治疗服务,这个队伍正逐日壮大,并趋于规范化。另外,一些外企和大型国企已经开始认识到员工心理健康的重要性,开始关注并实施"员工辅助计划"(Employee Assistance Programs,EAP)。企业 EAP 项目在中国有很好的发展势头,为企业员工提供心理咨询服务的专业人员也将是心理咨询专业人员的组成部分。从一些预测与调查来看,心理治疗与咨询是 21 世纪我国急需的专业之一,但目前从业人员的水平却很难满足高要求的心理咨询与治疗的要求。

二、咨询员的专业训练

专业训练是成为一个心理咨询员的必要条件,这是为了保证他所从事的咨询服务既符合职业道德,又能对当事人有实际的治疗效果。

目前,我国心理咨询员的培训程序尚处于探索阶段,但在美国等西方发达国家则已具备了较为系统科学的培训体系,它们在培养心理咨询人员方面的一些做法和经验值得我们参考和借鉴。

(一)美国心理咨询员的训练和培养

在美国,从事临床心理学工作者的资格,大体分为三种:精神科医生、临床心理学家和执照咨询师(licensed counselor)。执照咨询师中包括了学校咨询师(school counselor)[①]。这里主要介绍临床心理学家和执照咨询师的培训情况。

1. 临床心理学家的培养

临床心理学工作者,要求必须修完心理学博士研究生课程获得博士学位,且经过一定的

---

① 张日昇著:《咨询心理学》,人民教育出版社,1999 年版,第 132—135 页。

临床实践和资格考试，才能获得资格证书。

攻读博士学位期间的课程主要包括：（1）人格的组织与发展，主要包括：现代人格理论、行为发展模式、变态人格的心理特征、人格与文化的关系；（2）社会环境的知识，主要包括：社会结构与职业资源，婚姻、家庭与性道德问题；（3）个人评估，主要包括：个别差异与心理测验，投射技术与非投射技术，谈话的技能，个人资料的使用与解释；（4）咨询理论，主要包括：咨询与治疗的理论和技术，团体辅导的技能，心理卫生问题研究；（5）个人治疗经验，主要是通过见习和实习积累从事咨询和治疗的经验；（6）研究与统计，主要包括：在新环境中主动从事研究工作的能力，关于领导研究工作的策略和能力；（7）专业指南，主要是了解有关咨询的伦理道德问题及其解决途径；（8）其他，包括为拓宽知识领域所应研究学习的广泛的教育问题。

研习期间的见习内容主要包括：角色扮演或心理剧；访谈与测验的解释；个案研究的运用；记录式谈话的应用；指导性咨询；视听器材的使用；生活问题辅导；课堂实际情况考察；各种机构的工作情况等。

2. 专业咨询师的培养

根据美国咨询协会（American Counseling Association，ACA）的资格要求，大学本科毕业生在修完研究生院硕士课程并获得硕士学位后才能申请成为执照咨询师。学校心理咨询员资格的基本要求，与认证心理咨询员大体相同，但并没有统一的标准，各州对教学工作经验的要求也存在差异。

ACA对咨询师培养课程有一个推荐标准，要求咨询师的培养计划必须包括八个核心领域的内容，即人的成长和发展、社会和文化多元性、助人关系、团体咨询和团体动力、生活方式和职业发展、评价（appraisal）、研究方法和课程评估、咨询员的专业取向（包括咨询的历史、哲学基础、伦理以及咨询是医学取向还是心理学取向等）。除这些核心内容外，不同咨询专业还有一些特殊的教学内容。[①] 另一大方面是咨询实践，ACA要求硕士课程须保证学员完成督导下的实地工作，包括100个小时的课程实习和600个小时的临床实习。[②]

（二）国内心理咨询员的训练和培养

目前，我国开展的心理咨询大体上呈现出"通科咨询"（general counseling）为主，健康咨询为主，"专科咨询"不发达的局面。一些人甚至认为职业咨询不是心理咨询的内容。所以，我国目前的心理咨询主要是心理健康咨询，跟心理治疗在性质上几乎没有区别。至于从业人员的培养和训练，则由于多头管理、多渠道进行等原因，显现出比较杂乱的一种格局。

从培养渠道来讲，我国咨询专业人员的培养大致有两种渠道，一是职业教育渠道，其中最有影响的是人力资源和社会保障部（前劳动部）主持的职业心理咨询师培训。这是一种非学历培训。另外，还有大量的短期培训班。另一种是学历教育，主要是大学的相关院系，如医学、心理学、教育学、社会学方面的大学教育机构所提供的专业课程，以心理学院系为主。

国内心理咨询员的专业培训形式多样，其中高校和研究机构中正规的学历教育是比较规

---

① 美国的咨询专业在过去二三十年间有一个发展趋势，就是专业细分，在职业、婚姻、家庭、学校、老人等多个方面分出更为专业化的咨询。

② 江光荣、夏勉：《美国心理咨询的资格认证制度》，《中国临床心理学杂志》，2005年第1期。

范和系统的。高校对心理学专业本科阶段的学生的培养主要侧重心理学基础理论的教学,并开设心理咨询理论和实践的入门课程。高校和研究机构对心理咨询方向硕士、博士生的培养强调理论、实践和研究并重,要求学生在掌握相关咨询理论的基础上,参加咨询的实习和督导。虽然这些培训的要求离国外对心理咨询工作者的要求还有一定距离,不同高校提供的培训课程质量也参差不齐,但从长远来看,这应该是心理咨询员培养的主要途径。

近年来,关于心理咨询员的其他专业培训越来越受到关注,主要特点是心理咨询员一边工作一边接受培训,在专业化和规范化方面不断探索改进,形式不断完善,规模不断扩大。李波、贾晓明等对近几年来国内心理咨询和治疗方面的各种培训进行了较为全面的总结和概括,分别介绍了各种培训的形式、内容和效果等各个方面。[①]

1. 培训类别

(1) 某种心理治疗流派或技术的短暂培训,如精神分析、系统家庭治疗、认知治疗、行为治疗、催眠、咨询师督导技术等培训;

(2) 某种心理治疗流派或技术的连续培训,如结构式家庭治疗、中德高级心理治疗师连续培训、咨询师督导等;

(3) 国家心理咨询师和咨询员执业资格培训,如华夏心理教育中心、中国科学院心理研究所等机构的培训;

(4) 高校、研究所的硕士、博士研究生课程班,如北京大学、精神卫生研究所以及师范大学心理学专业的心理健康教育、心理咨询与治疗专业硕士研究生学位课程班等;

(5) 全国继续医学教育项目,如全国中小学心理教师及校医青少年心理健康知识培训班、心理评估和心理治疗等项目。

2. 培训内容

无论是学历教育还是短期培训,培训内容都是以某个心理咨询和治疗流派为主,相对而言,缺少基础理论知识和技术的培训,如基本会谈技术、咨访关系的建立、倾听、共情等,以及对各个流派的基本理论观点介绍。因此,存在的问题是可能难以真正获得预期的培训效果,还可能在以后的咨询和治疗的实践中难以恰当地处理来访者的问题。在培训中特别欠缺的是关于职业伦理方面的训练。

3. 培训教师和学员

某些培训聘请了外籍教师,这些外籍教师以美国、德国和英国教师居多。也有些培训机构聘请国内有限的知名培训者。

对于参与培训的学员,实质上没有明确的资格要求。学员主要来自在高校从事心理咨询工作的教师、硕士研究生、博士研究生,医院心理科、精神科医生,社会咨询服务机构的人员及其他对培训内容感兴趣的人。

4. 培训形式

短期或面授课程一般都强调使用互动式教学方式,主要有以下一些形式:理论讲授,咨询

---

① 李波、贾晓明、安芹:《国内心理咨询和治疗培训的调查研究》,《中国健康心理学杂志》,2006 年第 5 期。

和治疗技术演练、现场个案示范、学员个案督导、自我体验、案例讨论等。长程的教育或培训，可能会采取平时自己学习、定期（周末或寒暑假）集中授课的形式。总体而言，强调理论和实践并重的趋势较好，互动式教学、教师个案示范、对学员个案的督导、学员的现场演练，教师带领学员讨论案例等都是很好的培训形式。

总的来说，心理咨询和治疗的培训形式多样，覆盖面广泛。其中，大部分是国内高校心理学专业、研究机构等组织进行的。但随着与国外相关机构交流日益增多，国内外合作的培训项目也在迅速增加。国外优秀和先进的咨询和治疗方法、技术、理论得以在国内被迅速介绍和传播。

三、咨询员的资格认证

心理咨询与心理治疗是一项涉及来访者利益的严肃的专业工作，其服务水平与咨询员的培养和专业素质紧密相关。因此，有必要对从业人员及其培养机构的专业水准进行认证。咨询员资格认证的内容包括两个方面：一是，颁布一套据以鉴别合格与否的标准；二是，依据该标准对特定机构或个人进行合格与否的审核。

（一）美国心理咨询的资格认证制度[①]

美国咨询员的资格认证制度包括两个层面：(1)对培养机构和培养课程的认证，简称为"资质鉴定"（accreditation）；(2)对某个申请者是否达到咨询员的特定标准的认证，简称为"资格认证"（credential）。资质鉴定是对教育培养机构（如大学心理学系、心理学研究院所等）所提供的心理咨询专业课程之质量和水平进行评价的制度。资格认证是指认可某一个人是否达到了既定的职业标准和开业规定要求的制度，资格认证又包括注册、认可和执照三种类型。

美国心理咨询资格认证机构有两种：第一种是非官方机构，主要是行业协会性质的；第二种是官方认证。对培养机构和课程的资质鉴定主要由行业协会负责，包括美国心理学会（APA）、美国咨询学会（ACA）等机构，它们共同推动了资格认证制度的发展。对个人的开业资格进行认证则既有官方也有行业的机构。

对于资格认证，有执照、认可和注册三种认证形式。执照（license）一般由州政府控制和颁发，只在该州范围内合法有效，但有的州之间有相互承认执照的安排。认可（certification）则是全国通用的一种行业性行为，有不同的认可机构，其中最大的是"全美咨询员认证委员会"（National Board of Certified Counselors，NBCC）。注册（registration）既有由州政府控制也有由行业协会控制，认可和注册均遵循自愿的原则。这三种认证形式，以执照要求最高，且有法律效力。在实施执照制度的州，咨询员或心理学家如果要私人开业必须取得州的执照。如果在机构如学校任职，取得认可也符合资格要求。

（二）中国心理咨询的资格认证制度

中国目前的心理咨询员资格认证制度还不完善。为推动心理咨询师职业培训和职业技能鉴定工作的开展，在心理咨询从业人员中推行国家职业资格证书制度，2001年8月，原国家

---

① 江光荣、夏勉：《美国心理咨询的资格认证制度》，《中国临床心理学杂志》，2005年第1期。

劳动与社会保障部、中国心理卫生协会组织制定了《心理咨询师国家职业标准》，并编写教材。原劳动和社会保障部于 2002 年颁布了心理咨询师的国家职业资格鉴定办法。卫生部根据本系统的情况提出"心理治疗师"这一卫生专业技术称号，并组织有关人员编写了心理治疗学专业的考试指南，负责心理治疗师和咨询师的师资培训和资格认证的考试工作。这些举措无疑推动了心理咨询的职业化进程，但由于这项工作仍处于试验和起步阶段，有待于总结经验教训，不断加以完善。

《心理咨询师国家职业标准》将心理咨询师职业分为心理咨询员（国家职业资格三级）、心理咨询师（国家职业资格二级）、高级心理咨询师（国家职业资格一级）三个等级，对心理咨询师职业的活动范围、工作内容、技能要求、知识水平、晋级培训、资格鉴定等都做了明确规定。全日制职业学校教育，培训期限根据其培养目标和教学计划确定。晋级培训期限是：心理咨询员不少于 720 标准学时，心理咨询师不少于 520 标准学时，高级心理咨询师不少于 320 标准学时。资格鉴定方式包括理论知识综合考试和实际能力考核两项内容。理论知识综合考试采用闭卷笔试，实际能力考核采用专家组面试评定的方式进行，内容包括心理评估、案例分析、咨询方案制定和交谈技巧等。

值得一提的是，2007 年 2 月，中国心理学会出台了《中国心理学会临床与咨询心理学专业机构和专业人员注册标准（第一版）》。它是中国心理学会根据法律法规，授权中国心理学会临床与咨询心理学专业机构与专业人员注册标准制定工作组，在广泛征集有关专业人士的意见后制定的临床心理学与咨询心理学专业资格注册标准。该标准结合国外心理咨询从业人员的资格认证制度，针对中国心理咨询与心理治疗的专业培养方案、机构、培训项目和专业人员提出明确的标准要求，是一个质量控制体系。同时，它是一个非营利性质的专业资格注册体系，实行非强制性原则，达到本标准的个人和机构可以自愿提出注册申请。其内容包括：（1）临床与咨询心理学专业硕士培养方案注册标准。（2）临床与咨询心理学专业博士培养方案注册标准。（3）临床与咨询心理学实习机构注册标准。（4）心理师注册标准。（5）临床与咨询心理学专业督导师注册标准。（6）继续教育项目的注册标准。（7）与本标准有关的名词定义。

该标准的执行对于进一步完善心理咨询和心理治疗行业的管理体制、规范心理咨询和心理治疗专业人员的职业行为、促进培养合格的心理咨询和心理治疗专业人员具有重要的意义。同时，它也有利于加强国内外心理咨询和心理治疗专业机构之间的合作，推动心理咨询和心理治疗专业人员之间的交流，保障心理师及其服务对象的合法权益。

第二节　咨询员的角色与功能

在咨询过程中，良好的咨访关系是一个至关重要的治疗因素，而咨访关系好坏的关键因素是咨询员，因为咨询员的人格特点和助人技巧决定了咨访关系的发展。那么，咨询员在治疗过程中，究竟扮演着什么样的角色？其作用又如何呢？

一、不同流派的观点

由于心理咨询目前还是一种多理论并存的局面，不同咨询理论有关人的假设、对心理障

咨询心理学

28

碍的解释、对治疗策略和方法及其作用机制的理解都存在或多或少的差别,因之对咨询员在咨访关系和咨询过程中扮演的角色和所起的作用的认识自然也不完全相同。

1. 精神分析疗法

精神分析学派认为咨询员的作用是协助当事人审视童年经验并领悟过去经验跟现在问题之间的联系,咨询员的重要工作是分析、解释、促进当事人的领悟。咨询员提供一个没有批判的安全气氛,让当事人可以充分表达自己;咨询员对当事人自由联想的资料作出分析和解释,促进当事人领悟。移情关系的处理是咨询过程的核心。在移情关系中,当事人会把咨询员看作自己生命中的一个重要他人,通过移情,咨询员有机会具体观察和清楚当事人的人际关系,并通过移情来处理当事人转移的情绪体验。因此,咨询过程中,咨询员以专家的身份和当事人相处,对当事人的关系是直接而权威性的,与当事人保持一种分离、客观、完全中立的态度,通过分析来控制当事人。

2. 以人为中心疗法

以人为中心疗法,否定了咨询员的权威角色,把取得咨询效果的责任放在当事人肩上。他们对人有极大的信心,强调个体的价值和尊严,相信人是理性的,能够对自己负责,能够独立和自我实现。以人为中心的治疗师强调咨询关系。在咨询过程中,咨询员和当事人都要全心投入,咨询员在咨询过程中不是权威或专家,而是陪同者。咨询员以一种真诚、尊重、信任、理解和温暖的态度,陪伴当事人,让当事人在没有焦虑的情况下,自由表达此时此地的感受,进行自我探索,同时学会承担责任,自己决定目标,并朝着目标有所改变。咨询中,当事人是主动的,而咨询员是跟随者,处于被动的位置。

3. 理性情绪疗法

理性情绪疗法采用纯理性的方法来帮助当事人解决问题。该方法认为咨询员的作用是促进当事人认识到不合理信念和世界观在个人困难的发生和维持上起着重要作用,咨询员的重要工作是帮助当事人识别这些不合理信念,破除这些信念。在咨询过程中,咨询员是活跃分子,积极地用各种技巧和方法促使当事人认知的改变。咨询员如同教师,对当事人进行再教育。

4. 行为疗法

行为疗法也被称为学习理论取向,行为学派把咨询看作再教育的过程。行为治疗者在良好咨询关系的基础上,和当事人讨论制定具体的治疗目标和行动计划,督促当事人按程序完成对新行为的学习。在咨询过程中,咨询员是相当主动直接的,他要协助当事人界定问题所在,针对当事人的问题提出独特的解决方法。咨询员不但要负责选择有效的行动方法,而且对方案的成效负主要责任,咨询员往往要控制整个咨询过程。因此,行为疗法的咨询员如同"控制员"和"操控者"。此外,行为主义的咨询员还是当事人效仿的对象,充当当事人的榜样。

由于不同的心理咨询和治疗流派对于咨询员在治疗过程中所扮演的角色有不同的见解,因此这个问题很难得到统一的答案,但并不是说各种疗法中的角色是相互对立的。相反,现在的咨询理论有趋于折衷的倾向,咨询员往往博采众长,形成自己的一套咨询风格。咨询员也会根据不同当事人以及遇到问题的性质和严重程度,灵活地采用不同的方法,自然也会在不同的咨询中扮演不同的角色。

二、心理咨询员角色与功能的概述

1. 心理咨询员是示范者

心理咨询员是榜样和模范。不管咨询员是否愿意或是否有意，咨询员个人的价值观、态度、行为方式都会对当事人产生示范效应。有三个原因使得这种情况不可避免。第一，许多当事人因于心理痛苦又不得解脱的处境中，他们没有正确行动的导向，因此往往视咨询员为榜样，主动或不自觉地跟咨询员认同。第二，温暖、支持的咨询关系又促进了这种认同。第三，在多数情况下，咨询员是比较健康的人，其行为方式容易在当事人身上因替代强化而引起潜伏学习。

2. 心理咨询员是倾听者

心理咨询员的第一"功夫"是倾听。倾听的力量只有从事心理咨询的人或接受过心理咨询的人才有深刻的体会，因为平常的谈话中，真正的倾听是很少见的。心理咨询与治疗中的倾听，能够听出当事人心中郁结多年而又未能自知的情绪，能够促进当事人比任何时候都更清晰地认识自己的需要和自己的苦闷之源。在具有治疗效力的倾听面前，人们有时会发现一种神奇的效果：当事人更加了解本真的自己，更能接受本真的自己，跟自己的本质合为一体。对于有些治疗（如以人为中心的治疗）来说，倾听就是治疗本身。

3. 心理咨询员是支持者

咨询员的支持工作关键在于两点：一是让当事人感到安全，二是给他必要的鼓励。人生活在这个世界，都需要来自他人的支持。这种支持往往来自生命中的重要他人。心理咨询的当事人恰恰缺乏这种支持。按照弗兰克的心力萎顿（demoralization）说，心理咨询的当事人都有孤立感、无助感、无望感。他们陷入个人的痛苦体验之中，觉得自己是天下最不幸的人，周围的人（即使是亲人）要么帮不了自己，要么不肯帮自己。在这个时候，咨询员以真诚、理解、关怀的态度，并且加上他的专家身份，进入当事人的世界，就使得当事人重燃希望，重新在这个世界上与一位特别重要的人建立个人化的关联。这就是心理咨询中支持的作用。心理咨询员的支持主要在于创造了一个环境，在这里，当事人不再被排斥，不再被忽视。他的痛苦被承认，他这个人被珍视，他的隐私可以公开，他的伤疤、卑下感、害怕和萎缩，都可以表达出来，咨询员保证不会因此而鄙视他，抛弃他。这就可能使当事人自己也可以慢慢接纳这些痛苦和自卑，并重新获得勇气去探索改变的可能性。

4. 心理咨询员是"研究者"

这里的研究不是指科学研究，而是指在咨询过程中对当事人的研究。研究通常包含两种工作：观察和分析理解。在咨询过程中，咨询员要去设法了解当事人，这种了解的渠道有两种，一是客观的观察，即从咨询员自己的角度所作的观察。其实，咨询员总是以自己的知识、经验为背景对当事人进行观察，很难说它就是客观的。另一是同感的观察，即从当事人的角度，以感同身受的方式来了解当事人。咨询员的另一种工作是设法分析、理解当事人，从所观察资料中找出联系，形成假设，并在双方交流中探讨这些理解和假设。在实际治疗中，咨询双方会不停地交流这种观察和分析，这一过程使得当事人对自己有更好的认识。

5. 心理咨询员是督促者

激励当事人投入到咨询中来,在当事人感到困难时鼓励其坚持下去,促使当事人采取实际行动来改变自己和自己的生活……心理咨询员要经常注意和督促当事人去做些事情。接受心理咨询是一个挑战,坚持心理咨询的全过程而不中途放弃也是挑战。改变的过程中,当事人常常会感到畏缩,承受不了压力。因为旧的应对方式跟当事人的生活中广泛的方面相关联并且相"适应",而新的态度和行为方式跟这些生活方面相冲突或不适应,就会造成当事人有意无意地情愿"留在过去",对下定决心采取行动感到为难。所有这些,都赋予咨询师一个职责:不能仅仅只是满足于当事人在认知上的领悟或者有些新的体验,而且要督促当事人实实在在行动起来,学习和实践新的行为。

心理咨询员在咨访关系中的角色是多重的,除了以上这些外,还有许多别的角色,如教师角色、信息提供者角色、教练角色等。但就心理咨询的本质特点来看,咨询员在咨询过程中的功能主要是"助长",就好像园丁一样。园丁的工作是提供种子发芽的条件,移除妨碍它长大的障碍,成长却是靠种子自身的力量来完成的。咨询员帮当事人找出压制其成长的内外力量,帮当事人找回成长的动力,找到发展方向,然后陪伴当事人去成长,但咨询员并不包办当事人的改变和成长。

第三节　咨询员的个人特质和个人发展

在咨询过程中,咨询理论和技巧是必须的,但是咨询师自身的特质对于咨询效果的影响更值得我们关注。一位精通各种咨询理论的咨询员,可能掌握了许多咨询理论和技巧,但这并不意味着他的工作就是有效能的,咨询员本身的特质是比技术和理论更重要的资源。那么,什么样的人更适合成为咨询员呢?要成为一个合格的咨询员,需要在哪些方面提高自己呢?

一、成功咨询员的特征

(一)基本信念

心理咨询的形式是人与人的交流,内容直接关系到人所遇到的困境,咨询员不可避免地把对人对事的态度、生活经验以及他与人交往的风格带入其中。林孟平总结前人研究,认为成功的咨询员应该具备一些基本信念,就其要点,简述如下[①]:

其一,成功的咨询员倾向于有这样的知觉特点:不会单凭表面行为做出判断,而是能关注到当事人会如何看事物,尝试设身处地地从当事人的内心参照标准来观察和做出反应。同时,多从"人"的方面看而不是从"事"的方面看,关注于人以及人的反应,而不是事件或事情。

其二,成功的咨询员以积极的态度对待他人,他们会认为他人是有能力、可靠、友善、有价值、积极向上和富有创造力和动力的。基于这些对人的积极态度,他们会相信他们的当事人是有能力去成长和解决问题的,对咨询效果有更多的信心。同时,基于对人的价值的尊重,他们

---

① 林孟平著:《辅导与心理治疗》,上海教育出版社,2005 年版,第 53—55 页。

更容易发展出良好的咨询关系,对当事人进行无条件的积极关注。

其三,成功的咨询员倾向于视自己为人类的一分子,同时,认为自己是独立有价值的,跟别人一样重要,基于此,他能与别人建立良好的关系,而不退避、躲开、远离或疏远他人。另外,成功的咨询员相信自己的能力,相信自己能处理好咨询和咨询以外的工作和个人事件。

其四,成功的咨询员应这样看待自己的咨询工作:(1)协助人释放自己,促进人的成长,而不是对人进行控制、支配、威胁或操纵。(2)关注他人,而非单单关注自己,从事咨询通常基于利他主义推动。(3)关注事物中宏观的内涵及其深远的影响。不单单注重一些细微事物,而是超越现在,放眼将来,通常着重事物的广义面。(4)愿意开放自己,而不隐藏自己。换言之,他们接纳和重视自己的感受和弱点而不加以隐藏或遮掩,他们愿意"做自己"。(5)深入地投身于帮助人的过程中,个人化地和当事人相处和相交,而不是和当事人疏离。(6)认为自己的角色是鼓励和促进当事人进入自我发现和探索的过程,而不是促使当事人进入咨询员个人希望达到的目标或预设的想法。

(二)人格特点

如果翻查有关教科书和研究资料,其上罗列出来的对"有效咨询员"人格特点的描述,可能会包括:真诚、善良、热情、乐观、耐心、自信、宽容、责任感、安全感、客观性、人格整合程度、直觉能力、洞察力、善解人意、创造性、想象力等。显然,要完满地具备这些品质,咨询员必须得是个超人和完人。

对"理想咨询师"研究有非常多的共识,詹宁斯和斯卡沃(Jennings & Skoholt,1999)用质的分析方法,对 10 位大师级治疗者进行研究[①],发现这些人有一些共同的特质,这个研究结果给那些个人看法相当好的支持。现列举如下:永不满足的学习者;大量地从经验中学习;不排斥认知上的复杂性和不确定感;敏于并且愿意接纳别人的情绪;个人心理健康、成熟,注意自己的情绪的康宁;明了自己的情绪怎样影响自己的工作;有很杰出的关系技能;信赖治疗者——当事人的工作同盟;善于在治疗中利用自己的各种用得上的技能。

江光荣认为斯特拉普(Strupp)提出的成熟、技能和敏感性这三个方面的品质较好地概括了咨询员的个人特质[②],在这里我们就这三个方面并结合有关研究加以讨论。

1. 成熟及有关个性特征

成熟主要指人格发展上的成熟,其中人格的协调性(整合程度)和稳定性是两个重要指标。人格协调性和稳定性高的人在个性倾向性方面没有基本的长期存在的冲突,例如,没有内在的价值观冲突;对世界、对人生形成了自己的观念和态度体系,显得遇事有主见,能容忍多样性,容忍他人的生活态度;他们自己有较稳定的情绪生活,有较强的自制力。以下列举一些与此相关的成功咨询员的个性特征表现:

第一,自我开放。心理咨询员要帮助当事人去探索内心的感受,自己首先要是一个能够自我开放和接纳自己的人。

---

① Jennings, L., Skovholt, T. M. *The Cognitive, Emotional and Relational Characteristics of Master Therapists.* Journal of Counseling Psychology, 1999, 46(1):3−11.

② 江光荣著:《心理咨询的理论与实务》,高等教育出版社,2005 年版,第 49 页。

第二，真诚。真诚是指咨询员在咨询关系中"做真实的自己"，不特意取悦对方，不因自我防御而掩饰、修改自己的想法和态度，不文饰、回避自己的失误和短处。罗杰斯曾说："在咨询关系中，治疗者愈是他自己，愈是不戴专业面具或个人面具，来访者就愈有可能发生建设性的改变和成长。"

第三，独立性。作为咨询员，在尊重当事人的感觉和需求时，也坚定地尊重自己的感觉和需求，在必要时，能拥有和表达自己的感觉而不被他人的恐惧、沮丧、依赖等所牵制，让自己更深入地进入到对当事人的理解、接纳中去，而不再害怕失去自己。

除此以外，咨询员最好还要有足够的耐心能够等待当事人的自我成长，而不会因为当事人停滞不前而沮丧，也要有足够的宽容，要乐观、自信、有强烈的责任感等等。这些心理品质不仅有助于成为一个有效的咨询员，而且有助于成就咨询员的自我成长，为他们从事心理咨询工作提供持久的动力。

2. 技能及相关能力

咨询员的技能因素可以包括很多东西，咨询员处理咨询中诸如诊断、治疗程序等具体事项的能力固然重要，但更重要的是具有创造性地解决问题的能力。咨询的过程实质上就是问题解决的过程，而问题解决是需要高度灵活性的工作，中途随时会遇到无法套用现成规则的情况。当面临一个问题情境时，好的咨询员应能迅速产生出许许多多的反应，能够看出众多的可能解决途径。此外，咨询者通过言语和非言语手段与他人交流自己的思想、情感的能力也是重要的。要做到创造性地解决问题并能够以适合特定当事人的方式进行交流，需要对多种能力加以灵活的运用。这些能力包括：良好的观察能力、理解能力、学习能力、思维判断能力、表达能力、人际沟通能力以及自我控制能力、自我心理平衡能力、交往控制能力，等等。

3. 敏感性

同感理解是咨询取得成效的一个关键变量，而咨询员的同感理解需要有敏锐的人际觉察能力，敏感性是不可或缺的。敏感性主要涉及咨询员对当事人的知觉和理解，尤其是对当事人情感和内在冲突的知觉。我们要设身处地地去理解当事人的感受，了解他们的知觉和行为模式，最好的练习就是从了解自己的感受、认识自己的认知加工和行为模式开始。所谓"人同此心，心同此理"，理解别人的起点，就是自己曾经类似的感受。因此，咨询员在生活中对自己的情绪体验要保持敏感。

要提醒大家的是，以上从咨询员的个人特质、能力以及自我觉察三个方面阐述了成功咨询员应该具备的一些特征，但是这并不是穷尽的列举。

二、咨询员的自觉和个人发展

在心理咨询工作中，咨询员的个人发展显得特别重要。不健康的人格特质和生活方式，会潜移默化地对当事人产生消极影响；而积极健康的人格特质和生活方式，会对当事人产生巨大的引力，"诱使"当事人改变。除了个人发展外，咨询员的自觉很关键。从某种意义上说，自觉甚至比个人健康发展更重要，因为不可能要求咨询员是一个完人，但可以要求咨询员对个人的局限有自觉。这样，可以避免因个人的局限造成对当事人的伤害，而且自觉也是咨询员自我成长和发展的契机。

（一）咨询员对助人能力的自觉

咨询员对自己助人能力的信心在很大程度上会影响咨询过程。许多咨询员在刚刚开始实习或者工作的时候，总是会担心自己能不能成为一个合格的助人者，诸如"如果遇到我解决不了的问题怎么办?""当事人会对我有什么样的印象呢?""如果当事人因为我的失误不来了怎么办?"带着这些担心，在咨询过程中，咨询员更关注自己刚才的反应是不是恰当，而不是当事人说了什么、有什么情绪体验。咨询员的这些焦虑会让他无法专心去理解当事人。对自己的咨询能力没有信心的咨询员会不自觉地在咨询中为了维护自己的专业形象或者证明自己的能力而作出有损咨询效果的反应。因此，咨询员需要对此有所察觉，注意自己会不会因为担心自己的表现而忽视当事人。

另外，一个依赖当事人的反应来对自己的咨询能力做评价的咨询员也是很危险的，他们很可能会在咨询中受到挫折，感到泄气，变得对咨询更没有信心，或者为了讨好当事人而失去应有的咨询原则，使咨询效果受损。

（二）咨询员的助人动机和个人需要的自觉

咨询员选择助人工作为职业可能带有各种不同的动机，或者希望从助人工作中得到个人需要的满足。一些常见的动机是：为他人做那些别人已经为我们做过的事情；为他人做那些我们希望已经为别人做过的事情；与他人共享我们自己所获得的一些启发性的东西。李强和许丹对国内咨询员的访谈研究归纳出心理咨询师的从业初始动机主要有以下四种[1]：自我探索型、利他型、补偿型、资源优势展现型。除了这些，还有一些也是咨询员中常见的动机或者个人需要。而且在同一个咨询员身上，我们可以看到多种不同的助人动机存在。柯里（Corey）也对咨询员的一些常见的需要以及可能给咨询带来的影响作了总结，以下我们就他的归纳进行简单的阐述。

1. 产生影响的需要

很多辅导员都想这个世界更美好，他们希望对于别人来说，他是重要的，自己有能力令别人作出改变。若当事人不愿作出改变或者不想接受他们的帮助，他们有时候会感到沮丧和受挫。

2. 回馈的需要

与之前提到的利他的、补偿型的动机相似，有些人会因为期望效仿某一人而成为咨询员，这个人对他来说是一个榜样，也许是一位老师、一个辅导员，也可以是祖母、父母或者其他人，总之是曾经对他产生了重大影响的人。从别人那里得到了帮助，现在也希望自己能够成为一个助人者，帮助别人。

3. 照顾别人的需要

有些人可能在生活中，已经充当了太多的照顾者的角色，在家里习惯照顾家人，在朋友中也是可靠的倾听者，所以他会自然地去寻求训练来充实自己这个方面的才能。有很强照顾别

---

① 李强、许丹:《心理咨询师从业初始动机个案研究》,《中国临床心理学杂志》,2007 年第 2 期。

人需要的咨询员,当别人有需要时不能提供有效的帮助可能会让这些咨询员满心焦虑,对自己感到不满。这些咨询员需要理解,咨询员也不是万能的,注意自己同样需要别人的理解和照顾。如果在需要帮助的时候仍不能求助,很容易在个人及专业方面产生耗竭,这对于一个咨询员的职业生命是很危险的。

4. 自我帮助的需要

也有相当多的咨询员是带着达到自我成长的目的进入咨询行业的。例如,一个在离异家庭长大的人,或者经历了家庭中不公平的待遇的人,或者遭受了学业或者事业失败挫折的人,或者经历了感情上失意的人……他们都可能希望通过参与助人工作,达到自助的目的。这样的咨询员,如果没有充分的自觉,会把自己的挣扎带入咨询,妨碍当事人的利益。

5. 被人需要的需要

被别人需要是人的一种基本的社会需要,对于咨询员来说,被当事人需要会让其价值得到体现,得到极大的满足感。这是专门的助人工作所带来的一种回报,咨询员没有必要因此而愧疚。但是,如果咨询员过于执著于此,可能会不自觉地给当事人更多依赖咨询员的机会,甚至害怕当事人独立,从而妨碍当事人成长。

期望自己为别人所做的事得到欣赏是绝对正常的想法,无可厚非。可是,如果一定要得到别人的肯定才觉得自己是有价值的,这样的咨询员会倾向于在咨询中寻求别人的肯定和认同,而忽视了当事人。

6. 金钱、名誉和地位的需要

咨询员除了作为一个助人工作者存在,还必须作为一个普通的社会个体存在,同样有对金钱、名誉和地位的需要。但是,很多时候,咨询员的工作也许不能如预期的那样给予很多经济上的回报,或者让咨询员得到不错的名誉和地位。这可能会让咨询员对自己的职业产生不满,对助人工作渐渐失去热情,因此咨询员需要警惕这个问题。

7. 提供答案的需要

有些咨询员有给别人意见和"正确答案"的需要,他们常常觉得,如果不替朋友或者当事人解决问题,别人就会对自己失望,会觉得自己无能。但是,对于专业的咨询员来说,你并没有权力去决定当事人的生活应该如何进行,所以,提供具体的劝告或者为别人作出选择是不合适的。咨询员可以表达自己的想法,提出可能的方法或者遇到类似问题时所用的策略,但是,不要让自己的需要驱使自己给出答案。

8. 控制的需要

提供答案或者替当事人做决定,其实质就是试图去控制当事人。我们大多数人都需要对自己的生活有所控制,也需要对别人有所控制。但是,如果不能认同别人可以按照不同于自己的生活方式去生活,咨询员是缺少对文化或者价值的宽容性的,很难做好帮助别人自主成长的工作。

咨询员有不同的个人需要,这本身是存在的事实,这些需要可能会影响到咨询工作和咨询员职业能力的发展也是不争的事实。柯里鼓励咨询员认清自己的需要、接纳那些需要,更重要的是了解那些需要将会如何影响他跟别人交往的素质。简单说来,就是咨询员应该对自己的需要有所察觉,明白在自己身上哪些需要会妨碍当事人,时刻反省自己,看看自己是在帮助当事人成长还是为了满足自己的需要妨碍当事人成长。这样,在咨询中才能避害就利,更好地帮助当事人。

(三)咨询员对未完成事件的自觉

之前我们讨论过,一个合格的咨询员应该是一个心理健康的人,能积极地面对和处理自己的问题。人的言行一定会受到过去生活事件的影响。而每个人在过去的生活中都或多或少存在一些没有处理的个人事件。可能是小时候一次丧失亲人的悲伤,也可能是曾经犯过的让人悔恨万分的错误,或者对可能被抛弃的恐惧,又或者一次创伤性的经历。在咨询中,咨询员很可能遇到和自己有相似生活经历的当事人,他们很容易就触动了咨询员内心的那些相似的体验,这时候咨询员也许可以很容易理解当事人的沮丧和无力感。但是,如果咨询员沉迷于自己的情绪中,不能很好地处理自己的情绪,或者过快用自己的感受代替当事人的感受,忽视当事人的体验,就无法帮助当事人。

如果咨询员对哪些个人事件可能会引起自己什么样的情绪反应及防御方式有清楚的认识,在咨询过程中,对这方面的内容保持警觉,那么在咨询中产生一定情绪时,就可以更明确地知道这些情绪在多大程度上是由于自身因素引起,而不是当事人,从而防止不知不觉中犯错。如果咨询员不清楚这些,甚至否认自己的个人未完成事件可能对咨询的影响,就可能在咨询中陷入自身情绪不能自拔,或刚愎自用地针对当事人,或采取一些防御和不恰当的反应。这样的咨询员不但不能有效地帮助当事人,而且很可能利用当事人来处理自己未完成的事件。所以,咨询员在接受训练的时候,就需要不断去锻炼自己的觉察能力,对自己有先见之明,了解在自己的身上有哪些问题是没有处理好的。

(四)价值观

心理咨询中强调"价值中立",因为咨询员没有任何权力把自己的价值观强加给当事人,而心理咨询过程中似乎又无法避免涉及价值观问题。即使你认识到把你自己的价值观强加于当事人不合适或者不合道德,你仍然会以某些微妙的方式影响他们,使他们赞同你的看法。当事人和咨询员双方都有一些倾向性的行为会导致价值影响。在当事人一方,即使咨询员非常小心地隐藏自己的看法,当事人也会主动寻找能够反映咨询员的价值观的蛛丝马迹。这是因为大多数当事人都缺乏自信和个人主见,同时又极希望与咨询员认同,或者取得治疗者的好感,这些动机因素会促使当事人主动寻求价值影响。在咨询员一方,即使是再好的训练和修养也不可能完全悬置个人的价值倾向。在会谈中,咨询员总是会有意无意地表达自己的价值倾向。通常较为隐蔽的途径有:话题的选择,对什么显得高兴或者有兴趣,对什么没有兴趣,倾听的举动,如眼神、声调、姿势等。老实说,在实际会谈中,当事人几乎总是不用费力气就能够知道你赞同什么、不赞同什么。对于心理咨询中不可避免地存在价值干预这一事实,几乎所有的治疗者都不否认。

鉴于咨询员价值观不可避免地影响到助人工作,我们建议咨询员注意从以下几个方面关注自己的价值观:

第一,应该培养接纳不同文化价值观和生活方式的能力。简单说来,也就是咨询员应该有

咨询心理学

更大的包容性,接受那些与我们想法不同的人,尊重不同于我们的信仰、价值观、生活方式和行为。咨询员的包容性体现在对不同价值观的尊重上。

第二,对自己的价值观有高度的自我觉察。只有对自己的价值观有明确了解的咨询员,在咨询中遇到关于价值问题时才能敏锐地觉察到,从而避免犯错。

第三,承认自己的价值观会对咨询产生影响。在某些时候,坦诚地承认你不认同当事人的观点,或者你无法理解当事人的观点,不否认你的盲点、无知和不宽容。在必要的时候,和你的当事人公开讨论,让他明白你不同意或不喜欢他的做法,但是他有权保留他自己的想法。如果咨询员因为价值观冲突,无法帮助当事人,应该及时与当事人沟通,将其转介给其他咨询员。

第四,遵循一些相对普遍的观点。虽然价值观存在文化、民族、地区、个人的差异,但是有一些普遍遵循的价值观,咨询员是应当遵循的。这些观点包括关于成功咨询员应该有的对人对事的基本态度和一些人们公认的符合人类文明的道德规范或要求。布洛克(Blocher,1987)提出以下一些咨询员须共同遵循的价值[①]:尊重人的生命;尊重真理;尊重自由和自主;信守诺言和义务;关心弱者、无助者;关心人的成长和发展;关心不让他人遭到损害;关心人的尊严和平等;关心感恩和回报;关心人的自由。

(五) 移情与反移情

1. 移情

移情是指当事人将自己过去对待生命中重要他人的感情和态度,投射到咨询员身上,而对咨询员产生的喜爱、排斥、畏惧等情感体验。按照客体关系理论,当事人移情所产生的感情或态度,并不因为咨询员的个人特质或咨询员的行为而产生,而是因为当事人的个人原因。也就是说,当事人对咨询员的爱或恨,并不是因为咨询师做了什么或没做什么,而是当事人在咨询过程中,因为自己过去的经验,在接收咨询员的信息和对此作出反应时产生了曲解。虽然移情并不是真的由咨询员而引起,但是却是直接指向咨询员的,会造成当事人对咨询员不真实的看法。而这些不真实的看法可能会影响咨询。

比如,当事人会认为咨询员是完美的,所作所为都是正确、不容置疑的,从而盲从于咨询员的一切。如果在这种情况下,咨询员没有及时觉察到,反而误认为这是当事人的真实情感,不能及时帮助当事人去处理这种情感,这样会造成当事人的自我贬低,而失去真正的自我。而如果当事人认为咨询员是先知或者照顾者,就会向咨询员索要问题的答案或者依赖咨询员,停止自我成长。还有些当事人会对咨询员有敌对的情绪,认为他们是专门打击当事人的人,因而在咨询中小心谨慎,处处防御。也有的当事人会认为咨询员是没有生命、无人性的人,因为咨询员没有需求、欲望、梦想和困扰,所以在咨询员面前极力掩饰内心的各种情绪和困扰,使咨询变得很难有进展。

由此看来,咨询员需要很好地识别当事人的移情,了解当事人的哪些反应是移情,哪些行为不是,这样才能对咨询有更好的把握,不会被当事人的移情反应牵着鼻子走。精神分析治疗会把移情当成重要的咨询环节,咨询员通过处理移情来推进治疗。在咨询中,咨询员可以有意

---

① Blocher D. H. *The Professional Counselor*. New York: Macmillan,1987,pp36-37.

识地利用移情来推进咨询进程。主要有两方面的工作:一是识别当事人的移情表现,以便更好地认识和理解当事人;其二,通过对移情的处理,促进当事人对自己的人际风格及其内在原因的领悟。

需要注意的是,并不是所有的当事人对咨询员的感情或态度都是因为移情,也有些情感是自然而真实的。当事人对咨询员很生气,可能是因为咨询员心不在焉,而不是因为他把对别人的愤怒转嫁到咨询员这里。同样的道理,当事人对咨询员的爱慕,也可能是真实的。咨询员需要理智地在自己和当事人之间建立清晰的界限。咨询员要清楚地判断当事人的反应是不是移情并不是那么容易的。咨询员可能更愿意把当事人的负面情绪理解为移情,而把正面情绪理解为真实的感情,这可能导致错误的判断,特别是当听到当事人说咨询员是有爱心、聪明、敏感的好咨询员时。所以,咨询员除了要知道移情产生的可能外,还要用开放、敏感和真诚的态度来觉察自己,对自己的需求、动机和个人反应有比较明确的把握。

2. 反移情

反移情,即咨询员对当事人也可能因为个人的原因产生情感的投射。广义上说,咨询员的焦虑、对完美的追求、个人需要、个人没有解决的矛盾和冲突等,都是反移情的表现。反移情可能对咨询有帮助,但是也可能妨碍咨询。从有利的方面来看,咨询员的反移情现象可以用来探知当事人一些显著的行为模式。比如,一个很依赖的当事人,他的一些客观的悲惨遭遇,可能引起咨询员的反移情,很希望给当事人很好的照顾。如果咨询员能意识到自己的反移情,他可能在理解当事人感受的同时,还能着力于帮助当事人改变依赖的行为模式,实现自我的成长。如果咨询员没能意识到自己的反移情,就容易充当当事人的保护者,从而妨碍了当事人去克服依赖的习惯。总的说来,那些被理解和控制的、通过某种方式被利用的反移情,对治疗有促进作用;而没有被咨询员察觉和控制的反移情可能会损害咨询过程。

以下我们引述柯里列举的一些情形[①],以使读者更具体地了解实际咨询中反移情发生的方式。

第一种,过于保护当事人。由于自己内在的恐惧和未解决的问题,咨询员会把当事人从那些可能触及咨询员痛苦的问题上引开,认为当事人是脆弱和幼稚的。咨询员保护当事人不去体验痛苦和焦虑的感受,防止当事人为解决问题作出挣扎,这样当事人就更无法面对问题。

第二种,虚假地对待当事人。咨询员可能很害怕冒犯他的当事人,为了防止当事人产生消极的情绪,咨询员会刻意去制造一种温和的气氛,但是这种方式使咨询员不够真诚,使咨询过程流于表面,不能深入。

第三种,拒绝当事人。咨询员可能觉得当事人是索求无度或者依赖性太强,所以对待当事人始终冷淡、疏远。

第四种,需要当事人不断的鼓励和支持。内心有不安,对自己的价值不肯定的咨询员很容易需要当事人不断肯定自己的能力。

---

① ［美］Gerald Corey, M. S. & Callanan P. 著,杨瑞珠等译:《咨商伦理》,(台湾)心理出版社有限公司,1997 年版,第70—74 页。

第五种，在当事人身上看到自己。因为当事人的遭遇与自己的遭遇相似，而陷入对此产生的强烈的反应，无法作出客观的判断和反应。

第六种，与当事人发生感情或性关系。在咨询的特别情境中，当事人很容易对咨询员产生好感，而咨询员本身也有感情和性的需求。因此，咨询员本身需要接受督导或者其他咨询员的咨询。无论怎样，与当事人的感情和性关系是不被职业道德所容许的。

第七种，不由自主地给建议。这在前面关于咨询员的需要中也有涉及。给人建议可以让咨询员有优越感，咨询员自以为很了解解决问题的办法，就会忍不住提出建议。

第八种，与当事人建立咨询以外的社交关系。在咨询员的伦理守则中对双重关系的要求中明确了这种情况一般不被许可。

我们可以看到，不管是哪一种情况，咨询员克服反移情的有效方式首先是觉察它。鉴于此，咨询员的自我觉察再一次被强调。同时，我们也必须承认，自我觉察和自我成长并不容易，所以，咨询员是一种对个体素质有很高要求的职业。

（六）个人成长和接受个人咨询

心理咨询工作的性质对进行这项工作的人提出了很多个人的要求，不管是对咨询员个人特质，还是对个人素质、心理健康水平的要求，都是需要咨询员去不断维护和完善的，也就是说，咨询员需要获得不断的成长。

要获得个人成长，首先要成为一个善于成长的人，积极真实地面对自己、面对生活，不惧怕改变、不惧怕成长过程中的困难。带着开放的态度去对待生活、工作和学习，咨询员的职业生命才可能发展得更好。这里要指出，"个人的成长"不是一句空话，许多当事人来求助时常常会涉及生命本身的意义问题，倘若咨询员从来没有对这样的问题进行过自己的思考，是无法帮助当事人的，而且还可能将自己卷入其中，困惑不前。关于生存的意义的问题，也许是哲学家应该去探究的问题，但是它是与人有关的问题，很多当事人会在咨询中或多或少地涉及这个问题。咨询员自身要成长也避免不了这个问题，他们需要对自己、对别人、对生活有一个比较积极和健康的认识，所以他们需要不断审视自己的动机、价值取向、个人需要、生活态度、个人特质和塑造个人的动力和经历，对这些有一定的认识和处理途径。

咨询员自己接受个人咨询，或者参加成长团体都是获得成长的方式，很多对咨询员的培训都要求咨询员本身接受过一定数量的个人辅导。在个人咨询中接受帮助，进行积极的自我探索，完善自己的职业素质对咨询员来说是很重要的。在这个过程中，受训者有机会在专业辅导员的协助下，加深对自己的认识。许多个人没有觉察和害怕面对的事物会显露出来，如过去痛苦的经历、未解决的冲突和矛盾等。对这些东西，都要学会诚实勇敢地面对和处理，加强自我觉察的能力。这样，不但能协助咨询员更有效地与他人相处，更加快乐自如地生活，进一步踏上自我实现之路，而且，也让咨询员对咨询过程有了感性的认识，加强了咨询员对咨询效果的信心。

在咨询员正式进行咨询工作之前，进行个人咨询是必要的。同时，并不是说完成了个人咨询，就说明咨询员已经成长为一个再也没有问题的人。咨询员常常要面对带着各种不同痛苦来求助的当事人，自然会在情绪上受到一些影响，而且生活上也会不断遇到困扰和麻烦，所以，在必要的时候,咨询员也要积极寻求专业上的帮助。除了进行个人咨询外,在从业中的咨询员也会找更有经验的老师或其他同行进行督导,以获得个人和专业上的成长。

(七)职业枯竭和保持心理健康

许多职业都会出现职业枯竭的状态,心理咨询员也不例外。"枯竭"是生理、情绪和心理上的一种疲劳状态,对咨询员来说,直接表现在对工作感到厌倦,失去了曾经的工作热情。生理上表现为容易疲劳、感到无力,还可能出现失眠、头痛、溃疡、周身疼痛等症状;情绪上,感到无助和失落,常常处于沮丧、抑郁的状态,还可能情绪失控;在生活中,会影响个人生活和人际关系,导致家庭矛盾激化,甚至会出现滥用药物和酗酒的严重后果。这些会直接导致咨询员失去工作能力。因此,心理咨询员需要对此有所准备,在工作中避免一些导致枯竭的消极因素,同时维护好个人的心理健康。

咨询员职业枯竭的原因归纳如下:

其一,缺乏成功的治疗案例。咨询员需要看到自己工作的价值,希望获得肯定和承认,但是咨询工作往往无法提供很快、很具体的结果,咨询的效果常常是潜移默化的。咨询员看不到自己工作的成效,容易对咨询的效果和自己的能力产生怀疑,为自己的工作成绩而焦虑,这对咨询员来说是很大的压力。

其二,单向的高负荷的情感投入。在咨询过程中,咨询员付出了专注、无条件积极关注、尊重、真诚、耐心、鼓励等,这些需要很大的心理能量的投入,而这种投入很多时候是单方向的,往往无法获得效果和回报。

其三,高期待导致高工作压力。很多时候,咨询员会不自觉地把当事人成长的责任放在自己身上。咨询员如果无法成功地帮助当事人解决问题,也会让自己感到焦虑。如果当事人排除困扰,获得成长,咨询员会获得信心;但是如果当事人停滞不前,咨询进展缓慢,咨询员就会认为自己应该对当事人的停滞负责,感到挫败。在咨询工作中,常常遇到工作量过多、当事人改变动机不强、碰到不喜欢的当事人、当事人有自杀或其他危险等难以处理的问题,如果咨询员对自己的工作有过高的期待,对自己有很高的要求,要应对这些压力就会更困难。

其四,受当事人消极情绪影响。在咨询中,咨询员需要和当事人一同去面对很多的负面的生活事件,体验当事人的消极情绪。长期处于这些消极的情绪中,咨询员也会受到影响,需要耗费精力去调节。

其五,咨询员的个人生活中的压力。咨询员除了是一个助人工作者外,也是一个普通的社会的人,可能需要面对经济压力、家庭矛盾等问题,这些问题也可能会使咨询员心力不足,降低咨询效能。

关于产生职业枯竭的原因可能不仅仅是以上归纳的这些,而且对于不同的咨询员,可能导致枯竭的主要原因也是不一样的。咨询员需要针对个人不同的情况,体察自己可能存在的危机。

保持心理健康是保证咨询员有效开展工作的基础,咨询员要保持心理健康应该注意的问题如下:

第一,建立正确的职业态度。也就是我们以上提到的,不断提高自己职业素养,以开放的态度面对工作,同时,不要对咨询工作有过高的期望。不断的成长不是说不能有缺点或者不能犯错误,而是要敢于面对真实的自己,面对真正的咨询工作,积极改善。

第二,建立专业上的支持系统。我们已经多次强调咨询员个人咨询和参加督导的重要性,除此以外,与同行和上级指导者保持联系,也是很有益的。同行们除了在技术上提供支持外,在情感上的支持也会让遇到相似困境的咨询员感到安慰。

第三,积极的生活。心理咨询员完成助人工作的同时,需要照顾好自己的生活。只有在个人生活和专业工作两个方面都是丰富的、全面发展的,才有助于保持心理健康,达到个人的自我实现。

思考与练习

1. 对比国内外对心理咨询员的专业培养情况,思考哪些专业训练是必须的,如何才能使训练有效。

2. 结合不同理论流派中咨询员的不同功能,思考如何把不同理论灵活运用于实践,以更好地理解咨询员的角色。

3. 成为一个成功的咨询员需要具备哪些个人特质?为什么这些特质会影响助人工作?

4. 专业咨询员需要在哪些方面不断学习和成长?如何在专业训练中不断获得自我成长?

第三章　心理咨询中的专业、道德和法律问题

心理咨询是一项专业助人的工作,在这一工作中,心理咨询和心理治疗工作者对本专业的道德准则及其实践的关心,要超出其他行业的从业者。能以道德的方式处理与当事人的关系,是心理咨询和心理治疗工作者的一个特别的标志。

本章将围绕心理咨询中的伦理、道德这一课题,从咨询师在维护来访者权益的前提下,如何为来访者提供相应的服务,咨询中专业伦理的主要内容,如何解决伦理道德和法律冲突等几个重要方面进行阐述。

第一节　专　业　责　任

前来寻求帮助的当事人通常都有着程度不同的心理障碍,烦恼、紧张、苦闷甚至绝望是他们常见的心理征候。心理咨询师必须认真、慎重地处理来访者提出的每一个心理问题,绝不信口开河,提出无根据的诊疗意见,或者对这些需要帮助的人漠然视之、无动于衷、嘲笑、指责。俗话说,情不通则理不达。因此,如果咨询师希望履行专业职责,为当事人提供专业的帮助,就应从当事人的利益出发,合理评估自己的专业能力,把握咨询中合理的度。

一、维护当事人的权益

（一）知情同意

知情同意(informed consent)是指在与当事人确立咨询关系之前,咨询师有责任向当事人说明自己的专业资格、理论取向、工作经验,咨询或治疗过程,治疗的潜在风险、目标,技术的运用以及保密原则与咨询收费等,以利于当事人自由决定是否接受咨询或治疗。

（1）告知当事人有关心理治疗的利弊得失与风险。咨询师有责任让当事人了解本次心理治疗的利弊与风险,包括让当事人了解咨询师的资质,治疗所需要的时间、费用,可能的治疗方式与类别,以及治疗效果和副作用。咨询师不应向当事人做不实介绍与承诺,夸大咨询的效果或隐藏可能的副作用。与此同时,还应该给当事人充分咨询问题的机会,并且给予适当的解答。以方便当事人做出选择。但对当事人提出的与咨询或治疗无关、涉及咨询师私人的问题,咨询师可以拒绝回答。

（2）向当事人解释有关专业保密的范围与限制。为当事人保密是心理咨询工作开展的基础,当事人大都不希望自己在咨询中的内容,特别是涉及隐私性的内容让心理咨询师之外的其他人知道,因此,对于咨询师为当事人的保密工作有着种种法律和伦理上的限制。然而在实

际咨询中,咨询师也不要用绝对的方式来形容保密,保密是相对有限的。遵守专业伦理的咨询师,只能承诺其能保密的范围,并向当事人说明哪些不属于保密的范围。尽量避免因咨询师做不到专业保密而造成失去当事人信任的困扰。

（3）向当事人介绍咨询中相关资料的保管情况。心理咨询工作中的有关信息,包括个案记录、测验资料、信件、录音、录像和其他资料,均属专业信息,应在严格保密的情况下进行保存。记录一旦存在,当事人有权知道病案记录是否得到妥善保管。接受未成年人为当事人,应征得其父母或其他监护人的同意,以示对合法监护权之尊重。一般来说,对未成年当事人,其父母或监护人有权从咨询师那里了解关于当事人治疗进展的信息,但不能接触病案记录。

鉴于此,有些学者认为最好让当事人签下书面同意书。虽然一个简单的书面文件不能完全符合知情同意的精神,但可以给当事人传达一个信息:他在治疗关系中有重要的权利。让咨询有一个良好的开端,有助于当事人融入咨询治疗过程,增加对咨询专业知识的了解,增进咨询效果。

让当事人在治疗开始前理解并同意将要进行的治疗过程,这是心理咨询必须采取的一个措施。这并不是说在咨询中不会有不明确的因素,也不是说咨询师对咨询过程将要发生的每一件事情都能够预测到。告知当事人其权利和责任,既是授权给他们,也是同他们建立信任。在长期帮助关系中,知情同意作为咨询关系的一部分,需要一再被提起。即使咨询师预计到与当事人只进行一两次访谈,仍有必要解释清楚访谈的过程及目的以使当事人有权同意或拒绝参与。由于理论流派的不同,一些治疗师拒绝知情同意的过程。但是,即使是指导性较弱的治疗形式也需要而且应该在治疗执行之前向当事人进行解释。如果咨询师告诉他们太多的可能做出干预的细节,当事人也许会被吓倒,这就需要咨询师凭直觉和技术来维持平衡。

（二）当事人利益优先

对当事人负责、尊重和维护当事人最大利益是心理咨询和心理治疗工作者行为的一个重要原则,也是其遵守专业道德准则的根本目的。

心理咨询和心理治疗的目的是为了促进当事人的改变,强化其自我探索的过程,培养当事人的自主性,这与当事人利益优先的原则是一致的。因此,在咨询过程中,咨询师的所言所行要有利于当事人成长。如遇到咨询师与当事人的意见不一致的情况,也要耐心劝告,顺其自然,尊重来访者的意愿,不可强令执行。另外,当初始会谈阶段制定的咨询或治疗目标已经达到,或当事人不能再从咨询或治疗中获益时,就应该终止咨询关系。若咨询师为了经济上或其他方面的利益,迟迟不结束咨询关系是不道德的。

当事人利益优先要求咨询师从当事人的利益出发,不受来访者性别、年龄、社会经济地位、文化背景、残障以及宗教的影响,对来访者一视同仁,不歧视和嫌弃,以诚相见、平等相见,了解他们的需求。当事人的利益与他人利益发生冲突时,咨询师要站在当事人立场为其争取权益;当咨询师利益和当事人的利益发生冲突时,咨询师应约束自己的行为,以尽量保障当事人的权益。

在心理咨询和心理治疗中,常会碰到第三方（学校、工作单位、家人或亲友等）出面请求提供有关当事人的评估、咨询或治疗服务的情况,而第三方与当事人之间又存在某种保护或从属关系。例如,一位中学校长希望咨询师能去他所在的学校为高一学生进行心理测验,以便于分班的时候给班主任提供相应的参考,而且学校自认为有充分的理由知道当事人的种种情况。针对类似情境,根据当事人利益优先的原则,咨询师首先要弄清第三方与当事人的关系,并以优先保护当事人权益为原则处理相关问题。当咨询师判断这种委托关系对当事人可能造成潜在损害时,应拒绝给予咨询。

在学校或雇用单位工作的心理咨询和心理治疗人员,他们在保护当事人利益与组织权益之间往往难以兼顾,由于其所在的机构不是咨询专业机构,只是作为学校或雇用单位的相关职能部门,是要提供当事人相关信息便于组织的决策,还是维护当事人的权益,为其保密? 这时专业伦理会受到更为严峻的考验。咨询师的道德准则要求他优先考虑当事人的利益,如果无法通过说明、解释取得谅解,咨询师宁愿接受自己的利益受到损害的结果。

二、咨询师的专业能力与转介

(一)专业能力

心理治疗与咨询如其他的医学治疗一样,即使是医术很高的名医,也不能百分之百地治好所有找他看病的人,心理治疗者也一样,不可能圆满解决所有人的问题。在心理咨询和心理治疗领域,从业者在执业之前,接受系统的教育或训练,具备相应的专业知识、技能,并获得从业资格,并不能保证所有的与专业能力有关的问题不再发生。这就要求心理咨询师和心理治疗工作者除了具有助人之心、敏感性、洞察力和健康的心理与良好的态度之外,仍须注意下列问题,以便对自己的能力局限有清醒的自我认识,更好地服务于咨询工作。

1. 提高对自己的认识

对自己的认识包括对自己作为一个人有何长处、有何短处,特别是在人际交往中对哪一类事物比较敏感,对什么样的人易产生反向移情或刻板印象等方面的认识。咨询师对自己个人认识的深化,有助于其对当事人提供更为有效的帮助,从而尽可能避免因咨询师个人因素而导致的治疗阻力的产生。

2. 提高对自己作为专业人员能力的认识

对自己作为专业人员能力的认识主要是指认清自己的能力界限。当当事人的困难属于咨询和治疗的帮助范围,但咨询师不具备解决这一困难的经验和技能时,不应根据自己的一知半解勉强治疗。当咨询师独创或从同行中习得一种新的治疗技术或方法,需要在个案上尝试时,咨询师应该遵循的职业指引是:(1)取得当事人的知情同意;(2)最好有一位对此方法有合格训练的同行做指导。

3. 提高对自己专业职责及专业道德的认识

心理咨询与心理治疗是一种专业的帮助过程,不能等同于朋友之间推心置腹的谈话或是亲人的肺腑之言。咨询师如果只是从自己的角度出发,对来访者满腔热情,提出自己的看法,忘了治疗所要求的客观性,不仅不利于当事人的成长,还影响自己对当事人的问题做进一步的客观分析。另外,在咨询与治疗过程中,治疗者不得以任何借口,使这一过程服务于自己个人的目的。

（二）转介

转介是咨询工作中重要的内容。适当转介，反映心理咨询专业对咨询者素质的严格要求，每个忠于职守的咨询师都不应逃避此项责任。尤其是在目前我国的咨询者执业资格考核、督察制度尚未建立起来的情况下，每一位咨询者更应自觉地从当事人的利益出发，把所开展的心理咨询服务严格限制在自己业务能力所及的范围之内。

这就需要每位咨询师在日常工作中时常反省自己所开展的咨询工作。当遇到下列情况时，咨询师都应谨慎地加以处理，认真考虑为当事人提供转介的必要性：当咨询师的道德、宗教或政治信仰与当事人目前的问题纠缠在一起，咨询师感觉自己无法保持客观性时；当当事人的困难变得已超出咨询师的专业能力范围，或咨询师的能力已经达到极限时；当咨询师对当事人的价值观极度不满时；当咨询师不能保持客观，或咨询师非常担心会把自己的价值观强加于当事人时；当咨询师由于身体、心理原因或受到情绪的困扰，不能为当事人提供有益的服务时；当因双重关系的介入而影响咨询师的客观判断或对当事人有伤害之处时；当当事人自动要求结束咨询，而咨询师判断其需要继续咨询时……

咨询师应熟悉适当的转介资源，协助当事人获得其需要的帮助。负责任的转介不仅仅是告诉当事人另一位咨询师的名字，还应重点考虑能否让当事人选择到那些有能力且有资格处理其问题的咨询师。另外，应尽可能提供给当事人居住地附近相关咨询专业机构与咨询师的信息，以及危机处理机构的电话。在与新的咨询师讨论案例前，必须得到当事人的书面许可，有些隐私性的事情可以在新的咨询关系中，让当事人自己表达。当转介由咨询师提出时，要耐心做好当事人的工作，不要增添其心理负担。要向当事人讲明白，转介的主要原因是咨询师或本咨询机构所能提供的服务，不能满足当事人的需要。

三、心理咨询中的"度"

（一）咨询师职责的度

助人自助是心理咨询的基本宗旨。因为每一个人对自己的行为方式都具有自主选择的权利，他人无权加以摆布，咨询师也同样不能把自己的意见强加于当事人；另外，心理咨询师虽然是经过专业训练的心理工作者，但并非"万事通"。他们个人的生活经验有限，而当事人的生活环境复杂多变，咨询师对当事人的问题和处境只是间接了解，因而其判断的客观性有一定的局限性。鉴于此情况，咨询中应让最了解自身情况的当事人去选择，尊重当事人的价值观及其对问题和事情的看法，咨询师不应为来访者做决定和判断，只是帮助其更清晰地思考，以利于当事人的自助。但这也并不意味着咨询师没有自己的价值准则，更不是要咨询师赞同和迎合来访者的价值观。相反，咨询师必须对自己的价值概念有清楚的觉察，承认自己的价值观会对咨询工作不可避免地产生影响，并在实践中对自己的价值观念体系对当事人施加的影响有足够的预见性。

了解以上前提咨询师就容易适当把握自己职责的"度"，明白自己责任的有限性，即着眼于解决心理问题本身，协助当事人决策和提醒实施决策的注意事项，而不是直接解决引发心理问题的具体事件。也就是说，不介入、不帮助当事人解决任何生活中的具体问题。例如，来访者与家人关系不好，咨询师没有责任去调解他们的关系，更不能去说服他的家人；如果当事人因找不到工作而感到痛苦，咨询师主要职责不是替他找工作；当事人离婚后，情绪低落，咨询者的主要职责不是帮他介绍异性朋友，等等。再有，心理咨询主要涉及心理问题和心理障碍，对于引起心理问题和心理障碍的种种原因，如躯体疾病、社会环境和各种规章制度等问题，心理咨询应不做深入的讨论。在不得不涉及这类问题时，也只能听取当事人的看法，而不加任何评论。充其量也只能表示理解而已，这样便可把咨询目标严格限制在协助当事人化解心理问题方面。

（二）情感限制的度

在心理咨询或治疗过程中，当事人为使咨询师对自己的咨询或治疗尽心尽力，或出于感激之情，甚至由于积极的移情的产生，很愿意为咨询师做些事以表心意。因此，当事人可能提出一些个人要求，如请吃饭。在这种情况下，即便是好意，咨询师也应该婉言谢绝。与此同时，咨询师绝对不能利用来访者的这种心情为自己谋取个人私利。因为个人间过密接触，不仅容易使当事人形成依赖，也容易使咨询师丧失中立的立场，从而失去客观公正判断事物的能力，这不仅会影响当事人的利益，也会使心理咨询与心理治疗的名誉受到损害。

当然，并不排斥咨询师与当事人之间必要的沟通，关键是这种沟通是单纯"情"的沟通，还是"理"的沟通，或者二者兼有之，其尺度又如何把握的问题。正当咨询关系的主干应当是"理"，而不是"情"，咨询师主要是要"达理"，"情"必须在"理"的限制下，即能设身处地去理解当事人的情绪和情感就可以了。

情感限制另一种含义，是咨询师不能将个人的情绪带入咨询过程。心理咨询是在利他的意义上给人以帮助，对当事人的关怀和帮助是无私的、不求回报的。因此，在当事人的感情纠葛中，作为局外人，咨询师不能把个人的情绪带进咨询过程，不能向当事人宣泄自己的烦恼或不幸，不在咨询关系中寻求自身在爱憎、依恋、欲求等方面的需求和满足，也不对当事人寄托情感上的爱憎和依恋。

第二节　道德问题

世界上主要的助人职业都有关于伦理道德习俗的概括条例与规范。从这些规范中可以发现，其主要内容大体一致。以下，我们将对涉及保密性、双重关系、时间等方面的道德问题进行探讨。

一、保密

保密被称为心理咨询的"生命原则"。它既是咨询双方建立相互信任，鼓励当事人畅所欲言，使咨询活动顺利开展的前提，同时也是对当事人人格及隐私的最大尊重。

心理咨询的保密范围包括：(1)不公开当事人的姓名，拒绝他人关于当事人情况的调查，对当事人的谈话内容保密，尊重当事人的合理要求。(2)当事人的资料不应当作社交闲谈的话题。(3)在培训教学中，除非保证当事人的个人身份能得到充分隐藏，否则个案的资料不应出现在咨询师的公开讲演或谈话中。（4）咨询师应避免有意无意地以个案举例，来炫耀自己的能力和经验。（5）咨询师所做的个人记录，不能视为公开的记录，不能随便让人查阅。（6）咨询师不应当将记录档案带离咨询机构。（7）任何咨询机构都应设立健全的储存系统来确保当事人档案的保密性（陈智，2002）。

保密不是绝对的。法尔维（Falvet，2002）报告了最典型的可以打破保密的几种情况：（1）当来访者同意对所叙述内容公开的时候。（2）当治疗师是在执行法庭所赋予能力的时候。（3）当来访者有自杀危险或者涉及其他威胁生命的紧急情况的时候。（4）当来访者对治疗师提出法律起诉的时候。（5）当来访者的心理健康被作为民事诉讼的一部分内容的时候。（6）当受害者是一个 16 岁以下儿童的时候。（7）当来访者要求到精神病院住院的时候。（8）当来访者表达出有一个威胁到社会或他人的犯罪企图的时候（治疗师有警告的义务）。（9）当治疗师认为来访者会危害自身安全的时候。（10）当由来访者授权向第三方开具账单的时候。（11）当要求提供费用合理使用报告的时候。

尽管以上列举的保密范围和可以打破保密的情况对咨询工作顺利开展有重要作用。但是，一方面我们不可能穷尽所有的情况；另一方面，这些指导有时不是很明确的，还需要咨询师在不同的情境下具体地把握。

咨询的开始最好采取口头和书面的形式告诉当事人有关保密的相关内容。对当事人来说，清楚职业咨询关系中的背景规则是非常重要的。如果未被告知保密的法律限制的当事人开始谈论谋杀时，咨询师才开始考虑当事人关于谋杀的想法是否已经严重到需打破保密的限制，从而企图公开这一信息，这就好像要改变一个正在进行中的游戏的规则，对当事人来讲是不公平的。当事人有权提前获知指导咨询关系的伦理规则。也许告诉了当事人保密的限制会使其在提供自己的情况时更加谨慎，这是不幸的，但也是法律和伦理上限制保密的自然副作用。

即使当事人了解保密原则，在心理咨询过程中，履行保密原则，有时仍会面临严重挑战。其中，最主要的一个问题是咨询师为谁负责。仅仅是为来访者负责，使当事人能适应并重返社会中去？或是咨询师还需兼顾社会及其他人的合法要求？这两种责任在咨询师为一些比较复杂的当事人服务时会相互冲突。

传统上，许多咨询师都试图严格遵循"来访者中心"的理念，然而在很多情况下完全以"来访者为中心"的做法可能在道德和伦理上是不合理的。例如，一个比较极端的例子，当事人是一个杀人犯，就会使咨询师为当事人保密发生困难，许多咨询师权衡之后，往往都选择对社会负责的方式来处理这样的当事人。针对这种情况，在一些心理咨询事业比较发达的国家和地区，为了保障咨询者对个案内容保密的权利，采用了立法的强制保证手段。在我国对心理咨询相关内容的规范尚未发展到这种地步之前，咨询师必须考虑如何负起对当事人的咨询责任这个问题。咨询师在尚未完全了解当事人问题产生的环境、背景、心态以及其他因素之前，就将送交法办作为处理当事人的唯一方法，这时咨询师可以说是违反了咨询的职业道德。因此，咨询师的一项重要任务是意识到系统中的其他关系，乐意探索恰当的界限。但有时咨询师的确需要对整个社会负责，而不得不破坏对一个来访者个体的责任。

二、双重或多重关系

双重或多重关系(dual or multiple relationships)是指咨询师与当事人之间既是咨询关系，同时或相继又存在着另一种(或几种)关系，如上下级、师生、社会、性关系或生意关系。在心理咨询和治疗实践中，如何处理双重或多重关系被认为是最复杂的咨询道德问题。

波普(Pope，1991)指出了双重或多重关系与有效治疗之间的冲突。第一，咨询依赖于创造情感安全的环境，这一环境在一定程度上是由可靠的专业界限建构成的。双重关系包含了关系的专业性质，它的存在使这界限不清楚。第二，双重关系产生了一定的利益冲突。咨询师不再仅仅为当事人的利益服务。第三，由于当事人向咨询师揭露的个人信息和移情反应的可能性，如依赖，咨询师无法以同样的立场与当事人维持商业或其他非治疗关系。最后，如果咨询师在咨询结束后与当事人产生双重关系是可以接受的，那么不道德的咨询从业者就可能利用他们的专业角色来建立满足他们需要的关系。

虽然几乎所有的专业组织规范都反对双重和多重关系，认为这种情况下有错误使用激励、利用当事人和影响客观性的可能。但是，双重关系不是一个有明确答案的问题。现有的研究中，除了与当事人发生性关系被普遍认为不符合道德外，还有一些双重关系，如向当事人兜售物品、给雇员做咨询等明显地利用了当事人或对咨询关系有明显的损害外，当这一伦理规范应用于具体情境时，还需要进行伦理的推理和判断。

在我国的一般行政组织中，双重甚至是多重关系是治疗师常见的伦理冲突。因为专任员工兼辅导业务的现象比较普遍，再加上东方文化重视亲上加亲的传统，使得在组织中的咨询师，除了和个案在原来的师生关系或同事关系之外，再加上辅导关系，有时难以避免双重或多重关系。因此，目前道德规范的焦点是要警惕损害和利用来访者的可能性，而不可能广泛地禁止双重和多重关系。

总体看来，咨询师解决双重关系的最佳方式是避免与个案形成双重关系。即咨询师不应接受已经存在某种关系的人作为当事人，如果已卷入咨询关系，要利用转介的方式，以使两种关系不同时存在或相继存在。

双重或多重关系不可避免时，咨询师在开始和整个治疗过程中要使当事人达到知情同意，与当事人进行坦诚的商讨，告知其可能的利弊得失与风险，使当事人加入到讨论和决定的过程中。同时，通过会诊和监督机制来处理这些情况，并对监督和所采取的行动进行记录。在整个咨询过程中，自我监控是很关键的，咨询师要经常检视自己是否越过了专业的界限，是否与个案进行辅导关系以外的交往，是否利用个案来满足自己的需要等，学习如何分界和有效处理角色的变换。

性关系可以看成一种特殊的双重关系，在任何情况下，咨询师与当事人之间发生性关系都是不道德的。咨询师与当事人发生性关系会对当事人产生近期或远期的损害。这种关系会使当事人感到矛盾、内疚、抑郁，增加当事人的自杀危险性，有的当事人甚至还会出现创伤后综合征。由于这个问题的严重性，咨询师伦理守则中经常单独就此做出规定。美国心理协会、美国咨询协会的道德准则均明文规定，禁止咨询师接纳从前有过性关系的求助者为当事人；禁止咨询师与正在接受其咨询或治疗的当事人发生性关系(APA，1995；ACA，1995)。美国心理协会还规定,在结束咨询关系的两年内,咨询师不得与当事人发生性关系。中国心理学会临床与咨询心理学工作伦理守则规定:心理师在与某个寻求专业服务者结束心理咨询或治疗关系后,至少三年内不得与该寻求专业服务者发生任何亲密或性关系。在三年后如果发生此类关系,要仔细考察关系的性质,确保此关系不存在任何剥削的可能性,同时要有合法的书面记录备案。(中国心理学会,2007)

纵观这一问题的解决(Edelwich and Brodsky,1991),从伦理上解决性吸引感受的策略主要表现在以下几个方面:(1)承认自己的感觉;(2)区分你的感觉和对当事人的处理;(3)避免过度认同——当事人的问题不是你自己的问题;(4)不要把自己的问题告诉当事人;(5)与他们讨论咨询进展的情况;(6)在给予当事人自我表达的安全空间的同时确定界限;(7)不要拒绝他人;(8)表达非性的关心;(9)避免给予"双关信息"。大多数不正当的性行为首先始于其他的"超越界限"行为,如抚摸当事人、用涉性的眼光看着他(她)或者不恰当地向来访者自我揭露,因此还应该非常慎重地对待这些表面上不明显的界限。

三、时间

对于临床咨询来说,有"时间最重要"的说法。因为如果当事人是付费的,付费就是依据时间来的。尽管临床咨询是一个很丰富的、涉及很多的复杂过程,但咨询师出售的商品是时间。因此,必须注意并尊重时间界限。

一般来说,一次咨询会谈的时间大约为50分钟。这是一种常用的习惯的时间规定,但有的情况下可能会短一些,有的情况下可能会长一点。例如,初次访谈和评估性的访谈有时会比传统的心理治疗时间长一些。而夫妇咨询的时候,可能一次需要一个小时以上才能满足双方的需要。另外,一些紧急情况下需要时间表灵活和可变。例如,与分裂症患者的咨询时间限定为50分钟可能就太长,以每次二三十分钟、一周两三次比较合适。当事人自杀、杀人或是精神病发作,这种情况下时间当然无关紧要。

关于时间的指导原则是,尽可能准时开始,按时结束。如果咨询师迟到了或中途有事不得不使咨询中断几分钟,咨询师应该向当事人道歉并简要解释迟到或中断的原因,并且通过延长访谈或是对剩下时间按比例收取访谈费用的方法来补偿当事人被耽误的时间。例如,通常咨询师可以对当事人这么说:"对不起,我今天来晚了。别处的一个安排意外延长了。我们损失了10分钟谈话时间,不过我们这次或者下次可延长10分钟补上它。"在某些情况下,当事人在约定的时间之前到达,而咨询师又没有其他正在会见的来访者,这时咨询师应避免提前开始访谈。最后咨询应当按时结束,通常情况下尽量不找借口打破预定的时间安排。

对那些迟到或错过访谈的来访者,咨询师通常会感到非常生气和烦恼。这样容易使咨询师对当事人产生许多情绪反应,这种情况下重要的是,咨询师应该注意并检查这些情绪反应,而不能将这些情绪带入咨询过程。例如,当事人迟到了一刻钟,即使你很想离开办公室,也不能这样做,除非你以前对当事人表明过你只能等待一段时间(10—15分钟)。每次访谈,咨询师都应阐明处理迟到或缺席事件的原则。如果诊所规定,对来电话取消预约的当事人在缺席情况下仍收取全部费用,咨询师必须告知当事人。

对于时间的遵守除了可以表达对当事人的尊重外,还可以让当事人有一定的安定感,使其能充分珍惜并有效利用这一时间,充分回味咨询时的体验;重复分离所带来的伤感和复杂体验,也可以促进当事人的健康成长。

专栏

一些国家心理咨询或治疗的伦理规范网站

中国心理学会临床与咨询心理学工作伦理守则,是中国心理学会根据中华人民共和国民政部《社会团体登记管理条例》和其他国家相关法律、法规,授权中国心理学会临床与咨询心理学专业机构与专业人员注册标准制定工作组,在广泛征集有关专业人士的意见后制定的(时间2007年1月),具体内容见附录。一些国家心理咨询或治疗的伦理规范见如下网站:

美国心理咨询协会(ACA)伦理规范与实行标准

http://www.counseling.org/resources/codeofethics.htm

美国心理学会(APA)心理学家伦理规范与行为准则

http://www.apa.org/ethics/code.html

美国婚姻家庭治疗协会(AAMFT)伦理规范

http://www.aamft.org

英国心理咨询协会(BAC)伦理准则与咨询人员行为伦理规范

http://counselling.co.uk/code.html

加拿大心理咨询协会(CCA)伦理规范

http://www.ccacc.ca/coe.htm

澳大利亚心理协会(APS)伦理规范

http://www.psychsociety.com.au/about/finalcode.pdf

新西兰咨询人员协会(NZAC)伦理规范

http://www.nzac.org.nz

国家教育服务协会(NAHSE)服务职业伦理标准

http://www.nohse.com

国家社会工作者协会(NASW)伦理规范

http://www.naswdc.org/pubs/code/default.htm

伦理学更新内容:提供现有文献的最新内容,包括与伦理学有关的通俗和专业的内容

http://ethics.acused.edu

第三节　与法律有关的问题

心理咨询行业除了对道德问题给予更多的关注外,现在也开始对法律问题做出高度的反

应。一方面,法制意识的提升已经成为社会发展的一个特征;另一方面,现代社会中越来越多的人开始寻求心理咨询和心理治疗,这就使得咨询和治疗成为一个更加公众化的事业。更多的曝光带来的必然是更多的责任。对诉讼的恐惧成为影响咨询和治疗发展的一个重要因素。咨询过程中如何平衡道德规范与法律约束二者之间的关系成为心理咨询业发展中面临的新课题。

一、法律与伦理道德的关系

法律与伦理道德虽然非常接近,但二者却是不同的概念。专业伦理是约束人类行为的高标准,法律是约束人类行为的低标准。

行业道德规范是特定职业向公众发表的关于自己立场的一个陈述声明,而且大部分情况下是由从业者来解释的。咨询领域的道德规范作为职业实践的指引,为咨询师提供了一个主体框架。但就其本身而言,它不会总是告诉咨询师如何才能够做出最佳决策、避免冲突和陷入法律纠纷。在援助当事人的具体情形中,咨询师还需通过个人的、专业的经验,理解道德规范的含义,做出合理有效的判断。

法律不是评判一个从业者实践活动的最高标准,而只是最低限度的可被接受的行为。法律在一个特定的行为(或一系列行为)被认为可能威胁到或者伤害到该职业的服务对象时被使用,具有特殊的性质。如果一个从业者被认定需要承担法律责任,那么一般我们认为他的行为一定已经超出了法律允许的范围(Ogloff & Olley, 1998;Remley & Herlihy, 2001)。格斯特和杜利(Guest & Dooley, 1999)指出,对咨询师的道德规范和标准的出现,让那些在职业规范之外进行活动的咨询师们更容易背负法律的责任。同时,这些标准和规范也保护了那些遵从法律标准和道德规范的从业人员。

道德与法律的共存向我们提出了一个问题:究竟依据哪一标准行事更为合适? 道德规范更为严格,那么一个人是否只要按照道德规范行事,在咨询过程中就可以避免触犯法律。不幸的是,事情并不是这样简单。一个道德的行为,有时候也会让一个人惹上被起诉的麻烦。与此相反,过分关注法律方面的问题也导致了对道德考虑的不利的影响,而这种趋势似乎更为普遍。这种趋势最大的危险就是将"我依据什么逃脱处罚"与"正确的"匹配在一起,那么同样"我不能逃避什么"与"错误的"也就完全被等同了。当从业者十分清楚违反伦理道德的行为并不会遭到法律质疑,他们就很可能失去对道德常识问题的洞察力。这种情况带来的潜在结果就是,心理服务行业变成了完全由法律来决定职业道德规范的另一个典型例子,或者(最糟糕的)就是职业行为被利己主义者所主宰。就像波普和瓦斯克斯(Pope & Vasquez, 1991)告诫大家的那样,这种趋势"能够毁坏道德意识和敏感性。我们必须意识到道德行为并不仅仅是简单地避免触犯法律标准,一个人的道德与法律责任在特定的情况下可能是相冲突的"。同时,迈耶、兰迪斯和海斯(Meyer, Landis & Hays, 1988)建议道德标准可以作为法律上的约束,原因有两条:(1)法庭可以使用道德标准来判定一个人的职业责任;(2)当一个人被要求出庭作证时,由于道德标准指导着其他人的思想,所以具有间接的影响作用。

这样看来,道德标准和法律问题是一个共生而不是一个完全对称的关系。要改变这种趋势的唯一合理的办法，就是治疗师将伦理道德放在第一位，不管是在训练中还是在平时的工作中，对于伦理道德问题的思考应该是一种主动的行为而不是被动的行为。

二、咨询实践中的法律与伦理道德

（一）咨询实践中的法律责任

1. 心理咨询师受卫生、司法或公安机关询问时，不得作虚伪的陈述或报告

心理咨询师有义务为当事人保守心理咨询的秘密。但是，这种秘密不得对抗国家执法机关的执法活动。国家机关的执法活动往往是出于保障社会安全和维护社会秩序的需要，在国家执法机关因公务询问时，心理咨询师同样有义务向国家执法机关作真实和客观的陈述。如果心理咨询师出于保护当事人的目的，故意作虚伪的陈述或报告，使国家执法机关的执法活动受到影响，并造成较大损害时，就应承担相应的法律责任。[①]

2. 警告和保护的责任

警告的责任是法律先例对道德规范产生直接影响的一个最好的例子。警告的责任是从著名的塔拉索夫案例中衍生来的。在这个具有里程碑意义的案件中，美国某大学的治疗师认为他的来访者波德（Poddar）是非常危险的，他可能会对其女友塔拉索夫（Tatiana Tarasoff）造成伤害。治疗师通知警察将波德禁闭。在此期间，警察对波德进行了问话认为波德并无危险就释放了他。此后治疗师没有再对这件事情进行追究，也没有给塔拉索夫及其家人任何警告。波德也没有再来咨询。两个月后，波德杀死了塔拉索夫。虽然大多数专业人士都认为按照警告的责任，塔拉索夫家人很可能会胜诉，确实法庭也认为他们只需在这一基础上就可立案。但是，这件案例最后采取了庭外和解的方式。另外，加利福尼亚最高法庭对这件案件进行了两次旁听，并且在第二次听证的时候提出保护责任的概念（Chaimowitz，Glancy & Blackburn，2000）。尽管案件本身是模棱两可的，但是警告和保护的责任此后就成为所有心理健康专业人员的一个法律标准，在美国有些州甚至已经建立了相应的法律条文。

在警告和保护责任中存在两个问题：对来访者的危险水平进行评估以及对潜在受害人的确认（Ahia & Martin，1993；Lee & Gillam，2000）。除非有非常明显的证据表明来访者马上就会变得很危险，并且有一个可以确定的受害者外，通常当有一些迹象表明来访者可能对他人构成威胁，但只是来访者具有的一种非特异性的敌意，并不是哪一个特定的人可能受到威胁时，道德专家和法律专家都倾向于保护来访者的隐私（Ahia & Martin，1993；Fulero，1988；Lee & Gillam，2000；Schutz，1982；Woody and associates，1984）。因此，心理健康工作者的任务就是对这些威胁进行一个合理性的评估。从法律上来看，做一个合理的评估比准确的预测更加重要。

（二）学校心理咨询中的道德和法律问题

学生权利的很多方面都是与学校教育相关的。其中，在学校心理咨询行业存在最多争议的问题是学生的隐私权。虽然学校咨询员有道德义务为年轻学生保密这一道德责任容易理

---

① 傅安球主编：《心理咨询师培训教程》，华东师范大学出版社，2006年版。

解,但是学校中年轻学生的法律权利有些是不确定的,特别是考虑到有些学生还未成年,咨询师经常需要请成年人参与。鼓励家长的参与、征求学生同意透露信息给家长两者间是一个很难协调的过程。这会使学校咨询师在保护学生的权利还是取悦家长的时候摇摆不定。此时,道德实践与法律要求之间的区别会使咨询师感到困扰,咨询师则需在法律要求和道德责任之间寻求平衡。

对咨询师来说,并不存在一个唯一的指导方针使他们能在每种情况下找到正确的方法。每一种情形都是独一无二的,因为道德方针受到判断影响而对法律的解读也是不一致的。在理解咨询关系、让学校和家长建立便利沟通、选择行动方案保护学生方面,一个关键因素是学校咨询员权衡所有方面的轻重,包括社会和文化问题,然后做出一个决定。当咨询师选择通知家长或监护人,或者让他们参与学生的帮助性关系时,建议咨询师预先告诉学生并请学生参与通知家长的过程。一方面是保护学生的权利,另一方面是尊重家长权利以及让家长承担教育孩子的道德和法律责任。

涉及家长的权利,随着现有案例的不同,其权利也不相同。例如,当一个孩子即将面临被某人伤害的危险,学校和咨询员有义务通知他的家长。但是,如果他的家长被怀疑是吸毒者,这样的做法则会改变。与其他与毒品相关的案例一样,学校有责任向适当的儿童保护服务组织报告。

最后需要考虑的问题是关于危险状况的问题,危险状况指对于学生或者其他人可能有确定的、即将来临的危险情况。诸如孩子受虐待和缺乏关心、学生面临紧急危险,学校咨询员有义务知道法律规定以及报告孩子受虐待和缺乏关心的有关程序,并履行相关法律法规所规定的职责,打破保密的规定向有关的管理机构报告。可以说,对于学生的保护应是第一位的,特别是在可能自杀的案例中,学生安全极端重要,更需及时报告。

在上述过程中,学校咨询员有可能涉及两种责任:民事责任和刑事责任。民事责任出现在当咨询员对其他人采取不适当的或错误的行为或者没有采取尽职的行动时。例如,学校咨询员如果没有通知家长学生有自杀的危险或者如果他们违反自己的道德指导标准透露了私密信息,就负有民事责任。相比较而言,刑事责任产生在咨询员出现非法行为时,如作为某一犯罪行为的从犯,以及帮助未成年人犯罪。

(三)处理伦理道德与法律问题方法的进展

近几年来,在美国及其他国家,在一定程度上媒体对不当行为案例的报道降低了公众信任并导致了政府机构加强法律制裁,执行咨询道德标准的权力日益转移到法庭的手中,从而降低了专业自主性,这一切激起了专业机构对维持和实施道德标准问题的关注。心理咨询与心理治疗中开始发展一个称为"心理治疗法学"的研究领域,集中探讨法律对心理治疗的影响。与此同时,从相关文献综述来看(John Mcleod,2006),咨询师是否应该受到专业赔偿保险保护的问题引发了大量的争议。

使咨询与法律之间的关系得以切实发生的方式之一是专业赔偿保险的存在。许多咨询师支付保险费以赔偿他们在以专业不法行为为由的民事诉讼中造成的损失。有些国家如美国的咨询师,专业协会要求他们投保这种保险。在其他国家,如英国,咨询师可以选择赔偿保险。米恩斯(Mearns,1993)强烈反对赔偿保险的广泛存在。他指出保险公司会坚持要求咨询师被来访者控告时否认责任。米恩斯指出"这一欺诈将疏远来访者,最坏的情况是将使事情变得迷惑并混淆来访者遭受的任何虐待"。此外,他还提出赔偿保险发源于法律和医学等专业领域,在这些领域内人们一致认可从业者是来访者问题的专家,而在咨询领域内从业者担当了促进者的角色。因此,保险可能威胁了咨询关系中责任的性质,他认为制度法令在这方面可能做得太过火,赔偿保险就代表了过火的措施。

即使在美国,专业保险是强制的,一些从业者也有类似于米恩斯的疑虑。在对俄亥俄州心理咨询和治疗领域的心理学家的调查中(Fulero & Wilbert,1988),要求他们填写一个关于他们对不法行为诉讼及其对他们工作影响的看法的问卷。许多治疗师报告不法行为诉讼事件在促进他们更好完成工作的同时(即通过使用知情同意程序和发布资料表格,做好记录,评估自杀企图的迹象和更多地使用督导等措施改进自己工作),也更多束缚了他们的实践能力。有些治疗师报告他们排除了那些看上去可能起诉的来访者,或者他们将自己的实践限于一定的专业临床领域内。三分之一的治疗师赞成"在我的咨询治疗实践中很多时候我所做的更多是为了合法地保护我自己,而不是我感觉是合理的临床实践"这一陈述。

思考与练习

1. 查找不同国家心理咨询行业中相关的道德规范,对比这些规范的主要内容有什么区别。其条例中的模糊点是什么?对此你有什么建议?如何改进?

2. 案例练习。

如果你是一个在学校工作的心理咨询师,该校的初三女生小丽成绩一直很好,最近因为恋爱成绩直线下降。由于接近中考,家长和班主任都非常担心,将小丽送到你的心理咨询中心,希望通过咨询让小丽不要早恋。同时,校长也要求你及时向小丽的班主任和家长通报咨询过程中的相关情况。讨论:

● 作为咨询师,你会接受这个个案吗?

● 如果小丽很不情愿接受咨询,作为咨询师,你准备怎么办?

● 作为咨询师,你如何对待校长的要求?

附录　　　　　**中国心理学会**
临床与咨询心理学工作伦理守则(第一版)

中国心理学会

临床与咨询心理学专业机构与专业人员伦理守则制定工作组

2007年1月

中国心理学会(以下简称"本学会")制定的临床与咨询工作伦理守则(以下简称"本守则"),是本学会根据中华人民共和国民政部《社会团体登记管理条例》和其他国家相关法律、法规,授权中国心理学会临床与咨询心理学专业机构与专业人员注册标准制定工作组(以下简称"制定工作组")在广泛征集有关

咨
询
心
理
学

专业人士的意见后制定的。制定本守则的目的是让心理师、寻求专业服务者以及广大民众了解心理治疗与心理咨询工作专业伦理的核心理念和专业责任,并籍此保证和提升心理治疗与心理咨询专业服务的水准,保障寻求专业服务者和心理师的权益,增进民众的心理健康、幸福和安宁,促进和谐社会的发展。本守则亦作为本学会临床与咨询心理学注册心理师的专业伦理规范以及本学会处理有关临床与咨询心理学专业伦理申诉的主要依据和工作基础。

总则

善行:心理师工作目的是使寻求专业服务者从其提供的专业服务中获益。心理师应保障寻求专业服务者的权利,努力使其得到适当的服务并避免伤害。

责任:心理师在工作中应保持其专业服务的最高水准,对自己的行为承担责任。认清自己专业的、伦理及法律的责任,维护专业信誉。

诚信:心理师在临床实践活动、研究和教学工作中,应努力保持其行为的诚实性和真实性。

公正:心理师应公平、公正地对待自己的专业工作及其他人员。心理师应采取谨慎的态度防止自己潜在的偏见、能力局限、技术的限制等导致的不适当行为。

尊重:心理师应尊重每一个人,尊重个人的隐私权、保密性和自我决定的权利。

1. 专业关系

心理师应尊重寻求专业服务者,按照专业的伦理规范与寻求专业服务者建立良好的专业工作关系,这种工作关系应以促进寻求服务者的成长和发展,从而增进其自身的利益和福祉为目的。

1.1 心理师不得因寻求专业服务者的年龄、性别、种族、性取向、宗教和政治信仰、文化、身体状况、社会经济状况等任何方面的因素歧视对方。

1.2 心理师应尊重寻求专业服务者的知情同意权。在临床服务工作开始时和工作过程中,心理师应首先让对方了解专业服务工作的目的、专业关系、相关技术、工作过程、专业工作可能的局限性、工作中可能涉及的第三方的权益、隐私权、可能的危害以及专业服务可能带来的利益等相关信息。

1.3 心理师应依照当地政府要求或本单位的规定恰当收取专业服务的费用。心理师在进入专业性工作关系之前,要对寻求专业服务者清楚地介绍和解释其服务收费的情况。不允许心理师以收受实物、获得劳务服务或其他方式作为其专业服务的回报,因为它们有引起冲突、剥削、破坏专业关系等潜在的危险。

1.4 心理师要明了自己对寻求专业帮助者的影响力,尽可能防止损害信任和引起依赖的情况发生。

1.5 心理师应尊重寻求专业帮助者的价值观,不代替对方做出重要决定,或强制其接受自己的价值观。

1.6 心理师应清楚地认识自身所处位置对寻求专业服务者的潜在影响,不得利用对方对自己的信任或依赖利用对方,或者借此为自己或第三方谋取利益。

1.7 心理师要清楚地了解双重关系(例如与寻求专业帮助者发展家庭的、社交的、经济的、商业的或者亲密的个人关系)对专业判断力的不利影响及其伤害寻求专业服务者的潜在危险性,避免与寻求专业服务者发生双重关系。在双重关系不可避免时,应采取一些专业上的预防措施,例如签署正式的知情同意书、寻求专业督导、做好相关文件的记录,以确保双重关系不会损害自己的判断并且不会对寻求专业帮助者造成危害。

1.8 心理师不得与当前寻求专业服务者发生任何形式的性和亲密关系,也不得给有过性和亲密关系的人做心理咨询或治疗。一旦业已建立的专业关系超越了专业界限（例如发展了性关系或恋爱关系），应立即终止专业关系并采取适当措施（例如寻求督导或同行的建议）。

1.9 心理师在与某个寻求专业服务者结束心理咨询或治疗关系后，至少三年内不得与该寻求专业服务者发生任何亲密或性关系。在三年后如果发生此类关系，要仔细考察关系的性质，确保此关系不存在任何剥削的可能性，同时要有合法的书面记录备案。

1.10 心理师在进行心理咨询与治疗工作中不得随意中断工作。在心理师出差、休假或临时离开工作地点外出时，要对已经开始的心理咨询或治疗工作进行适当的安排。

1.11 心理师认为自己已不适合对某个寻求专业服务者进行工作时，应向对方明确说明，并本着为对方负责的态度将其转介给一位合适的心理师或医师。

1.12 在专业工作中，心理师应相互了解和相互尊重，应与同行建立一种积极合作的工作关系，以提高对寻求专业服务者的服务水平。

1.13 心理师应尊重其他专业人员，应与相关专业人员建立一种积极合作的工作关系，以提高对寻求专业服务者的服务水平。

2. **隐私权与保密性**

心理师有责任保护寻求专业服务者的隐私权，同时认识到隐私权在内容和范围上受到国家法律和专业伦理规范的保护和约束。

2.1 心理师在心理咨询与治疗工作中，有责任向寻求专业服务者说明工作的保密原则，以及这一原则应用的限度。在家庭治疗、团体咨询或治疗开始时，应首先在咨询或治疗团体中确立保密原则。

2.2 心理师应清楚地了解保密原则的应用有其限度，下列情况为保密原则的例外：（1）心理师发现寻求专业服务者有伤害自身或伤害他人的严重危险时。（2）寻求专业服务者有致命的传染性疾病等且可能危及他人时。（3）未成年人在受到性侵犯或虐待时。（4）法律规定需要披露时。

2.3 在遇到2.2中的（1）、（2）和（3）的情况时，心理师有向对方合法监护人或可确认的第三者预警的责任；在遇到2.2中（4）的情况时，心理师有遵循法律规定的义务，但须要求法庭及相关人员出示合法的书面要求，并要求法庭及相关人员确保此种披露不会对临床专业关系带来直接损害或潜在危害。

2.4 心理师只有在得到寻求专业服务者书面同意的情况下，才能对心理咨询或治疗过程进行录音、录像或演示。

2.5 心理师专业服务工作的有关信息包括个案记录、测验资料、信件、录音、录像和其他资料，均属于专业信息，应在严格保密的情况下进行保存，仅经过授权的心理师可以接触这类资料。

2.6 心理师因专业工作需要对心理咨询或治疗的案例进行讨论，或采用案例进行教学、科研、写作等工作时，应隐去那些可能会据此辨认出寻求专业服务者的有关信息（得到寻求专业服务者书面许可的情况例外）。

2.7 心理师在演示寻求专业服务者的录音或录像、或发表其完整的案例前，需得到对方的书面同意。

3. **职业责任**

心理师应遵守国家的法律法规，遵守专业伦理规范。同时，努力以开放、诚实和准确的沟通方式进行工作。心理师所从事的专业工作应基于科学的研究和发现，在专业界限和个人能力范围之内，以负责任的态度进行工作。心理师应不断更新并发展专业知识、积极参与自我保健的活动，促进个人在生理上、社会适应上和心理上的健康以更好地满足专业责任的需要。

3.1 心理师应在自己专业能力范围内，根据自己所接受的教育、培训和督导的经历和工作经验，为不同人群提供适宜而有效的专业服务。

3.2 心理师应充分认识到继续教育的意义，在专业工作领域内保持对当前学科和专业信息的了解，保持对所用技能的掌握和对新知识的开放态度。

3.3 心理师应保持对于自身职业能力的关注，在必要时采取适当步骤寻求专业督导的帮助。在缺乏专业督导时，应尽量寻求同行的专业帮助。

3.4 心理师应关注自我保健，当意识到个人的生理或心理问题可能会对寻求专业服务者造成伤害时，应寻求督导或其他专业人员的帮助。心理师应警惕自己的问题对服务对象造成伤害的可能性，必要时应限制、中断或终止临床专业服务。

3.5 心理师在工作中需要介绍自己情况时，应实事求是地说明自己的专业资历、学位、专业资格证书等情况，在需要进行广告宣传或描述其服务内容时，应以确切的方式表述其专业资格。心理师不得贬低其他专业人员，不得以虚假、误导、欺瞒的方式对自己或自己的工作部门进行宣传，更不能进行诈骗。

3.6 心理师不得利用专业地位获取私利，如个人或所属家庭成员的利益、性利益、不平等交易财物和服务等。也不得利用心理咨询与治疗、教学、培训、督导的关系为自己获取合理报酬之外的私利。

3.7 当心理师需要向第三方(例如法庭、保险公司等)报告自己的专业工作时，应采取诚实、客观的态度准确地描述自己的工作。

3.8 当心理师通过公众媒体(如讲座、演示，电台、电视、报纸、印刷物品、网络等)从事专业活动，或以专业身份提供劝导和评论时，应注意自己的言论要基于恰当的专业文献和实践，尊重事实，注意自己的言行应遵循专业伦理规范。

4. 心理测量与评估

心理师应正确理解心理测量与评估手段在临床服务工作中的意义和作用，并恰当使用。心理师在使用心理测量与评估过程中应考虑被测量者或被评估者的个人和文化背景。心理师应通过发展和使用恰当的教育、心理和职业测量工具来促进寻求专业服务者的福祉。

4.1 心理测量与评估的目的在于促进寻求专业服务者的福祉，心理师不得滥用测量或评估手段以牟利。

4.2 心理师应在接受过心理测量的相关培训，对某特定测量和评估方法有适当的专业知识和技能之后，方可实施该测量或评估工作。

4.3 心理师应尊重寻求专业服务者对测量与评估结果进行了解和获得解释的权利，在实施测量或评估之后，应对测量或评估结果给予准确、客观、可以被对方理解的解释，努力避免其对测量或评估结果的误解。

4.4 心理师在利用某测验或使用测量工具进行记分、解释时，或使用评估技术、访谈或其他测量工具时，须采用已经建立并证实了信度、效度的测量工具，如果没有可靠的信、效度数据，需要对测验结果及解释的说服力和局限性做出说明。心理师不能仅仅依据心理测量的结果做出心理诊断。

4.5 心理师有责任维护心理测验材料(指测验手册、测量工具、协议和测验项目)和其他测量工具的完整性和安全性，不得向非专业人员泄漏相关测验的内容。

4.6 心理师应运用科学程序与专业知识进行测验的编制、标准化、信度和效度检验，力求避免偏差，并提供完善的使用说明。

5. 教学、培训和督导

心理师应努力发展有意义的和值得尊重的专业关系，对教学、培训和督导持真诚、认真、负责的态度。

5.1 心理师从事教学、培训和督导工作的目的是：促进学生、被培训者或被督导者的个人及专业的成长和发展，以增进其福祉。

5.2 从事教学、培训和督导工作的心理师应熟悉本专业的伦理规范，并提醒学生及被督导者注意自己应负的专业伦理责任。

5.3 负责教学及培训的心理师应在课程设置和计划上采取适当的措施，确保教学及培训能够提供适当的知识和实践训练，满足教学目标的要求或颁发合格证书等的要求。

5.4 担任督导师的心理师应向被督导者说明督导的目的、过程、评估方式及标准。告知督导过程中出现紧急情况、中断、终止督导关系等情况的处理方法。注意在督导过程中给予被督导者定期的反馈，避免因督导疏忽而出现被督导者伤害寻求专业服务者的情况。

5.5 任培训师、督导师的心理师对其培训的学生、被督导者进行专业能力评估时，应采取实事求是的态度，诚实、公平而公正地给出评估意见。

5.6 担任培训师、督导师的心理师应清楚地界定与自己的学生及被督导者的专业及伦理关系，不得与学生或被督导者卷入心理咨询或治疗关系，不得与其发生亲密关系或性关系。不得与有亲属关系或亲密关系的专业人员建立督导关系或心理咨询及治疗关系。

5.7 担任培训师、督导师的心理师应对自己与被督导者（或学生）的关系中存在的优势有清楚的认识，不得以工作之便利用对方为自己或第三方谋取私利。

6. 研究和发表

提倡心理师进行专业研究以便对专业学科领域有所贡献，并促进对专业领域中相关现象的了解和改善。心理师在实施研究时应尊重参与者的尊严，并且关注参与者的福祉。遵守以人类为研究对象的科学研究规范和伦理准则。

6.1 心理师在从事研究工作时若以人作为研究对象，应尊重人的基本权益。遵守伦理、法律、服务机构的相关规定以及人类科学研究的标准。应对研究对象的安全负责，特别注意防范研究对象的权益受到损害。

6.2 心理师在从事研究工作时，应事先告知或征求研究对象的知情同意。应向研究对象（或其监护人）说明研究的性质、目的、过程、方法与技术的运用、可能遇到的困扰、保密原则及限制，以及研究者和研究对象双方的权利和义务等。

6.3 研究对象有拒绝或退出研究的权利，心理师不得以任何方式强制对方参与研究。只有当确信研究对参与者无害而又必须进行该项研究时，才能使用非自愿参与者。

6.4 心理师不得用隐瞒或欺骗手段对待研究对象，除非这种方法对预期的研究结果是必要的，且无其他方法可以代替，但事后必须向研究对象做出适当的说明。

6.5 当干预或实验研究需要控制组或对照组时，在研究结束后，应对控制组或对照组成员给予适当的处理。

6.6 心理师在撰写研究报告时，应将研究设计、研究过程、研究结果及研究的局限性等做客观和准确的说明和讨论，不得采用虚假不实的信息或资料，不得隐瞒与自己研究预期或理论观点不一致的结果，对研究结果的讨论应避免偏见或成见。

6.7 心理师在撰写研究报告时，应注意为研究对象的身份保密（除非得到研究对象的书面授权），同时注意对相关研究资料予以保密并妥善保管。

6.8 心理师在发表论文或著作时不能剽窃他人的成果。心理师在发表论文或著作中引用其他研究者或作者的言论或资料时,应注明原著者及资料的来源。

6.9 当研究工作由心理师与其他同事或同行一起完成时,发表论文或著作应以适当的方式注明其他作者,不得以自己个人的名义发表或出版。对所发表的研究论文或著作有特殊贡献者,应以适当的方式给予郑重而明确的声明。若所发表的文章或著作的主要内容来自于学生的研究报告或论文,该学生应列为主要作者之一。

7. 伦理问题处理

心理师在专业工作中应遵守有关法律和伦理。心理师应努力解决伦理困境,和相关人员进行直接而开放的沟通,在必要时向同行及督导寻求建议或帮助。心理师应将伦理规范整合到他们的日常专业工作之中。

7.1 心理师可以从本学会、有关认证或注册机构获得本学会的伦理规范,缺乏相关知识或对伦理条款有误解都不能成为违反伦理规范的辩解理由。

7.2 心理师一旦觉察到自己在工作中有失职行为或对职责存在着误解,应采取合理的措施加以改正。

7.3 如果本学会的专业伦理规范与法律法规之间存在冲突,心理师必须让他人了解自己的行为是符合专业伦理的,并努力解决冲突。如果这种冲突无法解决,心理师应该以法律和法规作为其行动指南。

7.4 如果心理师所在机构的要求与本学会的伦理规范有矛盾之处,心理师需要澄清矛盾的实质,表明自己具有按照专业伦理规范行事的责任。应在坚持伦理规范的前提下,合理地解决伦理规范与机构要求的冲突。

7.5 心理师若发现同行或同事违反了伦理规范,应予以规劝。若规劝无效,应通过适当渠道反映其问题。如果对方违反伦理的行为非常明显,而且已经造成严重危害,或违反伦理的行为无合适的非正式的途径解决,或根本无法解决,心理师应当向本学会的伦理工作组或其他适合的权威机构举报,以维护行业声誉,保护寻求专业服务者的权益。如果心理师不能确定某种特定情形或特定的行为是否违反伦理规范,可向本学会的伦理工作组或其他合适的权威机构寻求建议。

7.6 心理师有责任配合本学会的伦理工作组对可能违反伦理规范的行为进行调查和采取行动。心理师应熟悉对违反伦理规范的处理进行申诉的相关程序和规定。

7.7 本伦理规范反对以不公正的态度或报复的方式提出有关伦理问题的申诉。

7.8 本学会设有伦理工作组,以贯彻执行伦理守则,接受伦理问题的申诉,提供与本伦理守则有关的解释,并处理违反专业伦理守则的案例。

第四章　心理动力学的咨询理论和体系

由于咨询者或咨询理论家的人性观不同、所坚持的心理学一般理论取向不同、所处社会背景不同,心理咨询在其长期的演进过程中,发展出了多种多样的咨询理论和体系。如果从多角度对其进行考察,这些理论或体系考虑:相信人的行为是由过去决定还是未来决定,是重视人的理性成分还是感性成分,相信人的自由意志还是相信人是被决定的,等等。根据这些可以将咨询理论与体系大体划分为三大阵营:心理动力取向、人本—存在主义取向,以及认知—行为取向。在本章及后续的两章中,我们将分别讨论心理咨询的这三大理论和体系。本章先对心理咨询各种理论和体系作概览性的介绍,然后着重探讨精神分析理论框架下的三个重要组成部分:经典的精神分析理论、客体关系理论和自体心理学理论。

第一节　心理咨询理论概述

一、什么是咨询理论

咨询理论是在心理咨询的逐渐发展过程中,在心理学家对咨询经验的不断总结和整合的基础上形成的,它是解释咨询师和来访者之间关系的一系列观念和方法。

(一) 作为观念结构的理论

理论是用来理解现实世界某些维度的一系列观念和概念。例如,爱因斯坦的相对论就是解释时间和空间关系的一系列观念。理论在形式上规范而正式,具有界定清楚的专业术语,经过了某种方式的检测和评价,并且与其他科学思想之间协调一致。构成一种理论的观念系列不仅仅是要符合有用的、定义清晰的、通过批评性检验的等要求,同时还要具有完整的内在结构。

精神分析学者拉帕波特和吉尔(Rapaport & Gill, 1959)认为,任何一种心理咨询所使用的理论模型都存在着三个层面:第一,对可观察的数据的陈述;第二,使不同的观察结果联系起来的理论命题;第三,"哲学假定"或"超心理学"的陈述。

(二) 作为社会实践的理论

一种心理咨询理论可以用科学公式的形式表达出来,以使理论中的因果关系得到清晰的说明。例如,在20世纪50年代,卡尔·罗杰斯就以可检验的假设和陈述的形式来撰写自己的心理咨询理论。

尽管理论通常以一系列观念体系的形式存在着是一个确定的事实,但人们现在越来越倾向于认为理论中也存在着人与社会因素的一面。理论是在社会共同体中得以创造和维持的,因而理论一旦脱离了社会共同体的生活实践,其含义就不可能被完整地理解。咨询理论包括如何看、如何听及如何做等各个方面。各种咨询理论和方法间的争论和差异,除了反映咨询过程中出现的实质性的事实结果的差异外,也包含心理咨询理论家和从业者团体所坚持的哲学假定与个人风格、在咨询过程中用来描述和解释某种心理事实的话语系统,以及从事学术和实践的科学家共同体内部的人所拥有的无法用语言表达的默会知识等方面的差异。

从来访者的观点看,无论心理咨询师采用的是哪一种理论导向的咨询方法,心理咨询的过程和经历大部分是相同的。我们没有足够的证据证明一种心理咨询理论比另一种理论更正确、更有效,或者更真实。心理咨询师要为来访者做有效的心理咨询,很重要的一个前提就是,咨询师本人应该有一个一贯的理论框架用以判断预期获得的成效。

二、咨询理论的意义和作用

从传统的、科学的角度来看,一种好的理论应能帮助我们尽可能地达到对客观、外在事实及其本质的了解和把握。我们可以用理论来解释事件,并详细说明事件背后的因果关系链条,甚至可以预见或控制未来事件的发生。而从另一角度,也可以把一种理论视为一种理解方式,它让我们注意到某种事物之所以发生的可能的理由。用来解释事件的"原因"与用来理解某事物发生的"理由"是有区别的:"原因"这一观念指的是一种客观的、机械的、无意识的过程;而"理由"包括人类的意志和选择。

在很多情况下,心理咨询和心理治疗理论似乎拥有科学的解释地位。而近年来,在心理咨询及心理治疗领域中,人们更多地倾向于把理论看作一种解析框架,或者看作"透镜",通过这种透镜,人和治疗过程都能够得到更清晰的观察和理解。因此,对于心理咨询师和来访者来说,咨询理论都具有重要的意义和作用,具体如下。

(一)满足心理咨询师对观念结构的需要

在咨询过程中,来访者会向心理咨询师诉说自己如何痛苦、不幸和无助,如何不能看到前进的道路与有希望的未来。此时,心理咨询师必须尽其所能地唤醒来访者内心深处的自信,让其相信自己有能力做一个有价值的人。要达此目的,在面对来访者陈述的大量零散、混乱的信息时,心理咨询师首先需要有一种理论或观念结构,为其提供一个对来访者痛苦经验做出反应的基础;或者说是提供一种语言系统,借助这种语言,心理咨询师可以与他人(如同事、督导)交流分析这些经验,进而寻求支持和指导。

(二)为来访者提供一种使生活有意义的方式

越来越多的心理咨询师发现,对于来访者而言,获得一种理论框架是有价值的。在理论框架内,来访者可以分析自己所遭受困难的意义所在,也可以反过来向咨询师汇报在日常生活中自己是如何运用咨询师教给他们的理论观点,从而获得自我发展和成长的。

(三)保障咨询师职业身份的建立

一种专业的职业拥有理论和知识方面的专家群体。在职业圈里开展工作的心理咨询师,如果缺乏一种好的理论所提供的"专门的"知识和洞察力,那么他们几乎确定无疑地被视为缺乏相应的身份和专业上的可信性。

（四）促进知识团体的创造

理论化是一个活跃的、微妙的、个人的和人际互动的过程，它就内含在我们的社会生活中。专业教科书、专著、学术期刊中所使用的书面词语不可避免地会使某些观点、概念抽象化而脱离其实际的用法。实际上，心理咨询师的专业学习与提高，经常是通过与同事、督导及监护人的交谈，而不是通过对书籍和期刊的阅读来实现的。在这一交谈过程中，理论起着至关重要的作用。正是依靠语言和概念系统的使用，心理咨询师才能对自己获得的短暂印象和感觉经验进行系统的反思，才能与心理咨询实践的团体保持联系和交流。也正是由于从属于这样一个通过语言和概念相互交流的心理咨询师团体，单个的心理咨询师的工作才能够得到支持和进步。[①]

三、当代主要的心理咨询理论和体系

从 20 世纪 20 年代初至今，各种心理咨询理论层出不穷，发展迅速。其中，对心理咨询过程的性质、目标、方法等方面影响最大的主要有三种理论取向，就是心理动力取向、人本—存在主义取向和认知—行为取向。

（一）心理动力学的理论和体系

心理动力学理论和体系包括由弗洛伊德（S. Frued，1856—1939）所创立的精神分析理论及后来的研究者或从业者在心理动力学框架内对这一理论的修正和发展。精神分析有很多别称，如心理动力学、动力心理学、心理动力疗法、深蕴（depth）心理学、心理分析的心理治疗等。总的来说，精神分析是一种描述人的内部各种力量矛盾运动的理论学说。对立、冲突概念贯穿于这个学说的各个部分。最基本的对立大概是人在本质上的二元属性的对立，即作为生物学的人与作为社会性的人的对立。在弗洛伊德心中，这种对立、冲突是意识—无意识分立、人格发展、神经症形成的根本原因。以下是这一取向下的几种理论观点。

1. 弗洛伊德的精神分析理论

弗洛伊德理论最初是从诊治那些情感紊乱（如癔病）的病人的过程中产生的。弗洛伊德对用从著名的精神病学家沙可那里学来的催眠术治疗癔病的效果感到不满意，于是逐渐发展出自己的方法——自由联想法，也就是让病人躺在沙发上"诉说心中的一切"。他发现病人在自由联想过程中突现出来的意识流常常带有强烈的情感色彩，并且被深埋于记忆和童年的性经历之中，而释放情感压力，分享、领悟这些情感和记忆有益于病人的改善。

弗洛伊德在《精神分析引论》中提出的两个基本主张（一是宣称心理过程是潜意识的，二是强调性本能冲动在引起神经性疾病和心理疾病过程中的重要作用），和他后来在《精神分析纲要》中提出的两个基本假设（一是关于潜意识、前意识和意识的划分，二是关于人格结构的本我、自我、超我三个部分的划分），反映了弗洛伊德经典精神分析理论的主要思想。其中，潜意识是精神分析运动发展中的岿然不动的根基，而性本能是潜意识的根源。[②]

---

① ［英］约翰·麦克里奥德著，潘洁译：《心理咨询导论》，上海社会科学院出版社，2006 年版，第 46—48 页。
② 郗浩丽著：《客体关系理论的转向：温尼科特研究》，福建教育出版社，2008 年版，总序第 3 页。

由于弗洛伊德的本能驱力理论,特别是性驱力理论引来颇多争议,精神分析的理论体系在发展过程中经历了两次较大的修正。第一次是因精神分析运动的核心成员荣格(C·Jung)和阿德勒(A·Adler)的反对而导致的早期分裂。第二次是一批新弗洛伊德主义者,即社会文化学派成员对传统精神分析理论的挑战。

2. 荣格的分析心理学

对于潜意识中性动机的主导地位,荣格与弗洛伊德意见不一。荣格认为力比多的本质不是性的,而是一种普遍的生命力,性力只是这种普遍的生命力的一部分。荣格也高度关注潜意识过程的重要性,但在个体潜意识之外,他还提出了"集体潜意识"概念。荣格所创立的理论和疗法被称为分析心理学。

3. 阿德勒的个体心理学

阿德勒(Alfred Adler)认为心理动力的本源不是生物性的力比多,而是人在社会性方面追求优越的要求。自卑感是所有人的共同属性,寻求控制和掌握来达到完美和克服自卑是人类的本能。个体心理学假定人类行为都是有目的的,是目的取向的。阿德勒强调选择和责任,以及人生的意义、追求成功、竞争和完美。他把社会兴趣视为心理健康的核心指标,认为有社会兴趣的人倾向于追求生活中健康的和对社会有益的方面。心理治疗目标是发展个体的归属感,帮助个体采纳具有社会兴趣和团体感觉的生活方式。

4. 新弗洛伊德主义

霍妮(Karen Horney)、弗洛姆、沙利文(Harry Stach Sullivan)和埃里克森等人选择了阿德勒的人性观,反对弗洛伊德的生物决定论,认为社会和文化因素对于人格形成具有重要影响,被称为新精神分析派。他们的共同观点为:

(1)在对人性的理解上,更强调社会文化因素而不仅是生物学因素;

(2)性本能的作用被弗洛伊德夸大和扭曲了,与其说性本能及其冲突决定人格,不如说人格决定性反应;

(3)在性格的形成、焦虑及神经症的产生上,人际关系是最重要的原因;

(4)早期经验仍然重要,但重要的不是心—性发展中的冲突,而是一般的家庭教养关系及作用方式。

5. 客体关系理论

弗洛伊德去世后,精神分析学派得以开始以一种更为开放的形式进行修正和整合,发展出基础更加广阔的新的理论和方法。其中,影响较大的是客体关系理论和自体心理学。

客体关系理论产生于英国,代表人物有克莱因(Melanie Klein)、费尔贝恩(W. R. D. Fairbairn)、温尼科特(Donald Woods Winnicott)、克恩伯格(Otto Kernberg)等。其中,克恩伯格是美国最具影响力的客体关系理论的拥护者。他们的共同倾向是不再强调先天生物学因素,转而强调早期母婴关系对儿童心理发展的影响。

6. 自体心理学

自体心理学是由美国精神分析学家海兹·科赫特(Heinz Kohut)所发展的精神分析新范式。自体心理学把自体(self)视为心理世界的核心,认为自体是整个人格发展的动力。自体结构的缺陷而非本我、自我、超我的冲突，是许多人患病的原因。

尽管心理动力学取向阵营中后来发展起来的各种理论和方法，对经典精神分析理论的一些观点持有疑义或发生背离，但弗洛伊德的一些最基本的概念依然保持了下来，包括：假设来访者所遭遇的困难都可以追溯到其童年经验；假设来访者没有意识到其行为背后的真正动机或冲动；强调移情关系在心理咨询和心理治疗中的作用，等等。

（二）认知—行为咨询的理论与体系

介绍有关心理咨询的理论和方法的传统文献，并不认为行为理论与认知理论有多大的联系。但是，这一情况后来发生了改变。一方面是热衷于行为矫正的咨询师在其咨询过程中加入了更多的认知成分，鼓励来访者进行自我决断和自我理解；另一方面是越来越多的认知理论家整合、吸收了行为矫正的技术，发展出适应性更强的咨询和治疗的方法系列，从而形成了认知—行为咨询的理论与体系。关注行为改变及问题解决，重视强化和环境因素的影响，以及对科学价值的尊重，是这一取向的重要特征。从这一取向中，还可以区分出侧重于行为理论的行为矫正（或行为疗法）和侧重于认知理论的认知行为疗法。

1. 行为矫正

这一咨询理论和方法强调人的所有行为都是经过学习获得并由于强化而巩固的。异常行为区别于正常行为之处就在于它是非适应性的，或在失去社会适应性以后仍然不能消退，异常行为是由不适当的强化造成的。心理咨询师要帮助当事人通过重新学习以改变行为。将行为主义心理学一系列原理运用于行为问题和心理障碍的解释和治疗始于第二次世界大战之后，其理论基础是与学习有关的几种原理：巴甫洛夫的经典条件作用、斯金纳的操作性条件作用和班杜拉的社会学习理论，如建立在交互抑制理论和巴甫洛夫的经典条件作用基础上的放松训练、系统脱敏，建立在斯金纳条件作用基础上的代币奖励、惩罚、行为塑造以及各种强化程序，建立在社会学习理论基础上的观察学习等。

2. 认知行为疗法

认知理论和行为主义理论不同点在于，行为主义理论认为外部刺激进入大脑以后的加工过程是不重要的，是不可探索的"黑箱"；而认知理论则认为，恰恰是"黑箱"中的信息加工过程才是最重要的。这个加工过程就是认知。所谓认知[①]，就是指一个人对某一事件的认识和看法，包括对过去事件的评价、对当前事件的解释，以及对未来发生事件的预期。认知作为理性的心理活动，对人的情绪、情感、动机和行为，有较强的调控作用。因此，认知理论认为人的情绪来自人对所遭遇的事情的信念、评价、解释或哲学观点，而非来自事情本身。各种不良情绪与行为的产生都可以从其认知领域找到深层次的根源。要消除人的情绪困扰和行为偏差，就必须矫正其认知偏差。如果能改善个体认知因素的结构，调整认知的逻辑，理顺各认知阶段的联系，就有可能矫正心理问题，达到心理咨询和矫治的目的。[②]

认知行为疗法是行为矫正吸收认知改变思想后的产物，其主要理论和方法有以下三种。

---

① 郭念锋主编：《心理咨询师》，民族出版社，2005年版，第413页。
② 同上书，第414页。

（1）理性—情绪疗法。简称为理情疗法，也称为理性情绪行为疗法，创立者是埃利斯（Albert Ellis）。他认为人们的情绪问题来源于非理性的思考和不合理的信念。治疗的要点是通过面质（confrontation）使来访者检验并驳斥其非理性信念，建立理性的思考方式。这是一种更积极的、更具挑战性的咨询和治疗方式。

（2）认知疗法。是由贝克（Aaron T. Beck）在研究抑郁症治疗的临床实践中逐步创建的，是一种强调识别和改变消极想法与适应不良信念的领悟方法。它假设：通过内省可触及人的内部信息；来访者的信念都带有高度的个人意义；这些意义可以被来访者发现而不是被治疗者所发现。与理性情绪疗法相比较，认知疗法更强调通过苏格拉底式的对话和自省，让来访者自己识别其自我挫败的认知。

（3）认知行为矫正。由梅肯鲍姆（Donald Meichenbaum）提出的一种基于"认知重建"的治疗模式，旨在通过改变求助者的自我对话来促进行为的改变。

认知行为矫正具有以下几个特点：①求助者和咨询师是合作关系；②假设心理痛苦在很大程度上是认知过程发生机能障碍的结果；③强调通过改变认知，来改变情感与行为；④通常是一种针对具体的和结构性的目标问题的短期和教育性的治疗。

各种形式的认知—行为疗法都建立在一种结构性的心理教育模型之上，强调家庭作业的作用，赋予求助者更多的责任，让他们在治疗之中和治疗之外都承担一种主动的角色，同时都注意吸收各种认知和行为策略来达到改变的目的。

（三）人本—存在主义的咨询理论与体系

人本—存在主义咨询理论的代表人物包括一些具有很强存在主义与人本主义心理学背景的心理学家和心理治疗师，如罗杰斯、维克多·弗兰克（Viktor Frankl）、罗洛·梅（Rollo May）、费伦茨·皮尔斯（Fritz Perls）、劳拉·皮尔斯（Laura P. Perls）等。人本主义理论对人类持有期待和积极乐观的态度，认为人都是有理性的，都能够自立、对自己负责、追求自我实现，具有巨大的潜能。人的心理健康取决于理想自我和现实自我的重合状况，过于激烈的冲突和扭曲的自我概念是妨碍人格健全发展，导致适应不良的主要原因。

人本主义理论重视主观性及实现倾向，把实现倾向与心理健康相提并论。认为只要有适当的环境和教育，人们就会完善自己、发挥创造潜能，达到某些积极的社会目的。

人本主义在很大程度上与存在主义的观点重合，都强调个体的成长和自我实现、自我约束、自我反省和创造性的表达。人本主义关注的焦点是个体本身，认为个体有决定自己行为的自由和权利，而不仅仅是对环境刺激或者压力作简单反应。个体在处理问题中的自尊、自我满足以及个体需求是高于一切的，关键的是要促进个体的发展。

在咨询方面，该理论主张咨询师要对来访者"无条件积极关注"，咨询的气氛应该是"自由"、"平等"、"关注"、"温暖"、"真诚"的，以便尽快和来访者建立起良好的咨访关系，在这样的关系中，来访者自然就可以接受自我实现的观念，认定自我潜能是无限的。

人本—存在主义心理学通常是由一系列的理论和模型所组成的，这些理论和模型是由共同的价值和哲学假设连接而成，其共同之处就是关注来访者"此时此地"的经验，而不是关注来访者问题在童年事件中的根源（精神分析的观点），或者是未来新行为模式的获得（行为主义的观点)。主要的理论和模型如下。

1. 罗杰斯的以人为中心疗法

该疗法的基本假设是：人们是完全可以信赖的，他们有很大的潜能理解自己并解决自己的问题；如果他们处在一种特别的咨访关系中，就能够通过自我引导而成长。罗杰斯把咨询师的态度、个性以及咨询关系的质量作为咨询结果的首要决定因素，相信来访者有自我治愈的能力。

2. 存在主义疗法

存在主义疗法更像是一种对心理咨询实践产生影响的哲学思想。它反对精神分析理论和极端的行为主义，认为人的行为受无意识力量、非理性冲动、过去强化经历的限制，强调人是自己生活的创造者，人有选择和作决定的自由，对自己行动负有责任。存在主义疗法强调咨访关系而不是治疗技术的作用，其治疗目标是帮助人建立自我反思的能力，树立对生命的信心，接受自由和行动的责任，创造有目的、有意义的生活。

3. 格式塔疗法

格式塔疗法是一种根植于存在主义和现象学的心理咨询方法，创立者是费伦茨·佩尔斯。格式塔是一个德语单词，其意义是"完整的图形"、"有组织的整体"。格式塔疗法的理论前提是，人必须放在与环境的关系中才能被理解。这一疗法关注来访者"此时此刻"的体验，认为过分地关注过去（如为过去所犯的过错懊悔），或把精力用于对未来的无休无止的抉择与计划，都是逃避现实的方式。心理咨询的目的是帮助来访者增加其觉察力，重新认同自我中曾被疏远的部分；有效地同环境接触，为促进成长提供条件。

四、咨询员个人的咨询理论

对任何一个心理咨询师来说，发展出一套自己的方法都是一个核心的任务。斯梅尔（Smail）（1978）和洛马斯（Lomas）（1987）特别地坚信心理咨询师和治疗师必须学习、吸收理论和技术，并把它内化为自身的素质。洛马斯（1981）写道，心理咨询及心理治疗的本质就在于"创造性的人类品质的表现"，而不只是技术性程序的运作。在心理咨询师的发展历程中，有时理论和技术中的某些特定领域会与心理咨询师的个人生活发生共鸣，进而导致某些特定的知识和技能的培养与成熟，或者某种特定方法的广泛采用。

对每一位心理咨询师而言，发展一套个人的咨询方法是最基本的需要。而每个咨询师采用的咨询方法又是与其本人的生活经历、文化价值观念及工作环境等相一致的。

在实践中，必须把心理咨询师对理论的应用看作是对来访者理解过程中的一部分。在此过程中，心理咨询师在运用心理学观点和概念来理解来访者的同时，还要调动自己本人的情绪和个人体验。有些心理咨询师所用的理论观点（如"防御机制"这一概念）是为了理解心理咨询过程中出现的事件并对之做出分类而提出来的。其他的一些概念（如"潜意识"）则更抽象，主要是为了从整体上理解心理治疗而提供的一种大体的框架。

最后，心理咨询师需要借助理论来理解来访者所表现出来的混乱和危机。理论理解可以使心理咨询师"超越所给定的信息"，并从理论解析中发展出一种自己的观点，借助这种观点来理解来访者的情况、心理咨询过程或者心理咨询师本人对来访者的反应。

第二节　经典精神分析咨询理论

一、精神分析理论概述

（一）弗洛伊德与精神分析

经典的精神分析理论是由弗洛伊德提出来的一个心理学理论体系。其开始是用于治疗神经症的一种方法，后来逐渐发展成为心理学一般理论的基础。通过治疗中的观察，人们可以更深入地理解人性，继而将这种理解扩展到艺术、宗教、社会组织、儿童发展与教育等社会生活各领域。

弗洛伊德于 1856 年出生于摩莱维亚的弗莱堡，4 岁时随家人一起迁居维也纳，并在那里度过了他的大部分日子，直到 1938 年离开纳粹德国前往英国。1939 年，弗洛伊德在伦敦因癌症去世。

弗洛伊德在青年时代随法国的沙可学习催眠术，并开始了对癔症的治疗与研究，由此拉开了心理治疗的序幕。1900 年出版的《癔症的研究》标志着精神分析理论的诞生。

在随后的研究中弗洛伊德发现，通过自由联想的方式，也能够跨越当事人的压抑，使其儿童期生活所导致的内心冲突以及潜意识愿望与现实的冲突浮现出来。通过与当事人一起探索和解释这种内心的矛盾冲突，来访者可以达成领悟修通，从而导致症状的缓解。后来弗洛伊德根据其临床研究，先后提出了精神层次理论、人格结构理论和性本能理论。这些理论被认为是他对理解人类精神活动的最大贡献。随着时代的发展，精神分析也如同其他的学科一样，经历了一系列的修正和扩展。

（二）阿德勒和荣格

阿德勒（1870—1937）是弗洛伊德正统观点的最初且最重要的分歧者之一。他拜读了弗洛伊德的《梦的解析》后，曾撰文为弗洛伊德的观点辩护，但在与弗洛伊德共事多年后，由于不赞同弗洛伊德的"泛性说"，1911 年与其关系破裂。他从社会因素的角度探讨了人格的形成与发展，1912 年自称创建了"个体心理学"理论体系。在西方心理学史上，阿德勒是第一个提出人类行为不完全由遗传和环境所决定的个性心理学家。他认为个体并不是环境因素和遗传因素的消极承受者，遗传和环境因素只是提供创造性自我塑造的结构，而唯有个体自身才能对自己的发展做出选择。其代表作是《理解人类本性》（1918）、《自卑与超越》（1932）。

荣格于 1875 年出生于瑞士东北部康斯坦斯湖畔。1907 年，荣格和弗洛伊德第一次见面，彼此一见如故，相见恨晚。此后的大约五年时间可说是他们的"蜜月"期。弗洛伊德器重荣格，而荣格也非常尊敬弗洛伊德。但是，两人的亲密关系毕竟不能掩盖他们之间真实存在的思想分歧。分歧首先在性理论方面暴露出来。事实上，荣格从一开始就倾向于把力比多看成是一种创造性的、指向未来并不可破坏的生命力，力比多可以被导向不同的方向，性不是它唯一的，甚至也不是主要的形态。

荣格创建了分析心理学，其中集体潜意识和心理类型的理论声名远扬。荣格认为集体潜意识反映了人类在以往历史进化过程中的集体经验。人从出生那天起,集体潜意识的内容已给他的行为提供了一套预先形成的模式,决定了其知觉和行为的选择性。我们之所以能够很容易地以某种方式感知到某些东西并对它做出反应,正是因为这些东西早已先天地存在于我们的集体潜意识之中。集体潜意识的主要内容是原型,其他各种与之类似的事物都要根据这种原型来成形。原型有很多种,其中重要的有:

(1) 人格面具,指一个人公开展示的一面,其目的在于给人一个好的印象,以得到社会的承认,保证能够与人,甚至不喜欢的人和睦相处,实现个人的目的。

(2) 阿妮玛,指男性心理中的女性一面。它为男性提供了一个理想化的女性形象。

(3) 阿妮姆斯,是女性心理中的男性一面,它为女性提供了一个理想化的男性形象。

(4) 阴影,这是精神中最隐蔽、最深层的邪恶倾向。由于它的存在,人类就形成不道德感、攻击性和易冲动的趋向。唯有当自我与阴影相互协调和谐时,人才会感到自己充满生命的活力。

(三) 精神分析的发展

在弗洛伊德之后,精神分析理论在众多学者和理论家的探索中得到了长足发展。以弗洛伊德的女儿安娜·弗洛伊德为首的自我心理学派(ego-psychology)在理论上继承了传统的内驱力观念,认为人首先是受本能驱力(性、攻击性)的推动。而以克莱因为首的客体关系学派,则对人格形成过程中的环境影响给予了极大的重视,比较多地强调家庭内部关系是怎样影响个体发展的。客体关系学派与随后发展起来的自体心理学(self-psychology)理论从传统的内驱力观点中脱离开来,认为人有一种寻找关系的驱力,并将研究兴趣集中在关系上。自体心理学起源于沙利文的人际关系理论,其首创者是海兹·科赫特。

在心理动力治疗流派上,如今客体关系理论和自体心理学占有重要地位。现代心理动力学理论影响到家庭治疗、婚姻治疗、认知行为治疗、完形治疗,而且渗透进了社会工作等诸多领域。精神分析治疗的形式也有长程和短程之分。如今,随着工作节奏的加快,那种让当事人躺在椅子上、每周4—5次高频率的分析已非常少见,而被与治疗师面对面的、每周1—2次的治疗取代。治疗态度也由传统的中立立场向同感(empathy)的态度转变。同感意味着既能站在当事人的角度去体验,也能跳出来进行理性的分析。同时,治疗的实质也由传统的一人心理(即分析当事人的心理)转变为二人心理(治疗师与当事人共同作用),治疗师再也不是一个高高在上的权威者、指导者,而是与当事人一样,也要面对自己内心未修通的冲突,也要面对多变的外在世界、复杂的人际关系,也是与自己内在世界里的父母形象在一起的孩子。正是通过这样的理解,治疗师才能与当事人一同成长(Mitchen & Black,1995)。此外,治疗技术也从移情的分析扩展到情景对话,强调治疗的感觉和体验。

总之,精神分析或心理动力治疗在100多年的发展过程中,呈现一系列光辉灿烂的名字;精神分析发展的每一个阶段都不是哪一个人的贡献,而是许多人努力的结晶。

二、经典精神分析基本理论

在精神分析学说的基本理论中,与心理咨询和心理治疗有关的部分主要有:潜意识和压抑的理论、人格结构学说、本能及性心理的发展学说。

（一）潜意识和压抑的理论

精神分析的一个基本概念是：作为一切意识行为基础的是潜意识的心理活动。在弗洛伊德的早期著作中，认为人的精神生活主要由两个独立的部分组成，即意识和潜意识，中间夹着的很小的一部分为前意识。

潜意识一词有两个含义：一个是指人们对自己一些行为的真正原因和动机不能意识到，另一个是指人们在清醒的意识下面还有潜在的心理活动在进行着。作为后一种含义的潜意识之中，包含了各种为人类社会伦理道德、宗教法律所不能容许的原始的、动物性的本能冲动以及与各种本能有关的欲望。它也是过去经验的大贮藏库。这些无法得到满足的情感经验、本能欲望与冲动是被压抑到潜意识之中的，但它们并不肯安分守己地呆在那里，而是在潜意识中积极地活动着，不断地寻找出路，追求满足。

前意识，介于意识与潜意识之间，其中所包含的内容是可召回到意识部分中去的，是人们能够从无意识中回忆起来的经验。

意识，是可以直接感知到的有关心理部分。这一部分在弗洛伊德理论中不很重要，只是一个人心理活动的有限的外显部分。

弗洛伊德曾做过这样的比喻，认为心理活动的意识部分好比冰山露在海洋面上的小小山尖，而潜意识则是海洋下边那看不见的巨大部分。

因潜意识中的各种冲动大多为社会道德、宗教法律所不能容许，如若任其出现，就会在意识中唤起焦虑、羞耻感和罪恶感，所以会不知不觉地将其从意识中排除出去，这就是所谓压抑。压抑的功能是把主体的经历和回忆、各种欲望和冲动保存和隐藏起来，不让它们在意识中出现。但这些东西并未消失，而一直潜伏着、活动着，在压抑的作用下存在于潜意识之中。

弗洛伊德于1923年出版了《自我与本我》一书，进一步用自我和超我描述了压抑的运作，从而确立了其有关人格结构的学说。

（二）人格结构学说

弗洛伊德认为人格包括本我、自我和超我三种成分。

本我（id）。本我是人格中最原始、最模糊和最不易把握的部分，它是由一切与生俱来的本能冲动组成的。这些本能和欲望强烈地冲动着，不懂得逻辑、道德和价值观念，其活动只受"快乐原则"支配，一味寻求无条件的、即刻的满足。由于本我不能直接同外部世界接触，所以总是在急切地寻找自己的出路，而其唯一的出路就是通过自我。

自我（ego）。自我是现实化了的本能，是在现实的反复教训之下，从本我中分化出来的一部分。自我在现实原则的指导下，力争既避免痛苦，又能获得满足。自我在人格结构中代表着理性和审慎。它在同外界现实的相互作用中成长，对外感受现实，正确认识现实和适应现实，对内调节本我，节制欲望的宣泄。

超我（superego）。超我是道德化了的自我，被认为是人格中最后形成的，而且也是最文明的一部分。它是一切道德准则的代表，其主要作用是按照社会道德标准监督自我的行动。

弗洛伊德认为人格的这三种构成成分不是静止的，而是不断地交互作用着。自我在超我的监督下,按现实可能的情况,只允许来自本我的冲动作有限的表现。在一个健康的人格之中,这三种成分的作用必然是均衡、协调的。本我是求生存的必要原动力;超我在监督、控制主体按社会道德标准行事;而自我对上按超我的要求去做,对下吸取本我的动力,调整其冲动欲望,对外适应现实环境,对内调节心理平衡。弗洛伊德认为人的一切心理活动都可以在这种人格动力学的关系中得到阐明。当然,如果这三种力量不能保持动态的平衡,就会导致心理失常的产生。

(三)本能及性心理发展理论

弗洛伊德认为人的精神活动的能量来源于本能,本能是推动个体行为的内在动力。人类最基本的本能有两类:一类是生的本能,包括性欲本能与个体生存本能,其目的是保持种族繁衍与个体生存;另一类是死亡本能或攻击本能。弗洛伊德是泛性论者,在他的眼里,性欲有着广泛的含意,是指人们一切追求快乐的欲望。弗洛伊德将人的性心理发展划分为五个阶段:

第一,口欲期。刚生下来的婴儿就懂得吸乳,乳头摩擦口唇黏膜引起快感,称为口唇期性欲。

第二,肛欲期。1岁半以后儿童学会自己大小便,粪块摩擦直肠肛门黏膜产生快感,称为肛门期性欲。

第三,性蕾期。儿童到3岁以后懂得了两性的区别,开始对异性父母眷恋,对同性父母嫉恨,这一阶段叫性蕾期。其间充满复杂的矛盾和冲突,儿童会体验到俄狄浦斯情结(也称恋母情结)和厄勒克特拉情结(也称恋父情结),这种感情更具性的意义,不过还只是心理上的性爱而非生理上的性爱。

第四,潜伏期。儿童在6—12岁,力比多处于休眠状态。只有经过潜伏期到达青春期,性腺成熟,才有成年的性欲。

第五,生殖期。这个阶段从青春期开始,青少年可以用很多社会可接受的方式处理性能量,个体身体上和性功能上趋于成熟,异性恋的趋向明显,力图从父母那里摆脱出来,建立自己的生活。

弗洛伊德认为,成人人格的基本组成部分在前三个发展阶段已基本形成,所以儿童的早年环境、早期经历对其成年后的人格形成起着重要作用,许多成人的变态心理、心理冲突都可追溯到早年创伤性经历和压抑的情结。

弗洛伊德在后期提出了死亡本能,称其是促使人类返回降生前非生命状态的力量。死亡是生命的终结,是生命的最后稳定状态。生命只有在这时,才不再需要为满足生理欲望而斗争。只有在此时,生命不再有焦虑和抑郁,所以所有生命的最终目标是死亡。死亡本能派生出攻击、破坏、战争等一切毁灭行为。当它转向机体内部时,导致个体的自责,甚至自伤、自杀;当它转向外部世界时,导致对他人的攻击、仇恨、谋杀等。

三、经典精神分析相关概念

(一)俄狄浦斯情结

俄狄浦斯是希腊神话中底比斯王子的名字。王子自幼与父母分离,其后在无意中弑其父,妻其母,演成乱伦的悲剧。在精神分析理论中,俄狄浦斯情结(oedipus complex)借指儿童对父母中异性者的性欲需求受到压抑的内在历程,也称"恋亲情结"。在 3—6 岁期间,儿童对于异性的父母产生强烈的情欲的渴望;而对于同性的父母,却有着一种敌意和竞争的倾向。处理这些冲突属于自我的责任。在有利的环境下,孩子会放弃或压抑恋亲的愿望,它们便沉入到潜意识之中,并且会继续以潜意识幻想的方式出现,并成为本能张力的可能来源。它们几乎对心理生活的每一个层面都持续地产生重要影响,大而成为人类"宗教和道德的最后根源",小则成为神经症产生的病因。

在顺利的情况下,孩子会放弃大部分俄狄浦斯情结中的敌意与神经症冲突,而与同性别的父母认同,并特别认同他或她的道德标准与禁忌。这是人格中道德部分的集合,即为超我。这种力量会以它所认为的对与错的标准来指导自我的运作。当自我做错时,超我可能会加以惩罚、补偿或悔改;若是具有美德的思想和行为,则会有自尊的提高和满足的情感来奖励自己。

按照弗洛伊德原意,俄狄浦斯情结专指男童的恋母情结,与其对应的是厄勒克特拉情结(electra complex),专指女童的恋父情结。

(二)梦和失误

弗洛伊德把梦称为"通往潜意识的捷径"。1900 年,他出版了《梦的解析》一书,提出了第一个用于解释梦的意义的心理学理论。弗洛伊德认为梦为本我冲动提供了自我表现的舞台。实际上,梦是一种愿望的实现。也就是说,梦代表着我们期望的东西与事件。但是,并不是说应该把每个梦都无一例外地当成睡眠中的愿望。弗洛伊德提醒我们要区分梦的显意(做梦人看到和记得的)和隐意(真实的含义)。在清醒的时候,我们很难公开地表达潜意识的想法和愿望,它们被压抑到潜意识中而不被察觉,这些想法在梦中以伪装的形式表现出来。我们经常会觉得梦的内容荒诞不经、毫无意义,但对于一个精神分析师而言,它们有着潜意识的线索,而这些线索很有价值。

梦中许多潜意识的想法和欲望是通过象征性的方式表现出来的。即是说,潜意识中的那些与性、攻击冲动有关的难以接受的内容(隐意)转换成了威胁性更小、容易接受的内容(显意)。通过这种方式冲动得以宣泄,同时意识也没有受到威胁。治疗师可以让来访者对梦的表面内容的某些方面进行自由联想,由此揭示其潜在的内容。

在弗洛伊德看来,失误的动作,那些口误、笔误、误取(拿错了东西)、误置(东西放错了位置)等通常被看作是失言、忘事的现象,甚至各种与人有关的意外,实际上都是受到潜意识支配的,带有潜藏的情感。比如,当事人声称自己偶然间忘记了与治疗师的约定,也许这种行为正是一种拒绝的表示。在意识层面,当事人相信他们只是不记得这次约定了;而在潜意识中,是当事人故意抵制治疗师,因为治疗师即将揭露他深藏于潜意识中的可怕的想法。

(三)移情与反移情

在治疗的某一阶段,当当事人开始能将他目前的困难,与在童年时期对于生命中的重要他人的愿望所引发的潜意识冲突建立关联之后,移情(transference)就会产生。在情感上治疗师就会成为当事人生活中的重要他人。当事人对治疗师的感受和要求变得不合理,与现实状况脱节。这是当事人既往重要情感关系的重现。它会使得治疗师体验到一种压力,被驱使着以当事人过去的人际关系模式来对待当事人。发现移情作用是弗洛伊德最伟大的发现之一。他体验到在移情作用中,当事人潜意识地重复被遗忘的童年记忆与被压抑的潜意识幻想。因此,通过移情作用可以了解当事人被压抑的记忆。

反移情指的是治疗师对当事人的情感反应,是治疗师的移情。就如同所有的移情一样,治疗师的反移情也是潜意识冲突的结果。然而这些未解决的冲突是治疗师的,而不是当事人的。

(四)防御与阻抗

自我要面对来自外部世界、超我和本我这三个方面的压力,而且要使它们的要求和需要相互协调。当三方面的压力相互冲突的时候,人们就会产生焦虑。焦虑的产生,促使自我发展出一种机能,用一定的方式调解冲突,缓和三种危险对自身的威胁,使现实能够允许,超我可以接受,本我又能有满足感。这种机能就是心理防御机制(defense mechanism)。心理防御机制主要有下述几种:压抑、投射、否认、退行、固着、升华、置换、抵消、反向形成,等等。

阻抗是一个临床概念,指的是当事人在潜意识层面用无数种方法去妨碍他赖以获得帮助的过程。阻抗可以被看作是防御的一个"子集",用来防御感知到的风险。这些风险都是与治疗会谈和过程密切相关的,而不是发生在治疗室之外的。阻抗有可能阻碍或妨碍治疗过程。对于风险的感知可能是真实的,也可能是不真实的。在治疗过程中,当事人常常会阻抗意识到自己的痛苦、羞耻或困惑的方面,甚至会因为无法面对不确定感而阻抗成长的达成,以至于长时间停留在令自己感到痛苦的境况之中,但这种境况却可以带给他一定的确定感。

四、经典精神分析治疗过程

(一)开始阶段

精神分析的观察从第一次接触就开始了。在最初的访谈中,治疗师要了解当事人问题的实质,然后再决定当事人是否能够接受分析性治疗。为了做出决定,治疗师应该尽可能地了解当事人,如当事人现在的生活情况、成功完成的事情、与别人的关系、家庭背景与童年生活经历。但是,并不一定需要非常正式的生活史访谈。讨论主题的顺序应该由当事人自发地形成。从当事人描述他的问题的方式,以及对于订立治疗合约的反应,治疗师都可以了解到很多的信息。对于治疗中的相关设置,从最开始就要做出明确的限定,并让当事人了解;在治疗过程中,治疗师与当事人双方各自所要承担的责任,也要交代清楚。

在经过数次面对面的访谈之后,当事人开始需要躺在沙发上(在后来的动力性取向的心理治疗中,并未要求当事人一定要如此,不过经典的精神分析治疗仍会有此要求)。这时开始阶段的第二部分就开始了。当事人开始做自由联想,治疗师会要求当事人将自己的任何观念不加约束地表达出来。不过,每一个当事人开始治疗的方式都不尽相同。有些人对于躺在沙发上述说自己任何心中所想,会感到非常困难;而另一些人则很容易做到这些。当事人所做的每一件事、躺在沙发上的姿势、所穿的衣服、常用的字句、在每一次治疗开始时当事人所选择的开场白,以及对于是否和如何遵守治疗设置,都表现出其潜意识的心理过程。

在开始阶段,治疗师会比较着重了解当事人的生活史和发展经历。由此,他得以对当事人潜意识冲突的本质有大概的了解,也有机会研究当事人如何防御其内心冲突。随着治疗的进展,治疗师就能够觉察到跟随在一系列相关事件背后的主题线索,以及它们是如何用各种象征性的方式来进行重复的。这些材料可以被认为是童年愿望在潜意识幻想中的继续,用伪装或扭曲的方式,动态地活跃在当事人目前生活中。

在早期阶段,治疗师几乎只处理当事人心理材料的表浅部分。他会试着让当事人知道所呈现材料之间重要的关联,但只限于当事人在意识上能够明白的内容,而不是太靠近当事人的基本冲突。

(二)移情作用的发展

接下来的两个治疗阶段,移情与修通构成治疗的主体部分,它们在实际操作时也相互重叠。对移情作用的分析是精神分析技巧的基石之一。它帮助当事人区分幻想与事实、过去与现在。它也帮助当事人了解到在潜意识中持续存在的童年幻想式愿望的力量。分析移情作用可以帮助当事人了解到他是如何错误地感受和解释,如何用过去的方式活在现在。此时,当事人就能够评估其冲动与焦虑不符合现实的本质,继而能够在更为成熟的、现实的层面上做出适当的行为。治疗帮助当事人在冲动与冲突之间的动态平衡上,获得一种大体上的和谐。

(三)修通

这一阶段与分析移情作用同时发生。一两次对于自己冲突本质的领悟,不足以给当事人带来改变。移情作用的分析必须反复多次,并且要通过许多不同的方式来进行。当事人通过移情作用而获得的领悟,经过修通,由重复、琢磨与放大所组成的过程,而不断加深和巩固。通常对于某一个移情现象的成功分析,往往会带来当事人对于既往重要事件或幻想记忆的重现。对于移情作用的分析促使当事人回忆,回忆则照亮了移情作用的本质。在了解移情作用与回忆过去的相互交替影响之下,使得当事人对于冲突的领悟更牢固,也强化了当事人在治疗中通过解释而重建的相关信念。

(四)移情作用的解决

移情作用的解决是治疗的结束阶段。当当事人与治疗师对于治疗目标的达成都表示满意,并且移情作用也已经被充分了解之时,则可以设定一个治疗的结束之期。从技术上而言,治疗师的目标是解决当事人对他在潜意识中的神经症性依附。在这个阶段,当事人会有很多令人惊奇的变化,其中最大也最具有戏剧性的特征就是,当事人最初寻求治疗的症状,会突然并强烈地恶化,就好像治疗变得徒劳无功。若再进一步分析,就能够了解到在这种现象的背后当事人所做的最后努力,他试图说服治疗师相信自己并没有准备好离开治疗,他应该被允许无限期地留在这个关系当中。有许多的动机促成这个潜意识的态度。部分是因为当事人对于如此令人满意且有帮助的关系,不愿意放手;部分原因是因为它构成了一些从童年而来的被动、依赖倾向的连续;但最重要的是,它代表了当事人把握最后一次机会的努力,希望造成病患冲突的原始根源之潜意识、婴儿期幻想可以得到满足。

最后,在治疗的结束阶段,当事人可能会暴露出一系列当时仍隐藏的愿望,汇聚成一个强烈的渴望,希望自己能够神奇地变成一个全知全能的人。因此,在这一阶段,探讨当事人对治疗结束之后状况的所有幻想是很重要的。结束阶段的问题如果处理得不好,当事人就有可能重新出现症状。

五、对经典精神分析的评价

1895年,弗洛伊德与布洛伊尔合作出版了《癔病研究》一书,建立了精神分析的概念并将之发展为探索精神世界的潜意识的科学。弗洛伊德使激发行为的心理动力因素受到重视,引导人们关注无意识的作用,发展了第一个理解和调整人的基本性格结构的治疗程序。

弗洛伊德曾谈到:精神分析首先是作为精神活动的一种检查手段;其二是在这种检查手段的基础上对神经症患者开展的治疗方法;其三为基于该方法在心理学上逐渐衍生的新的学说。

就第一点来讲,现代医学已经发展到分子水平,运用基因诊断可以发现许多以前不清楚的器质性疾病,但对精神层面的活动,特别是对占人类思维绝大部分的意识层面以外的"水面下的冰山"却无法通过现有的先进的医学检测手段(脑电图、脑磁图、核磁共振等)加以显示,而精神分析对此则有其独到之处。100年以来的精神分析发展已经完善了精神分析的技巧,弗洛伊德当年提出的一些概念已经为公众所接受,如移情、反移情、阻抗等。业已证明,通过正规的精神分析设置、澄清、正视、解释、修通,可以将当事人潜意识的动机提高到可被认识的层面。

第二点概念在今天已经得到了修正。当时弗洛伊德将精神分析主要用于神经症的治疗,现代医学的发展已经将动力性治疗的方法整合到综合医院和精神病院的门诊和住院治疗中,对于神经症以外的疾病如严重的人格障碍、精神分裂症恢复期病人,对于一些罹患了心身疾病的病人如溃疡性慢性结肠炎、支气管哮喘病、脊柱痛等,甚至对一些行为障碍如神经性贪食症的病人,心理动力性治疗也被证明是一种行之有效的方法。短程治疗、焦点治疗、集体动力性治疗和夫妻治疗等均融合了动力性治疗的概念,甚至一些其他的治疗方法,如完形治疗、音乐治疗或画图治疗的分析思路也与动力性理论基础有关。这些方法在具体的设置上有别于经典的精神分析治疗,这种改变大大地拓宽了精神分析理论在实际应用中的范围,获得了良好的社会效果。

就第三点而言,弗洛伊德早就注意到精神分析与文化的关系,弗洛依德本人有着很深的文学造诣,这也包括他在建筑美学方面所掌握的广博的知识。在早期的演讲中,弗洛伊德就对人们的日常失误做了细致入微的心理动力性分析,他甚至对一些器质性疾病的表现也从心理动力学角度出发加以分析,如对失语症患者的病态语言特点的分析。这当然会涉及不同的文化习惯和语言特点。以后,他又写就了《图腾与禁忌》,对一些文化现象(如神话)进行了心理动力性的分析。

心理动力学与哲学、教育心理学、犯罪与司法心理学以及其他社会科学相互渗透的可能性是毋庸置疑的。这也反映在一些文学作品中,如从奥地利的著名作家茨威格所写的《恐惧》、《感觉的混乱》中,就可以看出其深受弗洛伊德影响的痕迹;美国所拍摄的一些电影如《本能》、《第六感》、《心理游戏》等均能看出心理动力性理论的痕迹。

一项德国的研究表明,受过临床心理督导时间越长、临床医学经验越丰富的心理治疗师,心理治疗的效果就越好。现在,人们普遍认为,心理治疗师应该接受严格的心理治疗理论学习和督导,心理治疗方式应该是向着多元化整合性的方向发展,而心理动力性理论和应用技巧是其中最为基本而重要的方法。

第三节　客体关系咨询理论

一、客体关系理论概述

客体关系理论起源于英国,是由克莱因创立而由温尼科特等人改造和发展而形成的现代精神分析理论。这里所说的"客体",不是指无生命的物体,而是指爱、恨、渴望等带有感情的人性客体(human object);而"客体关系"则是指"自我—对象客体之间的关系"。这一关系被认为形成于前语言期,其模型来源于作为养育者的母亲和婴儿之间的相互关系。

传统的精神分析理论认为性和攻击是最主要的驱力,客体关系则是次要的。而客体关系理论家则质疑本能驱力特别是性本能在人格发展中的重要地位。他们认为真正影响一个人精神发展过程的是在出生早期婴儿与父母,尤其是与母亲的关系。初生的婴儿正是在与母亲或母亲替代者的密切交往中,逐渐获得了有关自我和以母亲为代表的客观世界的完整印象,并最终形成较完善的心理功能,建立正常的人际关系。

客体关系理论的创建者克莱因是曾受训于弗洛伊德的匈牙利弟子,受到弗洛伊德思想的影响,但后来却将思考的焦点放在内在客体上。她在儿童中实施精神分析,重点考查儿童早期的母婴关系。她以绘画、玩具等为手段探究儿童内心世界,发现儿童所感受到的焦虑绝大多数并不是来源于性冲动,而是来源于他们与成人的关系。

克莱因的理论是一个过渡,其中"既带有驱力理论的痕迹,同时又具有客体关系的内核"。苏格兰精神分析学家费尔贝恩的理论则是纯粹性的客体关系理论,认为人是被寻求客体所驱动,完全否认弗洛伊德的人被本能驱力所驱动的假定。而克恩伯格试图把弗洛伊德的驱力理论与客体关系理论整合在一起,提出了一个整合性客体关系模式。温尼科特理论则完成了客体关系理论的转向(由驱力模式向关系模式的转向),并以关注早期的母婴关系中"够好的母亲"(good enough mother)对儿童人格发展的重要性为其特点。[①]

温尼科特原是一个儿科医生,后来才成为精神分析师。他亲自观察了六万多对儿童和父母,有大量临床经验。他曾接受克莱因的督导,并成为她得意的学生,但后来对其理论不满,在与克莱因、安娜·弗洛伊德的对立中逐渐获得独立。最终成为英国精神分析学会中的"独立学派",与"克莱因学派"、"安娜·弗洛伊德学派"鼎足而三。

温尼科特的重要理论观点包括:关注母亲这个环境,强调够好的母亲、抱持性环境对儿童人格发展的重要性;认为母亲能否适应婴儿的需要,将造成儿童真实自体或虚假自体的感受;引入"过渡客体"这一概念,关注过渡客体在婴儿从主观全能的体验到客观现实的体验转化过程中的作用。

客体关系理论在实践上把心理治疗视为以一种适应、关心他人的方式,视为对来访者进行的一种心理性的再养育过程。强调要尊重来访者的情感,创设一种类似于人本主义心理治疗所倡导的同感的关系。克莱因学派重视投射性认同在心理咨询和治疗中的独特的价值;独

---

① 郗浩丽著:《客体关系理论的转向:温尼科特研究》,福建教育出版社,2008年版,第2页。

立学派则注重反移情、退行在治疗中的至关重要的作用,认为在来访者把儿童期内射的客体关系投射成为自己和分析师的关系的过程(移情)中,分析师可以通过自己的感受(反移情)来觉察当事人在早年形成的人际关系。此外,关注当下关系胜于早期形成的人际关系,重视游戏治疗(如潦草画线治疗)的作用等,都体现了客体关系理论对经典精神分析治疗实践的发展。

二、客体关系理论基本概念

(一)客体

客体是一个与主体相对应的概念,指某一个体的意愿、情感、行为所指向的人。弗洛伊德是最初提出客体概念的人。不过客体关系理论家常常使用的是"内部客体"(克莱因)或"主观感觉客体"(温尼科特)这一术语。它强调的是人们在情感上的重要关系能够与某个真实存在的个体(或其局部)的内化表象或记忆相关联。

(二)部分客体

对于初生的婴儿(一个月的婴儿)来说,母亲胸部这一"部分客体"就代表母亲,而且此时婴儿只能根据他所体验到的客体的"好"或"坏"来代表这个客体。此时,母亲的胸部所象征的"好客体"和"坏客体"是分裂的、各自分离的。他所体验到的只是客体的部分特征,故称之为部分客体。

(三)完整客体

随着时间的流逝,婴儿开始能够把母亲感知为一个完整的客体,并且开始同时体验到客体既能给他带来满足,又会使其受到挫折等多面性时,他是将客体作为一个完整的个体来体验的,这就是所谓的完整客体。

(四)过渡性客体

这是温尼科特首先提出的一个概念。它是指当婴儿意识到与母亲的非共生性以后,为缓解由此引起的对现实的焦虑与孤独感而创造出的一个部分主观取向、部分现实取向的过渡性情境。最典型的过渡性客体有柔软的毯子、玩具,甚至入睡前的某种特定的物品或声音等。

(五)客体表象

客体表象指客体在个体内部精神世界的反映。有时候,个体体验到的客体与现实环境中的真实客体并不完全相吻合。决定个体对该客体的内在感受和现实关系的是这个内在的客体表象。

(六)自我表象

自我表象指个体在与环境中的客体相处时,有关自我的精神表达。这种自我表象可影响个体对自己的评价,以及在现实中如何发展或处理与他人和环境的关系。值得一提的是,婴儿在早期与客体处于一种共生的状态,不能区别他与客体之间的差异。此时,他的自我表象实际上是自我与客体的混合表象。随着年龄的增长,以及与客体的不断接触,婴儿逐渐可以将自我与客体分开,区别出自我与非我、自我表象与客体表象。

（七）够好的母亲

"够好的母亲"是温尼科特用语。够好的母亲充分提供婴儿所需要的一切，了解他的创造性、尊重他的边界，依据他的需要的变化进行适应和改变。对于出生前到出生后数周之内的幼小个体来说，够好的母亲是那种处于"原初母爱贯注"状态的母亲，即在提供婴儿所需环境时具有"高度敏感"心理状态的母亲。

（八）投射性认同

这是近年来在客体关系框架下被讨论得最多的主题。它揭示了病理性的客体关系运作的过程。奥格登(Ogden，1979)认为投射性认同是一个人诱导他人以一种限定的方式来行动或做出反应的人际关系模式。这其中涉及对他人行为和情感的操控。当事人将自己内在客体投射于他人，接收者被迫以一种与投射者所释放的感受一致、与投射出的幻想形象一致的方式来思考、体验和行动。虽然这种病理性关系导致了当事人人际的失败，同时也提供了一条治疗的途径。现代客体关系理论取向的心理治疗会围绕其展开工作。

三、客体关系理论基本观点

没有统一的客体关系理论，客体关系取向下的诸位心理学家、分析师之间在观点上依然存在着差异。这里主要介绍克莱因及温尼科特的部分观点。

（1）以关系模式解释人的心理生活。经典精神分析的驱力模式认为，本能欲望与自我、超我、社会要求之间的冲突，决定了人的心理生活；而客体关系理论是一个关系模式而非驱力模式，它相信人的最初动机在于寻求与客体(他人)的联系。

（2）早期的母婴关系在人格发展中起着重要作用。母婴关系是以后所有关系的原型。早期不良的母婴关系易被婴儿内射为人生固定的经验，而一旦基本定型后就直接影响此后的整个人格。与此有关，克莱因和温尼科特都把儿童心理发展的重心提前至出生前后的1—2年内，改变了弗洛伊德以来将心理发展重心置于俄狄浦斯情结前后(出生后3—5年)的发展观。

（3）母亲是一种重要的"促进性环境"。温尼科特区别于同时代的其他精神分析学家的一个显著特点，是强调促进性的环境对于儿童心理发展的重要性。而"促进性环境"首先就是"够好的母亲"。够好的母亲的特征是以高度敏感的心理状态，适应婴儿的需要，满足儿童的主观全能感，使儿童获得一种能利用想象来创造世界、创造他所需要的客体的感觉。以后，随着婴儿成长，母亲就要从这种高度关注的状态中退出，逐渐使儿童体验到失败与挫折，以发展他们的现实感。

（4）依据儿童对环境的依赖方式来确定儿童心理发展线索。温尼科特认为，儿童心理发展取决于他对环境的依赖方式。据此他将儿童情绪发展分为三个依赖阶段:绝对依赖、相对依赖、朝向独立。绝对依赖阶段从出生后到6周至3—4月，婴儿完全依赖母亲，完全与母亲融合在一起，且没有意识到母亲的照顾。相对依赖紧随其后，到1.5—2岁。婴儿已能意识到自己对母亲的依赖，在与客体关系上发展起从完全主观转变为客观的能力，母亲在对儿童需要的回应上逐渐"失败"(failing)并且"去适应"(de-adaptation)，从而为儿童引入了现实原则。朝向独立阶段描述的是2岁后到青少年期的发展，此时儿童能够区分我与非我，发展了智力理解力,在没有成人照顾的情形下也能想出方法适应现实。

（5）心理疾病的原因与精神分析的关键。客体关系理论认为,心理疾病源于儿童早期良好的照料环境的缺失,源于母婴关系的失败,以及由此带来的虚假自体的体验。精神分析的关键不仅仅是解释被压抑的潜意识,也不是解决本能的欲望冲动与自我、超我、社会要求的冲突,而是要识别童年缺失的父母之爱,重构一种适宜的类似于母爱的环境,帮助来访者寻找真实自体,对自己的客体关系获得领悟。

（6）儿童精神分析的发展和精神疾病治疗范围的扩大。儿童精神分析理论与技术,是对弗洛伊德以成人为对象的精神分析理论与技术的发展。根据经典精神分析理论,很容易得出儿童不适于作精神分析的结论,因为儿童通常没有改善自我的动机,不会主动求助,不能形成一个持续的治疗联盟,不能延迟满足,不能发展领悟,不能做自我联想,不能做修通的工作等。儿童精神病治疗的开创者是安娜·弗洛伊德和克莱因,而深化发展者则是终生专注于儿童精神病治疗的温尼科特。此外,温尼科特治疗了大量患有严重的精神病、边缘性障碍、环境剥夺与创伤的儿童及成人,突破了传统精神分析以神经症为适应症的治疗范围。

四、客体关系理论治疗过程

客体关系理论认为当事人不是遭受"症状"的困扰,而是遭受关系困难的困扰。当事人的痛苦来自没有能力与他人建立并维持令人满意的关系,而不是来自无法调和内在的冲突。精神病性症状的意义在于当事人的关系正在恶化或正威胁着他的自体感。

在构成当事人生活的各种关系中,首先要考虑的是当事人与治疗师的关系。这一关系包含着促进改变的巨大潜力,因而往往成为改变的焦点。在客体关系心理治疗中,治疗师自愿地使自己进入一种关系之中,并且非常清楚地知道在这个关系中自己会成为投射性认同的目标。通过创造出一种有可能会发生投射性认同的人际环境,治疗师创造出在"此时此刻"对之加以重新处理的机会。

治疗过程围绕着引出投射性认同,以及重新建构而展开,大体分为四个阶段。

第一阶段:达成约定。目的是尽力让当事人在情绪上积极主动地进入治疗情境。治疗师通过将一种彼此疏远的职业关系转变为含有关心、承诺和参与等成分的关系,来处理当事人的不舒适感,确保当事人能继续接受治疗。

一个有助于当事人进入治疗情境的非常重要的策略是,通过对当事人的同感理解,来建立情绪联系,让当事人体会到他们的感受是能够被治疗师分享并理解的。实现同感的主要方式是对当事人语言中所包含的情绪信息(通常是言语中的非语言性信息)做出恰当的反应。例如"当你谈到关于……时,会让你感到快乐"、"对……你会感到愤怒"、"……令你感到尴尬"等,将大部分事件性的对话转换成情感对话。

另一种策略是让当事人知道你是站在他这一边的。当事人常常带着诸如爱情失败、工作受挫、学业无成等糟糕的境遇前来。对治疗师来说,进行评论或从中找出适应不良的模式是非常容易的,但这只会令当事人远离一个充满压力的环境。没有人喜欢跟批评自己的家伙待在一起,而尝试中立的姿态会带动治疗的进展。

如果治疗的第一个阶段能够使当事人进入到治疗情境中来,则治疗的过程会有一个新的变化。当事人也会以一种新的方式来看待治疗。当事人会说他们感觉好多了,与其他人的关系也有所改善,生活看起来也没有那么灰暗了。治疗联盟已经开始建立,并且治疗师已经开始被纳入到当事人的内在客体世界中,于是治疗开始转向下一个阶段。

第二阶段:投射性认同。在治疗的第二个阶段,当当事人的病理性关系模式开始出现时,治疗关系的特点便发生了显著的变化。当事人开始认识到治疗师不仅仅是一位专家,而且是一个"真正"关心自己的人,他希望与此人建立关系(这个人是愿意卷入到这种关系之中,而不是需要卷入这种关系)。这种渴望越强烈,当事人投射性认同的表现浮现出来的可能性就越大。一般而言,如果治疗师有一种感到事情不太正确的模糊感觉,发现自己变得非常气愤或容易被激惹,开始怀疑自己当前的工作是否存在差错时,就意味着投射性认同的过程被启动了。

卡什旦(Cashdan, 2000)将投射性认同区分为四种:依赖、权力、情欲和迎合。例如,"依赖"这种投射性认同表现为,当事人假设自己能力不足,没有他人的支持便无法生存,他借助"我自己好像不能够处理这件事"等话语来积极地寻求周围人的帮助,以促使对方表现出他所期待的照顾行为,其实他并非真的不具备解决问题的能力。他的这些寻求帮助的需求起源于童年早期紊乱的客体关系中那些积压下来的未解决的童年需要。治疗师需要在治疗继续进展之前,使得投射性认同所传递的信息更为清晰。利用"此时此地"的感受,将当事人的关系聚焦于当前的治疗关系上,是一个很好的策略。治疗越能够立足于治疗师与当事人的互动上,就越有可能迫使这些信息公开化。比如,治疗师可以直接问当事人"你希望我怎么做?"。一旦这些信息公开化,它就不再只存在于当事人的投射性幻想中,而是成了治疗师与当事人关系中一个可触及的点,治疗师就可以对它进行工作了。

第三阶段:面质。当投射性认同的信息泛出水面之后,治疗师就可以用一种更为直接而有力的方式来处理——面质当事人的模式。

用最简单的话来描述此阶段就是,治疗师说"不"。但现实中却并非如此简单,会因治疗师的风格、当事人的方式而有所不同。这是治疗中一个令人不安的阶段。对于会谈治疗的双方都是如此。治疗师会因如此强烈的情感反应而怀疑自己是否破坏了曾经做过的努力。而当事人的体验则更为深刻,在较浅的层面,治疗师的"拒绝"会被当事人体验为对自己的一个具体要求或请求的拒绝;在较深的层面上,会被当事人体验为治疗师对自己部分内在世界的拒绝,或者是对自体的拒绝。当事人会因此而感到失望、愤怒、退缩、易激惹,或者威胁要离开治疗、终止关系,或者使治疗陷入长时间的停滞中。

此时,治疗师应传达"对当事人的关注和关心依然存在"的信息,他拒绝的只是投射性认同而非当事人本人,以使当事人安静下来。治疗师必须使当事人面对自己最害怕的事情:失去对他人的依赖。当事人则要明白:开放的、坦诚的关系是有可能实现的,离开投射性认同,生活仍可正常进行;同时也必须明白处于与另一个人的非操控性关系之中意味着什么。

最后,当事人意识到他们与治疗师建立关系的那种不良方式已经不再可行,开始以一种与以往有些不同的方式与治疗师打交道。不过他目前还只是感受到现在的关系在方式上与以前有了不同,但在认知上尚未完全理解,治疗的气氛开始逐渐平静下来。投射性认同还会时不时地出现,但频率与强度都有所缓和。双方都对接下来将要发生的事情感兴趣,于是治疗进入最后的阶段。

第四阶段:结束。这是一个较为平静的阶段,一个冷静地重新审视曾经发生事情的阶段。治疗师会向当事人做出反馈,向当事人提供他人是如何感知、理解他们的重要信息的。即治疗师作为投射性认同的接收者有着怎样的看法和感受,使当事人对之有更深刻的认识。这是一种追溯性的反馈过程,但是即使如此,投射性认同仍然会出现。

治疗师在整个治疗过程中都作为当事人的重要客体而存在,此时他扮演了一种关系,在这种关系中当事人不必满足他人就可以感到被爱和被接纳。这是当事人在大部分生活中无法获得的。并且对治疗师及其所提供的安全感的内化,使得当事人可以体验到早期客体中被分裂的那些部分。其内在"全好"或"全坏"的部分客体,现在被体验为好坏兼具的整体客体。

最后的分离也必须被看作核心成分,而不能草率了事。治疗师日益成为当事人内在世界的一部分,当事人不再需要依靠治疗师的现实存在才感到安全。作为过渡客体,治疗师发挥了他的作用。当事人将重新体验儿童般从身体和知觉上离开母亲的过程。治疗师的工作是使当事人能够谈论他所感受到的担忧、伤心以及愉快的事情。当然,体验使得分离成为当事人生命中非常有意义的人际关系事件。

五、案例及其分析

M 小姐来就诊前就有很长时间处于混乱之中,那是开始于她刚刚进入大学时。M 小姐来自中国北方城市,离她现在生活的地方有几千里。就在开学后不久,她那感情不和的父母就离婚了,这令她深受打击。接下来的日子里,她交往了几个男友,存在着一种混乱的性关系,但是每次交往都维持不了很长的时间,她对那些男友有着相当不稳定的印象。开始时,她会觉得那个男人可以带给她希望,并且能拯救她。但随着交往的进展,她又会认为那人在欺骗她,于是就分手。如此反复,以至于她觉得自己无法信任任何人,在同学们中间也感到害怕。甚至在课堂上、寝室里乱发脾气。M 小姐不敢继续留在学校里,于是,就诊接受住院治疗。

在 M 小姐的记忆中,她的家庭充满了争吵。父亲在当地小有名气,虽然相貌有些丑陋,但颇有资产。父系家族都事业有成,对 M 也有较多的要求。在 M 眼中,父亲是一个难以琢磨的人,他可以在很短的时间里从高兴转而变得暴躁不安。尤其是对待 M,他在这一刻会喜欢她,甚至会轻轻地抚摸她,而一旦 M 有什么话惹恼了他,他又会发疯似地打她,甚至威胁要杀死她。而母亲则被看作非常失败,没有工作,只好做生意,但是经营不善,亏损很多。为经济上的事情,父母争吵不休,有很长时间都没有生活在一起了。他们各自都有情人。M 通常跟父亲住在一起,看着那些女人在父亲跟前来回穿梭,很多人只是为了父亲的钱,但是父亲却似乎不在乎。而母亲也会带着 M 去见自己的情人,就是那个说是骗了母亲钱的人。就这样 M 在父母亲和他们的情人之间往来着。母亲总是会问她,如果父母离婚了,她会选择跟谁在一起,这令她感到痛心。

在中学时代 M 很优秀,成绩一直很好,还是班上的学生会干部。但在学校之外,她好像变成另一个人,跟着一些男生泡吧,吸烟喝酒,全然一副"古惑女"的模样。M 的好朋友大多是家庭不幸福的女孩子,她们总在一起相互安慰。M 在选择大学的时候,希望能离开自己的家庭,因此选择了一个遥远的城市。但她发现自己仍无法摆脱对父母的牵挂,他们的离婚彻底粉碎了 M 的幻想。

初见会谈时,M 讲述自己经历显得非常自如,甚至很详细地描述与几个男朋友的性关系,仿佛是在讲别人的故事。最初治疗一切都显得很顺利,M 表现出很强的领悟力、相当高的配合,对治疗师尊敬,在病房里的其他时间显得彬彬有礼,让人觉得她一切都恢复了。只是这种情形令治疗师感到不真实,似乎有什么事情要发生一样。果然在过了一段时间之后,M 提出要离开治疗,并且认为治疗师非常的危险,令她害怕。但治疗师拒绝了,于是她立刻变得非常愤怒,在病房里大肆吵闹。最终被强行治疗之后,她反而平静下来,觉得治疗师是真正关心她的人。

可以看到,治疗师被 M 投射成了父亲的形象。在 M 心中,父亲被分裂成了两个客体:一个是和蔼可亲的,一个是令人恐惧的;而她自己则在这两者之间来回地摆动。于是这成了她与其他人交往的模式,在亲密关系中尤其如此。当治疗关系变得亲密之后,令人恐惧的部分就出现了,于是她要离开。治疗师的拒绝激起了 M 的反应,情感被激惹出来。但是一旦跨越这个阶段,治疗关系也就能够继续下去了。可以看出,治疗师已经成了 M 内在客体的一部分,虽然这一部分还很小,但是已经能够成为治疗的基础。

治疗继续后,M 对治疗师产生好感,治疗过程开始弥漫着性的气息。最初是 M 毫无顾忌的谈论她的性体验;再往后,她会提出希望能跟治疗师在一起。在这个过程中治疗师也被吸引着,虽然觉得这不太妥当,但却任由这种情形持续,而没有做出反应。直到最后,这种关系遭遇到一个严重的挑战,M 试图拥抱治疗师,治疗师意识到眼前将要发生的事情后,便将她推开。这一反应震动了 M,在一段时间里,她都害怕进入治疗室,害怕面对治疗师。在进一步的讨论中,M 小姐开始理解到她的害怕源自治疗师对她的拒绝。以后,M 小姐又回忆起在她父亲身边来来回回的那些女人,她希望父亲能分出一些关注加到自己身上。虽然对这种性意识有所了解,但是,M 小姐仍然会时不时地呈现这样的倾向,如穿着暴露,跟男性的距离过于亲密并带有轻佻的举止。这些在后来的治疗中一一解释的时候,总会令她感到痛苦,但是 M 小姐认为这对她影响很大。

此后,治疗师与 M 小姐之间的关系趋于平淡,她会非常严格地遵守治疗设置,认为治疗师对她帮助很大,不断要求治疗师提供建议或直接提供某种答案。这使得治疗师体验到一种累赘感,似乎应接不暇。M 小姐好像变成一个孩童,几乎任何事都要征询治疗师的意见。一种明显的依赖投射性认同开始出现。于是治疗师不断拒绝提供答案,M 小姐很不满,甚至觉得治疗师不再帮助她,威胁要离开治疗。治疗师仍然保持着相当的温情和关注。终于,M 小姐并没有离开,而是以更为自主的态度延续着治疗。

在治疗后期,M 小姐逐渐摆脱了糟糕的自我价值感,并独立地完成了学业。虽然无法原谅父母,但是学会放下父母间的矛盾,过自己相对独立的生活。

六、客体关系理论的评价

客体关系理论代表了精神分析重要的和不同寻常的方面,为理解人类行为、人格及其发展提供了丰富的见解，在一定程度上改变了人们对于客体性质、人格发展的性质和顺序、病理学的性质，以及对于病态的治疗反应的理解。

弗洛伊德既是提出本能、驱力概念的人，也是最初提出客体概念的人。但是他对于客体及客体关系的理解仅限于本能的框架中。在弗洛伊德那里，"客体"被视为满足本能或驱力所指向的某个重要的任务或者事情；而客体关系理论家使用这一概念则是强调人际关系在个人发展中的重要性。这一理论还特别强调家庭早期照料、母婴关系对未来人际功能的影响。

经典精神分析理论是冲突论。认为是本能欲望与自我、超我、社会要求之间的冲突导致了心理障碍；而客体关系理论是关系导向的理论，强调的是与他人的联系，认为心理疾病源于人际环境的缺失。

温尼科特还提出了过渡客体的概念，过渡客体既是一个客体，又被主体赋予生命和意义。这一概念对于理解儿童内部世界与外部世界之间的关系有其独特的价值。

客体关系理论的治疗重视治疗关系或咨访关系的修复能力。认为精神分析治疗"在根本上意味着照料"，意味着"心理上的再养育"。此外，注重来访者和治疗师双方平等且独立的地位；不仅发展了移情治疗关系，而且注重反移情、投射性认同的作用；扩大了精神疾病的治疗范围，发展了儿童精神病的治疗与研究等，这些都是这一理论在治疗实践上的贡献。

客体关系理论是基于临床经验和观察而提出的一系列假设和概念，缺乏明确的界定，没有形成一个系统、一致的理论体系。许多客体关系理论家和分析师都为知识的主体做出了贡献，而结果却是众多观点和概念、参考框架相互重叠，词汇的使用分歧不断，缺乏所有人都认同的有序的纲要。比如"混乱"这个词，是所有理论家都用的一个词，但因为他们的不同取向，而被赋予了不同的含义。客体关系理论单纯强调母亲—婴儿的关系对未来人际功能的影响，忽视了父亲的作用，也不能不说是一个缺陷。

第四节　自体心理学咨询理论

一、自体心理学概述

当英国克莱因、费尔贝恩和其他精神分析学家发展了客体关系理论，强调人际关系而不是力比多的驱动对于人格发展的重要性时，在美国，玛格丽特·玛勒（Margaret Mahler）、海兹·科赫特及其同事也开展了类似的工作。科赫特所发展的精神分析新范式称作自体心理学。

科赫特的自体理论来源于他对自恋型人格障碍的精神分析。1914年，弗洛伊德首次较系统地论述了自恋的问题。在他著名的论文《论自恋》中对自恋的起源、本质、表现形式及其在人的发展中的作用分别作了说明，并以此构成他性学理论的重要组成部分。

自弗洛伊德一直到20世纪60—70年代，自恋这个领域的研究毫无进展。这个领域的逐渐活跃是近三四十年来的事情。1967年，约菲（Joffe）和桑德勒（Sandler）率先明确指出了自恋和自恋障碍的研究方向。1968年，美国心理分析学会定义自恋为"一种心理的兴趣集中于自身的注意力"。

近 40 多年来,对自恋问题的最具影响力的研究者是克莱因的追随者罗森菲尔德(Herbert Rosenfeld)、自体心理学的代表人物海兹·科赫特,而尤以后者贡献最为卓著。弗洛伊德把自恋视为病理性的而且是不能做分析治疗的,而科赫特则认为人人都有自恋的需要,自恋的性质取决于它在心理健康中怎样发挥作用。

自体心理学把自体(self)看作一个人心理世界的核心。认为自体是整个人格的发展动力,人需要从环境中的他人那里获得特别温和的反应,以发展和保持自尊和健康的感受。科赫特把自体、自体客体、自体病理以及治疗作为其理论和临床研究的核心,认为是自体结构的缺陷而非本我、自我、超我的冲突是许多人患病的原因。

应该提及的是,温尼科特的客体关系理论比科赫特的健康自恋理论更早强调自体的重要性,他所提出的真实自体与虚假自体的划分,对科赫特学派思想无疑是一种先导和启示。

二、自体心理学基本理论

(一)自体

自体是指关系中的完整的人的心理组织和功能,它是一个人心理世界的核心。温尼科特使用"自体"表示个体在主观上对自己是怎样感觉的,即用来描述一种主观存在感。海特曼(Hartmann)试图用互动的概念来区分"自体"与"自我"的意义:自体与客体互动;而自我与本我、超我互动。这种澄清是有用的,因为它强调了这样的一个事实——自体只能在与客体的联系中才能产生。个体自身的体验是不连贯的,自体的属性随着与之相关的客体属性而变化。这种观点是认为人的自体包含着许多内化的关系史。每个人有不同于他人的举止和不同的内在体验,这些举止和内在体验依存于与这个人相关联的客体形象。尽管自体的形成与多种多样的环境因素相关,一个人在一生中还是有些持续的感觉。

(二)自体客体

自体客体(selfobject),是自体心理学的一个关键概念,是指被体验为自体的一部分,或为自体提供一种功能而被用于为自体服务的人或客体。儿童最初的自体与自体客体是合并在一起的,他把自体客体体验为自体的一部分。科赫特强调同感的自体客体对于自体的存活与发展的必要性,当父母不能给儿童提供自体客体的功能时,自体病理就会发生。自体客体有两个最重要功能:反映性功能(镜映功能)和理想化功能。前一功能指自体客体像一个镜子那样,把婴儿的全能的幻想反映给他,使儿童的夸大性的自体得到接纳;后一功能指自体客体为儿童提供了一个理想化的模型。

(三)自体心理学

自体心理学的模式认为,人需要从环境中的他人那里获得特殊的反应,才能发展和保持自尊和安宁感。客体关系理论和自体心理学尽管有诸般相同之处,但也还是各有侧重:客体关系理论强调在自体印象和客体印象之间内化关系的重要性;自体心理学则关注我们是如何利用自体—客体关系来发展我们的自我知觉及创建自尊的。

在自体心理学里,早期养育的过失与关系的匮乏,比冲突占据了更加中心的位置。自体心理学对婴儿需求满足的强调,胜过对压抑的欲望和内驱力的重视。因此,治疗师的治疗目标就应该是去理解这些需要并部分地满足这些需要,而不是去挫败婴幼儿的那些终究要被减少的欲望;是建立精神结构以修补自体的缺陷,而不是分解冲突。

(四) 自恋的病态发展

科赫特发现,早年养育的过失与匮乏会导致自恋的病态发展,其表现如下:

1. 自我界限混乱

科赫特发现,有些当事人与客体显现一种特殊的人际关系。在这种关系中,主体潜意识地将客体当作一个从属于自己的个体,当作自己身体的一部分。这种人际关系表现为严重的自我界限混乱或没有自我界限。

2. 无所不能的自身(grand-self)

科赫特认为,在心理发育的早期,孩子需要养育者同感地接纳和肯定他们带有幻想的雄心,并应允许孩子将养育者理想化。随着与养育者的互动,孩子学会分辨哪些是幻想,哪些可成为真实,并发展出正常的自尊、雄心和自我理想。如果养育者不能同感地接纳,就会导致正常发展必需的早期的雄心和理想化父母印象的缺失。缺失导致的后果是此种需要代偿性地加强,表现为在随后的人际交往中对他人过分理想化,以及自认为无所不能。

3. 对赞美的无限需要

将他人过分理想化反映了早年的心理创伤,是由于当事人希望以此来代替自身缺失的那部分精神结构。也就是说,他们需要一个全能的神化的他人,并潜意识地将其当作自己的一部分。这类人,在他们随后的人际关系中出于对早年缺失同感接纳的补偿,以对赞美无限的需要来证实自己无所不能。

4. 缺乏同感的能力

所谓同感,是指能站在他人角度体验他人苦和乐的能力。自恋者由于与他人之间缺乏人际界限,他们无能力去理解他人行为的意义,他们对他人的理解和体验,是将他人当作自己或自己身体的一部分。

科赫特认为环境和文化对自恋病理形成起了重要的作用。他认为,"环境必须提供给人必需的经验,让一个孩子成长不光是作为一个人,而且要感觉到是个人"。他认为,自恋者是一群"悲剧性的人"。这种悲剧性人格表现在他们除了在乎他人、社会的评价外,并不知道自己真正需要什么。由于既不能感受自己,也不能感受他人,他们从而成为真正精神上的孤独者。

三、自体心理学治疗过程

自体心理学的治疗过程就是自体的重建过程。在这个过程中,自体心理学预设了治疗的一个理论前提,即自体与自体客体关系是一辈子心理生活的要素。就像在生物的层面上,人不可能从依赖氧气过活发展到不需要氧气的生活。自体心理学也认为在心理的层面上,人不可能从依赖(共生)发展到完全的独立(自主)。正常心理发展的特征是自体与自体客体关系本质的改变,而不是自体抛弃自体客体的过程。

自体心理学的治疗要点是,分析师通过充当当事人的自体客体,来修复其幼时的三相自体即镜映、理想化、另我(或孪生)的损伤或缺陷,并希望通过当事人与治疗师间的自体对自体客体的关系,在同感理解的条件下,使当事人能内化和转化治疗中透出的人性的光辉来重建自体。自体心理学试图通过下列的步骤来达到目的。

(一)自体—自体客体关系

科赫特认为自体客体有广义与狭义之分。广义的自体客体是一个能支持我们自体的他人。狭义的自体客体是指与早期发展有关的自体客体——即原始的自体客体(archaic selfobject)。科赫特认为正常的心理生活需以自体与自体客体的关系本质之递变来加以审视,而不能用爱的客体取代自体客体,或从自恋过渡到客体爱这些观点来理解这一进程。

自体心理学强调治疗师充当一个自体客体对当事人主观经验的同感理解的重要,也警示治疗师要对当事人自我组织层次的各种差异有所觉察。认为那些已经达到俄底浦斯或更完整的组织层次的当事人更适合于传统的精神分析法。自体心理学针对的是那些自体组织有早期缺陷的当事人,并特别注意和观察这些当事人是如何地去观察和体验他们的治疗师的。

(二)自体与自体客体移情关系

自体心理学认为治疗师可以建立一种情境以鼓励最原始客体关系激活。但同时也认为自体客体或移情关系是自发产生的,无需分析师刻意的主动。对自恋人格障碍而言,他们的若干发展的需求没有在儿童期获得适当的回应,但也没有完全地受到挫折,因为儿童期至少有一个自体对自体客体的需求得到回应。这种被回应的感受存留在记忆里,让人的希望并未完全破灭。而当精神分析的特定情境(同感的治疗师)提供希望启动的机会,这希望就被强化且促成移情关系的呈现。在分析过程中,可以呈现三种自体客体式的移情关系。"镜映移情"指受伤的雄心尝试着要引发自体客体的肯定与赞成的回应;"理想化移情"指受伤的理想促使自体寻求与理想的、全能的客体的融合;"孪生(或另我)移情"指受伤的天分与技能的中间区域寻找自体客体,以给他提供相似性的安抚经验。

对有自恋型人格障碍的当事人而言,治疗的职责是促使他去面质其理想化及镜映的移情关系,面对和了解自己的夸大自体以及将治疗师理想化的需要。一旦当事人内化了治疗师的人格结构而建立新的内在结构时,就有了掌控自己的能力。借着当事人对治疗师完美功能的需求,治疗师创建一种类似于童年的情境,并在治疗中呈现给当事人尚可应对的挫败,当事人就会体验并内化这一过程。成功的治疗可导致建立起一个基础坚固、功能健全的自体。

四、案例及其分析

下述案例来自一位治疗师的治疗记录。

A,男性,37岁,已婚。某名校毕业生,现为外企白领。有自己的车和房,并称拥有的存款一辈子也花不完,但觉得生活没意义。自16岁起就一直为"人终究避免不了一死"这样的问题所困扰,感到恐惧。20年来常用努力工作和学习来转移注意力。近几年来每当想到死亡问题时就控制不住恐惧不安,需用拳头捶打自己或墙面,直到出血方能控制。有时在飞机上出现这样的问题时,甚至有劫机的冲动,伴随而来的是更深、更沉重的犯罪的恐惧。A困惑不解:自己并不是个胆小鬼,为什么患了"恐死症"(当事人自己给的诊断)。因为越来越痛苦,故下决心停止工作半年来治疗自己的心理疾病,并计划如果在中国找不到好医生就去美国治疗。在对其做了排除器质性疾病的检查后,我思考的是:他的精神症状下隐藏的是些什么意义呢?不排除这个症状包含着人类面对死亡的焦虑感,但这并非他的主要问题。我脑子里出现了这样的假设:这种自虐性的行为可能是一种反向行为,即将指向他人的攻击性转向自己。

A在最初几次会谈中表现出傲慢,较多地介绍自己的辉煌,声称自己患的是绝无仅有的病。问他以前从其他心理医生那里听说过"恐死症"吗?答"否"。这次是因为听说我从美国回来,故才来试试。我试着与他探讨了一些关于人生的问题并对他的痛苦表示同情与理解。几次面谈后,A迅速将我理想化,夸张地声称在中国我是唯一能治疗他的人,自己所有问题都会得到解决,并反复要求我查查外文资料,看国外有无类似疾病的报道。他在讲这些时,并未顾及我的感受,似乎是与一个臆想中的人对话,给人一种距离和情感上的空白感。我的感觉是:A在叙述自己的辉煌和特殊疾病时,是要治疗师将其当作一个特殊当事人对待,这是典型的理想化移情,也呈现当事人的病态自恋。当事人如此赞美治疗师实际上是在赞美自己,就像一个漂亮的人要配一件漂亮衣衫一样,特别的当事人需要特别优秀的治疗师相配。这来自他过去的经历——是对早年缺乏肯定接纳式关爱的代偿。当然,这也是他无论读书还是工作,总是比别人优秀的动机。

有一天,A看见我买盒饭。在紧接着不久的一次面谈时,A迅速将我贬值,称我与家庭妇女没有什么区别,不像他想象的那样,故此感到失望。他还嘲笑我不打扮、不化妆且治疗收费太低。我对这一切表示理解与宽容,因为对A来说,他的治疗师的价值正是他自身价值的一部分,他因为不允许自己平凡,故而也就不允许他的治疗师平凡。他缺乏将他人与自己区别开来的能力。在这一阶段中,A的移情方式也呈现了他的人际关系模式:理想化对方,并希望对方如他想象中的十全十美。当发现治疗师也很"平凡"时,就不免感到失望。

我想探究的下一个问题是:是什么原因让一个人不敢或不愿去做一个平常人?

A出生在一个农民家庭。爷爷和奶奶靠着勤扒苦做创下了一份产业,在当地有较好的声望。父亲是当地的文化人,很有才学,乡亲们凡有文字上的需求皆由父亲代劳。A有一兄一姐,A与其兄在恢复高考后相继考上大学。父亲一生不得志,自"土改"起一直在大队或公社做着写写算算的工作,始终也没有实现"农转非"。母亲出生在大户人家,从小受到三从四德的教育,是典型的中国传统女性,能干贤惠,对父亲百依百顺。A称父亲喜欢人家求他和崇拜他。记忆深刻的是:每当他从公社回来,绝不先回家,必围着村子转一圈,让他的所有崇拜者知道他回来了。这样,父亲在家时,家里总有乡亲围着他,听他高谈阔论家事国事天下事。父亲经常教育他们哥俩,男人当"修身齐家治国平天下",并告诉他们哥俩"扶老携幼"是人生第一要务。但A没有留下父亲向家人表达感情的记忆。

父亲还有一件必做的事情是:每年大年三十吃团圆饭前,必开一次家庭会,每个家庭成员必须检讨一年的生活学习和工作,这种状况一直持续到哥俩离家上大学。当A回忆这些时说:"那真是些要命的记忆,桌上摆着一年中难得一见的好饭菜,村子里鞭炮声声,家里在开'批斗会',我们得一个一个将自己的缺点讲够讲透,马虎应付还不能通过。"父亲经常对他的崇拜者们说的是:我堂前教子,枕边教妻。

A忆起有一个傍晚,父母亲带着A访亲回来,途中经过村中的坟场,A知村中一位很熟悉的并抱过自己(年幼时)的老奶奶刚死不久,埋在那儿,因而吓得大哭。父亲呵斥道:这样胆小,将来能有什么出息。自此之后,A数次试在傍晚走过坟场,但每次都因害怕而未成功,以至后来白天都不敢经过。16岁患病后,曾想以独自穿越坟场来克服自己一想到死亡问题就恐惧的情绪,此次尝试获得了成功,情绪因而好了一阵,但终不能持久。

A上学后,学习一直很好,父亲经常与老师联系要其对儿子严加管教,因此,在学校如有任何差错父亲必然教训一顿。A称父亲一辈子对他们指责多,夸奖极少。念初中二年级时,A第一次反抗父亲:"你自己没有蛮大的能力,你凭什么教训我。"但事后,A深感内疚,觉得自己不孝。A对父亲最终的评价是为人不圆滑,只会讲直话,对家庭是个负责任的人。"他生活节俭,抽劣质烟,他那样做是想帮我们成长。"

在谈到父亲时,A呈现明显的矛盾情感,既怨恨,又对这种感情感到内疚,并称像"修齐治平"、"扶老携幼"这些父亲常说的话好像铭刻到了自己心中。这表现在工作上永远是最优秀的,自己挣钱后资助了许多亲戚。……我心里明白A内化了父亲的行为和价值观。当A讲到这儿时,我提醒道:这情景与你父亲年轻时经常邀请乡亲到家里的情形有没有一点类似?A显得震惊,但没有反驳。

A告诉我,他求治前生意上首次失败(这也是他症状加重的原因),自认为很丢面子,也不愿在家人面前流露沮丧情绪。这阶段A回顾了初中时一次考试成绩不理想,父亲带他到老师面前表态"下不为例"的情形。事后,父亲写了一副对联贴在A的房门上,具体内容记不清,好像是头悬梁、锥刺股的意思。谈到这里,A显得很激动,似乎意识到了什么:"我好像总在跟自己脆弱的意志搏斗。小时候,过坟地怕鬼,遭父亲斥责后,总认为自己是胆小鬼,一直想在夜里穿过坟墓。

……

随后发生的一件事情让我坚信了我的假设——症状下压抑的是对他人的攻击性。因为我的一位好友患病去世,我陷入了深深的悲痛中。当A又一次谈起死亡问题时,我自己有一种强烈的欲望要谈这个话题,此时的我已违背当事人中心原则。当这个话题占去40分钟时,A嗫嚅地说:"我要发作了……死亡不可控制……医生,我对你很失望……我不能对你失望……你是最优秀的医生……你是最好的……"A边说边将两只捏得紧紧的拳头打向自己。在这一瞬间我读懂了A病症的全部意义。正像美国著名精神分析家科赫特所言:分析师的治疗室就是一个实验室,在这儿我们能够观察到人类最细微的精神现象(Kohut, 1974)。像所有的心理障碍者一样,症状只不过是表面的伪装。此时的分析师在A眼里是父亲,是道德说教的象征,分析师并未真正理解A内心的需要,甚至违背了A内心的需要,A为此有满腔的愤怒,但这种愤怒被更强大的道德伦理所压制,最终这种攻击性转成自虐式的症状。我向A解读了他症状的含义,A有一种防线被攻破的感觉,诉说了自己总希望得到赞美,总希望得到别人肯定的需要,诉说了对父亲的愤怒:"他这辈子并未给家庭带来任何益处,但对子女百倍苛求,并操纵子女的选择。我原想当一名教师,可他硬是不让。他扼杀了我想当一名教师的愿望。他从来也不曾了解过子女们的需要,而且还要口口声声说这是对我们负责。"

A再次来访时,我们讨论了他的婚姻家庭问题。A说:"我总记得男人的职责是扶老携幼,我总是将最好的尽量地给我的妻儿,但妻子并无感谢之意。"我说:"你认为好的并不见得就是妻子需要的,就像你父亲认为他将自己最好的东西(做人的准则)给了你,但你并没感觉到他顾及了你的需要一样。"A感到震惊,并开始反省自己:"我既在反抗父亲,很多方面做的却与父亲类似。"

与A的每次面谈都让人触动,一个具有正统儒家"修齐治平"理想而又怀才不遇的父亲,将家当成了变相展现自己欲望的戏台。A在这种环境下,压抑了太多的正常的欲望,并内化了父亲的价值观。

对自恋的分析式心理治疗之要点是,系统地分析当事人病态的无所不能,并对其加以治疗性利用,这将有利于病态的无所不能以及最原始的客体关系的展现。在分析场所被激活的病态无所不能给人一种距离和情感上的空白感。在当事人这方,被激活的病态的理想化的自身投射到分析师身上,似乎在这间房里只有一个理想的无所不能的人和一个影子式的、赞美的补充物。在当事人和分析师之间,角色时常颠倒,这是这种自恋移情的基本表达模式。

分析师必须清楚,当事人这种无所不能的幻想和表现,表明他试图去再设计分析师以适合自己的需要。分析师系统地分析这种移情的属性,也要满足一些当事人对赞美、对再次证实自己无所不能的需要。此时,来自分析师的理解和帮助,将痛苦地带领当事人觉省到分析师的自治和独立的功能。分析师要忍受、宽容这一阶段出现的生气和贬值,分析师对这种原因的解释要逐渐地进行,要允许当事人去整合正面和负面移情,整合理想、信任和生气、轻蔑、偏执的不信任(童俊,2001)。

结果A症状消失,逐渐去学习接纳和宽容自己,同时也去学习接纳和宽容他人,去学习区分自己和他人的欲望。当然,成长需要时间。

五、自体心理学的评价

科赫特在客体关系理论的基础上,把研究重点从本能驱力或自我转移到自体上,把自体视为心理世界的核心,强调我们如何利用人际关系来发展自我知觉和自尊,形成了精神分析中的新的理论模式。

科赫特在对自恋及自恋型人格障碍的理解和治疗方面,提供了新的见解。科赫特认为自恋基本上是正常及健康的,有它自己的发展或转化轴线,可以在某个特定点上固着住,因此有其自身的病理形式而需要特殊的治疗形式。科赫特在临床上的实践是很扎实有力的。他认为,自恋人格代表了发展的被抑制,源于自体客体,即父母亲的自体病变。治疗的实质就是使病人的自体因早期自体客体的创伤性失败而受阻的发展过程得以继续。

然而,自体心理学中的一些概念并非都是很清晰或界定分明的,譬如自体的概念。有多人指出,科赫特的自体心理学在许多方面是雷同于客体关系理论家的,如远离驱力模式,注重母婴关系及前俄狄浦斯期的发展,强调心理疾病源于自体意识感的缺乏而非本能与自我、超我、社会要求之间的冲突。有人认为自体心理学否定了传统精神分析的所有核心概念,因此不属于精神分析阵营。

思考与练习

1. 心理咨询有哪几种理论体系,它们的主要特点是什么?

2. 根据经典的精神分析理论,个体是在不断地重复着自己童年生活的内容,你对这一观点有何看法?

3. 咨询师应如何发展自己的咨询理论和方法?

4. 简述移情概念及其在心理咨询和治疗过程中的表现与作用。

5. 何谓投射性认同? 在客体关系理论的心理治疗中投射性认同的作用如何?

6. 自己选择一个精神分析咨询或治疗的案例,分析其中体现出来的精神分析观点和治疗要点。

第五章 人本—存在主义的心理咨询理论和体系

在当代心理咨询与治疗的发展过程中,人本—存在主义的心理咨询与治疗是在第二次世界大战之后出现的取向。它们反映了二战后西方世界对物质主义和人的价值沦落的批判性反思的社会思潮。通常认为这一阵营或取向包括以人为中心疗法、存在主义疗法、格式塔疗法和现实疗法。① 之所以将这些疗法归入一个总的阵营,主要是因为它们有一些共同的倾向,如采取现象学的立场,强调情感体验,强调尊重和依靠受助者内在的力量,等等。这些特点使得它们与精神分析体系和认知—行为体系有明显不同,因而成为当代心理治疗的一个独立的阵营。至于这几个治疗体系之间,在基本概念、理论假说,以及治疗方法上,则是各有一套、自成一体。本章将分别对以人为中心疗法、存在主义疗法、格式塔疗法和现实疗法的发展历程、基本理论、心理治疗过程、基本策略和技术进行介绍,并对每一种疗法做出评价。

第一节 以人为中心疗法

精神分析疗法在问世之后的半个世纪里在心理治疗领域一直占据着统治地位,这个局面在 20 世纪 40 年代后期,由于当事人中心疗法的出现被改变了。罗杰斯(Carl Rogers)所创立的这一体系对人性持有积极的观点,强调咨询关系对人格改变的重要作用,并提出形成治疗性咨询关系的三个要件。以人为中心疗法曾经风靡一时,尽管现在已不复当年的兴旺,但它仍是几个重要的治疗体系之一,它的一些理论和概念,已经被大多数治疗体系所吸收,成为整个心理治疗领域的共同财富。

一、以人为中心疗法概述

(一)以人为中心疗法的发展历程

以人为中心疗法的发展大体可分为四个阶段(Gilliland,James,Roberts & Bowman,1984)。第一个阶段以罗杰斯 1942 年出版的《咨询和心理治疗:临床实践中的若干新概念》一书为标志。在这本书中,罗杰斯提出了一些与当时占主导地位的指导式心理治疗理论截然相反的观点。其中一个重要观点是:当事人比治疗师更了解他们真实的自己,治疗要取得好的效果,必须由当事人而非治疗师来指导治疗过程。这一时期的罗杰斯治疗体系被称为"非指导性治疗"(nondirective therapy)。

---

① 严格地说,现实疗法不完全算是人本—存在主义的体系,也有人将其划入认知行为治疗体系。

1951 年,罗杰斯的《当事人中心治疗》一书出版。这标志着以人为中心疗法进入了第二个阶段,这一阶段的罗杰斯治疗体系被称为"当事人中心治疗"(client - centered psychotherapy)。在这本书里,罗杰斯对其治疗思想进行了系统阐述,对一些重要的概念,如人的自我概念、自我概念与机体经验的关系等从现象学的角度进行了更为深入和清晰的探讨。在治疗策略上,罗杰斯强调准确地进入当事人的现象世界,要求既重视当事人所说的事实内容又要注重认知内容下面的情感体验。

第三个阶段以罗杰斯 1957 年发表的《治疗性人格改变的充分必要条件》这一有里程碑意义的文章为标志。在这篇文章中,罗杰斯以理论假说的形式正式提出了治疗关系对治疗的决定性意义,以及形成治疗关系的充分必要条件。为验证这些假设,在这一阶段,罗杰斯带领其弟子进行了大量的实证研究。

第四个阶段约始于 20 世纪 70 年代初,这一阶段的罗杰斯治疗体系被称为"以人为中心治疗"(person - centered psychotherapy)。这一名称的改变反映罗杰斯兴趣范围的扩大,从心理治疗扩展到教育、社会、家庭乃至民族冲突等领域。他认为以人为中心的方法不仅可以改善个体的生活,同时也可以化解个体之间或团体之间的矛盾冲突。

(二)以人为中心疗法的特点

1. 人本色彩的人性观

罗杰斯认为人性本善,人性是积极的、创造性的、亲社会的,因此心理咨询与治疗应该营造出一种有助于人性充分发挥的氛围,以恢复和提高人的价值和尊严。这种人性观跟精神分析的观点相去甚远。

2. 现象学的方法论

以人为中心疗法主张每个人都生活在其主观现实之中。这个主观的世界就是所谓现象的世界。个体的行为,包括心理病理性的行为,都只能从个体自身角度才能得到最恰当的理解和解释。因此,心理咨询与治疗不应以一些外在的标准来评估当事人,而应站在当事人的角度,用当事人的眼光看世界。同时,个体的现象世界是完整的,每个部分都只能从与整体的联系中得到解释,任何一个部分的改变都会造成总体的改变。

3. 强调咨询关系的治疗论

罗杰斯认为好的咨询关系具有治疗效果,是当事人人格改变的充分必要条件。治疗者如能在咨询中做到真诚一致、无条件积极关注和同感理解,就能够与当事人形成一种具治疗性的咨询关系。在这种关系氛围中,当事人感到没有威胁与限制,能够自由地体验自己的情绪感受,充分地探索自我,从而达到治疗效果。

二、以人为中心疗法基本理论

(一)人性观

罗杰斯不但认为人天生即具有本性,而且相信人性本善。最能体现其人性观的概念是"实现趋向"。它大体是指,生物要将其由遗传赋予的潜在的性状充分展现出来,要将自身的机能充分发挥出来,这些性状的展现和机能的发挥是向上、向前、积极的,是富建设性、创造性和亲社会的。生物体具有"机体智慧"（organismic wisdom），在自我实现的过程中，人类个体的机体智慧会通过"机体评价过程"（organismic valuing process）来评价什么是符合实现趋向的，什么是阻碍实现趋向的。

（二）现象场

罗杰斯认为每个人都生活在自己的主观经验世界中，这个主观的经验世界即为"现象场"（phenomenological field）。现象场才是一个人的真实生活世界，它决定着人的思想、感受和行为。只有自己最清楚自己的现象场，其他任何人（包括治疗师）都不可能像本人那样清晰地了解。但是，每个人现象场的所有内容，并非都能被自己完全意识到，头脑中意识到的只是很小一部分，还有很多内容没有被意识到。有些难以被意识到的内容，正是因为其与已有的自我结构不一致，乃至对自我结构构成了威胁，从而造成主观经验与自我结构的分离，而治疗师正是通过帮助当事人意识到其现象场中更多的内容来促进主观经验与自我结构的统一。

（三）自我

自我是现象场中对自己的知觉和评价，是现象场的核心。罗杰斯认为自我是自我意识与自我评价的统一。它主要包括：个体对自己的知觉和评价，个体对自己与他人关系的知觉和评价，个体对环境的知觉及自己与环境关系的评价。

婴儿最初的现象场是浑沌一片的，随着其与环境和他人的互动，逐渐把自我与非我分开，形成最初的自我。在实现趋向的作用下，婴儿根据机体智慧对经验进行评价并形成自我，但随着自我意识的萌芽，一种"积极关注的需要"（the need for positive regard）也开始出现。就是需要别人对自己的肯定、重视和喜爱，此后又发展出一种积极的自我关注的需要，就是需要自己觉得自己是有价值、有能力、值得重视和喜爱的。为了满足积极关注的需要，在跟周围人（通常是照料者）的互动中，儿童逐渐认同了身边重要他人对自己思想、感受和行为的要求；而积极的自我关注往往也反映他人的积极关注。由于他人积极关注通常都是有条件的，因此，最终儿童会对自己形成一种有条件的积极关注，而这正和成人对他们的积极关注是一样的。

儿童将父母或社会的价值观内化，使之成为自我结构的一部分，就习得了有条件的价值感（condition of worth），然后用这些有条件的价值感取代机体评价，由此来判断哪些经验是好的，哪些是不好的。当经验与价值条件一致时就被意识到，相矛盾时经验要么不进入意识，要么被歪曲。

（四）心理失调的原因

当经验与自我不一致时，个体会下意识地感受到威胁，从而感到焦虑。焦虑的本质是个体在潜知觉中感到某种经验和自我不一致，并且这种不一致可能会进入意识中。一旦产生焦虑，个体就会启动防御。防御通过否认或歪曲经验来阻止经验和自我的不一致被意识到，从而维持积极的自我关注。

只要经验与自我之间存在不一致，只要个体否认或歪曲经验，就存在心理失调。在一般情况下，个体通过防御维持着自我的统一性和完整性；当失调非常严重或明显，导致防御不能有效进行时，就会产生焦虑；如果防御失败，焦虑被意识到，也就是原来自我的异己力量得以呈现，就会导致原本统一的自我解体。

咨询心理学

在以人为中心疗法看来,所有心理问题的根源就是经验与自我的不一致或失调,因此,心理问题只有程度的差别,没有种类的差别。

三、以人为中心疗法治疗过程

(一)治疗目标

罗杰斯常常用"变成自己"、"从面具后面走出来"这样的话来描述以人为中心疗法的治疗目标,其基本含义是"去伪存真"。"伪"就是与个体的价值条件相一致的思想、体验和行动方式,"真"就是个体本真的思想、体验和行动方式。去伪存真后的人将成为机能充分发挥的人。机能充分发挥的人的基本特点是:对经验充分开放,更富存在感的生活和越来越信任自己的机体。

(二)治疗条件

心理治疗的过程就是人格改变的过程,心理治疗的条件也就是人格改变的条件。以人为中心疗法认为人格的改变仰赖于具有治疗性的咨询关系,而要形成这种咨询关系,治疗师在对待当事人的态度上必须具备三个条件,分别是:真诚一致、无条件积极关注和同感理解(empathic understanding)。

1. 真诚一致

真诚一致要求治疗师在咨询关系范围内表里一致、统整,让自己的任何经验无阻碍地进入自己的意识,以最真实的面目面对当事人。罗杰斯认为"真诚导致信任",当事人在充分信任治疗师的条件下,能够没有顾虑地进行自我探索。但真诚并非意味着治疗师要把自己的感受统统告诉当事人,而应以当事人和治疗的需要为转移。

2. 无条件积极关注

无条件积极关注是指无条件地对一个人表示接纳、认可、欣赏、喜爱,而不以对方的某种品质或行为或者整体的价值为依据。在这种氛围中,当事人能够更自由地让经验进入到意识中,不再以价值条件作为甄别经验的依据,逐渐学会对自己无条件地积极关注。

3. 同感理解

同感理解是三个治疗条件中最重要、最具治疗效果的。它是指治疗师体认当事人内部世界的态度和能力。罗杰斯这样描述同感理解:"感受当事人的私人世界,好像那就是你的世界一样,但又绝未失去'好像'这一品质——这就是同感理解。"(Rogers,1959)同感理解能够有力地帮助当事人理清其思想、感受,然后重新认识它们、接纳它们。

(三)治疗过程

罗杰斯认为治疗过程或当事人的人格改变可以分为七个阶段(Rogers,1961):

(1)当事人僵化固执地对待个人感受,对经验视而不见或习以为常。

(2)在理想的治疗条件下,当事人产生被接纳的感觉,开始"有所动",但个人建构仍然相当僵化。

(3)当事人流露和释放出一些东西,但仍然将自己当作一个客体对待。

(4)当事人的感受更强烈、更生动,对经验与自我之间的矛盾和不一致之处有所认识。虽然对感受还不能开放地接纳，但已开始流露出要接纳的意思。

（5）当事人可以体验并自由地表达自己的感受，但在体验和接纳自己的感受时，仍然有点迟疑。能够面对自身体验的矛盾，并意识到自己的责任。此时，个体对自己的个人建构有了更多的自觉，并不断地检验它们。

（6）当事人的感受能够自由流动，并被即时接受。自我和感受不再分开，而是合为一体。不过，仍偶尔会回到上面那个阶段。

（7）一旦达到第六阶段，当事人所取得的进步几乎是不可逆转的。所以，即使结束治疗，在咨询室之外改变也可以继续发生。在这个阶段，当事人所达到的状态就是前面讲到的心理治疗的目标——机能充分发挥的人。

四、主要策略和技术

以人为中心疗法并不强调专门的治疗策略和技术，而是把重点放在营造良好的治疗关系氛围上。罗杰斯在《协助关系的特征》一文中，谈到了治疗者如何营造一种治疗性的咨询关系的个人体会，共10点。

（1）治疗者能否做到让当事人觉得他是值得信任的、可靠的，以及在某种深刻意义上是表里一致的？

（2）治疗者是否有足够的表达能力，能够将自己清楚地传达给对方？

（3）治疗者能否让自己体验到一种对别人的积极态度，即温暖、关心、喜爱、感兴趣和尊重的态度？

（4）治疗者是否有足够的力量使自己和当事人分开来？

（5）治疗者是否有安全感，从而能够允许对方拥有自己的独特性？

（6）治疗者能允许自己完全进入到当事人的感受和个人意义的世界里去，并且像他一样地看这些感受和意义吗？

（7）治疗者能不能接纳当事人向他呈现出来的每一个面相？

（8）在治疗关系中，治疗者是否足够敏感，能够注意自己的举动，而不使当事人感到受威胁？

（9）治疗者能否帮助当事人解除外在评价的威胁？

（10）治疗者能否视当事人为一个正在"形成"过程之中的人，治疗者自己是否愿意做一个变化中的人，能否做到不受自己的过去和当事人的过去的束缚？

五、以人为中心疗法的评价

（一）贡献

以人为中心疗法的第一个贡献也是主要贡献是其对治疗关系的重视和研究。从以人为中心疗法开始，心理治疗开始重视咨询关系对治疗的作用。绝大多数治疗师都认同其所提出的形成治疗性咨询关系的三个条件，它们成了当代心理咨询和治疗实践的共同基础。

第二个贡献是它充分信任当事人的能力。它开创了注重当事人在治疗中作用的先河，当治疗师充分信任当事人的能力时,似乎会产生一股神奇的力量,推动咨询取得进展,推动当事人发生改变。

第三个贡献是它强调治疗中咨询师的人格和态度的作用,而非方法技巧,这有助于咨询师形成自己的咨询风格。

(二)局限

以人为中心疗法也有一些明显的局限。首先,过于重情轻理。太过重视情绪感受而忽视理性。这一点已有不少批评。其次,该体系存在一种个人主义取向。让人过于关注自己的存在,而忽视其他人的存在。再次,以人为中心疗法的治疗师显得十分消极。完全依靠当事人来引导治疗进程,对某些内省能力强的当事人可能合适,对其他一些当事人则可能旷日持久而收效甚微。最后,以人为中心疗法拒绝诊断或评估,不对心理障碍分类,也忽视具体技术和策略。尽管它对这些常规做法的批评有些可能合理,但并非不能在运用这些方法时做到扬长避短,充分利用这些手段更迅速而直接地理解和协助当事人。

第二节　存在主义疗法

存在主义疗法没有专门的创始人,也没有成为一个独立的治疗学派,而更类似于一种哲学思想在心理治疗中的运用,因此常被称为是治疗实务的一种智性取向和治疗者所遵循的一种哲学。[①] 存在主义治疗的目标是帮助人建立自我反思的能力,树立对生命的信心。

一、存在主义疗法概述

20 世纪 40、50 年代,欧洲各地分别出现了一些存在主义观点的心理治疗方法,均为哲学上的存在主义思潮在心理治疗上的应用。其兴起和发展,很大程度上受到了社会和经济环境的影响:一方面,当时的欧洲是两次世界大战的起源地和主战场,人们遭受着战争带来的物质、肉体和精神损耗,政府还没有找出一套行之有效的解决办法,因此工业革命以来社会所存在的矛盾更加激化,许多人对生活失去信心,觉得人生荒谬,人与人之间也更加不信任和互相猜疑。另一方面,随着社会结构由传统手工业向现代工商业社会的转变,人们纷纷进入讲求效率和分工精细的大型工厂,机械重复的工作让人们日益觉得终日庸庸碌碌,没有存在的价值,人与人之间的关系也逐渐冷漠和疏离。存在主义治疗在此时应运而生,它企图协助人们处理这些困境,如空虚、孤独、无力感等。

以下简要介绍两位对存在主义疗法的发展起了重要推动作用的存在主义治疗师:弗兰克和罗洛·梅。

1. 弗兰克

弗兰克(V. Frankl)1905 年出生于维也纳,犹太人。1942—1945 年,先后被纳粹囚禁于奥

---

① ［美］Corey G. 著,李茂兴译:《咨商与心理治疗的理论与实务》(第五版),(台湾)扬智文化事业公司,1996 年版,第 212 页。

斯威辛集中营和达库集中营。在这段痛苦的经历中,他领悟了一个道理:人所拥有的任何东西都可以被剥夺,唯独人性的最终自由——在任何环境中选择自己的态度和生活方式的自由——不能被剥夺。他认为,人无时无刻不在寻求生命的意义,而且"知道为什么而活的人,几乎可以忍受任何的生存方式"(Frankl,1963)。

此后,弗兰克开始致力于发展"意义治疗法",创作了其成名作《对意义的追寻》,在这本书中,他提出了意义治疗的基本概念,奠定了意义治疗在心理治疗界的基础。弗兰克认为大多数人虽然生活在世上,却缺乏对生活意义的了解。当停下例行事务或工作时,便会感到"无意义"或"存在的虚无"(existential vacuum)。意义治疗法强调人的自觉和独特性、自由与责任,肯定人超越生理和心理的精神层面的自由,并能经由工作、爱、成败、苦痛、死亡来发觉生命的意义。

2. 罗洛·梅

罗洛·梅(Rollo May)将存在主义疗法在美国发扬光大,其主要著作对美国的存在主义治疗实务产生了重大影响。他的著作颇多,作品大多强调人的创造力、自由和责任。他在1969年出版的《爱与意志》中提到:能孤独存在且面对死亡世界,才是人们最真实的挑战,人应关注其社会和文化。治疗者必须追寻人生的更高价值和理想,以协助当事人更有意义地追寻。

二、存在主义疗法基本理论

(一)人性观

存在主义疗法认为人是有意识地进行选择和自我实现的,并非受生物本能的驱动。人有意识地生存在由"环境"(物理的和生物的环境)、"共境"(人类社会)和"我境"(自己的意识或内部世界)组成的世界之中。人对自己的未来,可以自由地进行选择,因此也必须对这种选择承担责任。

弗兰克认为人具有生理(physical)、心理(mental)和灵性(精神 spiritual)三个层面,这三个层面相互作用。生理和心理需求得到满足,使人感到快乐,而精神需求得到满足,会使人感到有价值。

(二)自我觉察

存在主义认为,自我觉察(self - awareness)在人的生存中起着重要作用,它让人感到"身"、"心"、"灵"三个层次的需求和满足;它也协助人做出反应和决定。自我觉察的能力为人类所独有,因此人类才能够既选择其生活方式,又要为此负责。发展自我觉察能力,就能增强我们充分体验生活的能力。在心理治疗过程中,治疗者要帮助当事人增强自我觉察能力,这种觉察包括当事人对选择、动机、影响个人的因素以及个人目标的觉察等。在此之前,当事人必须了解,增强自我觉察既能发掘出更多自我实现的潜能,但同时也会带来许多矛盾和挣扎,将难以再回到原来的状态。

(三)终极关怀

所谓"终极关怀",是指人类生活在世界上不可避免的、最终必须要关注的东西。与心理治疗关系最密切的四种终极关怀是死亡、自由、孤独与无意义(Corsini & Wedding,2000)。

1. 死亡

死亡是最明显的终极关怀。存在主义认为,在求生的欲望和死亡的**必然性**面前,个体会产生内在冲突。当人感到死亡是不可避免的时候,会有一种觉得自己一无所有的体验。人们害怕死亡,为了应对这种恐惧,便发展出各种防卫机制来避免觉察死亡。随着这些防卫机制的建立,个体的人格结构也逐渐形成。如果无法超越对死亡的恐惧,个体就会产生一些不适应的症状和不良的人格结构。所以说,死亡是与心理治疗关系最密切的终极关怀之一。

2. 孤独

存在主义认为,人从生到死都是孤独的,没有其他人可以代替一个人的生命历程。人的命运都是独一无二的,每个人都是用自己的态度和行动在塑造着独特的人生,每个人都独立地诠释着自己的生活,必须自己决定要怎么活。当人们认识到这些是别人无法代替的,认识到无法依赖他人来肯定自我时,便会感到孤独。

当人觉察到自己的孤独,却又想摆脱这种体验时,便会产生内心冲突。人们害怕这种"存在孤独",就会使用防卫机制来应对它,有些防卫机制可能是不恰当的,便会导致一些不良的人际关系行为。所以,孤独与心理治疗的关系也十分密切。

3. 自由

存在主义的自由指的是个体主宰自己的世界,每个人都要自己规划自己的生活、做决定与行动,与此同时也必须对自己的选择负责。个体一方面感受到这种自由,但另一方面又感到除了自己之外没有其他背景事物存在,只有无尽的虚无,因此面对自由时,会产生对背景事物的渴求,于是便产生了内在冲突。

存在主义认为,自由和责任是一个硬币的两面。在人们自由地做出选择时,人们也必须为这些选择负责。在心理治疗中,当事人对自由与责任的觉察和逃避、对做决定的畏惧,都是值得探讨的话题。治疗者要帮助当事人认识到:不是其他人或力量对自己的生命负责,而是自己对自己的生命负责;不是其他人来回答生命的意义,而是自己回答自己生命的意义。

4. 无意义

存在主义认为,当人感到生活无意义时便会产生空无感,持这种态度生活便会感到人生索然无味,行为没有动力,没有选择的标准而仍被迫选择,于是会对生活感到厌烦,甚至会导致抑郁、自杀。

弗兰克认为,人生的意义源于价值感的获得。主要有三种价值感的来源:创造性价值、经验性价值和态度性价值。创作、发明、工作带来创造性价值;在爱与被爱的体验中感受到经验性价值;通过逾越困境和成败经验获得态度性价值。

另外,存在主义治疗者还认为,生命的意义是具体而非抽象的,不应去抽象地探求生命的意义,而应在具体的生活体验中去感悟生命的意义和价值。当人们投入到丰富的生活体验中去时,当人们依自己的生活际遇创造出多姿多彩的生活的时候,生命的意义感会油然而生,而不再需要费力的思索。

(四)心理失调的原因

存在主义认为心理失调的原因在于人与"终极关怀"的对抗所带来的矛盾冲突。终极关怀的内容是令人难受、沮丧和害怕的,个体不愿面对它们,但最终却又不得不面对。因此,内心会产生矛盾冲突,感到焦虑。为了应对焦虑,人们发展出各种防卫机制,有的人会采用一些无效的防卫,以求取得暂时的解脱。这种无效的防卫不仅会影响人们生活的能力,而且会引起次级焦虑(secondary anxiety)。因此,存在主义治疗师会协助当事人找到内心冲突的来源,帮助其确认无效的防卫方式,并发展出新的、有效的焦虑应对方式。

三、存在主义疗法治疗过程

(一)治疗目标

存在主义疗法的治疗目标是,通过让当事人体验其存在的真实性,帮助其了解自己存在的意义和潜能,进一步了解如何去开发潜能。具体目标可大致归纳为以下四点:(1)协助当事人了解自己的真实生活状况;(2)协助当事人选择自己认为有意义的生活方式;(3)让当事人学会对自己的选择负责;(4)协助当事人应对选择所带来的焦虑。

(二)治疗过程

有些存在主义治疗者把治疗过程划分为三个阶段:第一阶段,协助当事人澄清他们对世界的看法,鼓励他们去质疑并重新界定自己感知世界的方式和理解存在的意义;第二阶段,鼓励当事人更深入地检查目前所持价值体系的来源和可靠性;第三阶段,协助当事人接纳所发觉的内在自我,并将这种对自己的了解付诸行动。

(三)治疗重点

存在主义治疗的焦点在于协助当事人了解其目前的生活状况,帮助他们重新认识和选择。所以,在分析当事人的问题时,强调协助当事人确认和澄清他们的价值观、信念和假设,以判定其有效性。对许多当事人来说,这并非易事,他们一开始多半会将问题归咎于外界环境,强调他人或环境应对其现在的状况负责。治疗者要引导当事人真诚反省自身的存在,并从自身的角度检视问题何以出现。除了协助当事人觉察自己,存在主义治疗还鼓励当事人以治疗过程中的领悟为基础,进一步采取行动。也就是说,治疗最终要达到的目标是让当事人将自己在治疗过程中发觉的新的价值观应用在具体行动上。

四、主要策略和技术

如本节开头所述,存在主义疗法更类似于一种哲学思想在心理治疗中的运用,因此它并没有专门的策略技术,有时会引用其他学派的技术。以下简要介绍两种弗兰克在其意义治疗中发展出的治疗技术。

(一)矛盾意向法

当事人有预期焦虑或恐惧时,弗兰克会要求其刻意地去欣赏其所担心害怕的事情,从而可以让当事人自己作为旁观者来客观地观察自己的恐惧焦虑,避免因陷入对焦虑的期待不安中而导致的焦虑上升,从而促使其对恐惧焦虑事物的态度颠倒。兹举一个案例:一位年轻的医科学生,每当他要进行手术时,就开始极度担心,他担心若是主任走进来,他就会控制不住地发抖。于是,每当主任走进来,他的恐惧果然就导致他的颤抖。所以,他只好每次手术前喝大量

咨询心理学

的酒来克服这个困扰。为了改善这一状况，治疗师要他每当主任走进手术室时，就对自己说："主任来了，我要向他显示我是多么善于颤抖。我一定要表现给他看，我可以抖得多么美妙。"经过这样的治疗后，当事人的状况果然有了改善。由此可以看出，矛盾意向法用这种幽默的方式，使当事人与自己的困扰保持一段距离，当当事人开始自嘲时，就已经在好转了。

（二）减反省法

减反省法（de-reflection）主要用于减少当事人的过分注意和过分反省。反省通常是潜意识自动的思考，反省过度往往会导致行为的减少。减反省法能帮助当事人重新信赖自己的身心；同时，它帮助当事人将注意力转到生活的积极面，朝前看，而避免将注意力集中在目前的困境。也举一个案例：有一位女士，她会强迫性地注意自己吞咽的动作，并担心自己会窒息而死。这种强迫性自我观察严重干扰了她的饮食，导致体重大为减轻，人也变得没有精神。治疗者要她在吞咽时对自己说："我不需要去注意我的吞咽动作，因为真正说来我并不需要去吞咽，吞咽是顺其自然自己完成的。"治疗者利用减反省法使当事人重新信任自己的身体，使吞咽成为一种非意向性的活动。

五、存在主义疗法的评价

由于存在主义治疗关心人类的终极关怀问题，因此它对于正处在发展危机中的当事人十分适用。这些发展危机包括：青年人的自我认同问题，中年人婚姻和工作失败，空巢征候群，遭遇重大生活打击，年龄增长造成生理变化而引起的焦虑等。同时，对于那些感到生命无意义、内心空虚的人，感到与自我、他人或社会疏离的人也同样适用。

另外，存在主义治疗强调人的自主性、尊严和价值，它的这样一些理念仍在不断渗入其他学派当中，为心理治疗提供一个完整的哲学根基。存在主义疗法带给治疗者许多关于内在信念的思考，如"人的本质是什么？""人类行为有可能改变吗？""谁来做决定，治疗者还是当事人？""自由的本质为何，人能自由决定吗？"等等。

但是，存在主义疗法太过哲学化，抽象的理念难以在临床实践中运用，同时也要求当事人必须具备一定的抽象思考及表达能力，而且存在主义疗法没有完善的治疗技术，有时必须借用其他学派的治疗技术，这都导致了其应用性较差。此外，存在主义治疗者时常会采用一些含糊笼统的术语来叙述自己的治疗风格，这也使得后人对于存在主义疗法的研究和应用产生困难。

第三节　格式塔疗法

德语词"格式塔"（gestalt）意指有组织的整体，格式塔疗法重视对人格整体的构造和整合，强调当事人当下的知觉和体验，而不重视过去的经历。在其形成和发展过程中，吸收了现象学、场理论、存在主义等养分，使得这一疗法在理论和临床实践上都显得比较充实。格式塔疗法从 20 世纪 40 年代创立至今，已经成为当代心理治疗领域的一个重要流派，并正在获得越来越多的认可。

一、格式塔疗法概述

格式塔疗法由费伦茨·皮尔斯(Fritz Perls)和其妻子劳拉·皮尔斯(Laura P. Perls)于20世纪40年代创立。皮尔斯1893年出生在柏林一个犹太中产阶级家庭。1920年获得柏林大学医学学位后,成为了一名精神科医生,在此期间,他接触到许多著名的格式塔心理学家、存在主义哲学家和精神分析师,如存在主义哲学家马丁·布伯(Martin Buber)、保罗·蒂利希(Paul Tillich),精神分析师凯伦·霍尼(Karen Horney)、魏尔海姆·赖希(Wilheim Reich)、海林·奥托(Helene Otto)等,他们的思想都给皮尔斯留下了深刻印象。

皮尔斯和妻子劳拉一起于1935年创建了南非精神分析研究所。在此期间,皮尔斯吸收了整体论、存在主义、现象学、场论的思想,为格式塔疗法的萌芽和发展奠定了基础。在南非期间,皮尔斯和劳拉共同完成了《自我、饥饿和攻击》一书,书中提出了"心理的新陈代谢"的观点,提出了"聚焦治疗"(focusing therapy)的技术,并认为格式塔疗法的目标是"唤醒一个更完善生命的组织机能"(Perls,1947)。

1951年,皮尔斯的著作《格式塔治疗:人格中的兴奋与成长》(*Gestalt Therapy:Excitement and Growth in the Human Personality*)出版发行,这是一本关于格式塔治疗的理论与实务的基础书籍。皮尔斯和劳拉于1952年创建了纽约格式塔治疗研究所,专门从事有关格式塔治疗的专业讨论、工作坊和团体治疗活动。1960年以后,皮尔斯不断搬迁和访问不同的国家或地区,并在许多地区建立了格式塔培训中心。经过半个多世纪的理论探索和实践发展,格式塔疗法已经成为西方主流心理治疗流派之一。

二、格式塔疗法基本理论

(一)人性观

格式塔疗法认为,人类与生俱来就有一种朝向整合的内驱力和追求完满的倾向。我们的机体具有自我调节机能,它会引导人朝着同化、成长和自我实现的方向发展。成熟的个体能接受自己的本然状态,真实面对自己的生活和周围的环境。然而,在后天成长的过程中,个体会受到周围人的影响,而去否认、压制自己的需要,按照"应该"的样子去做,结果离自己本真的样子越来越远,导致心理的扭曲。

(二)机体的自我调节

格式塔疗法认为,人类机体具有与生俱来的自我调节(self-regulation)能力,它帮助个体在需求的失衡和平衡之间转化并获得成长。有两种机体自调节方式:一种是当个体产生某种需要时会体验到失衡,这时机体会自发地产生满足需要以恢复平衡的愿望,于是机体会围绕需要的满足动员全身的能量直到需要被满足。一旦需要被满足,个体就会处于一种平衡状态,直到出现新的需要。另一种调节方式是,由于机体的自我调节是朝向成长和自我实现的,因此它会促使有机体自发地产生需要以打破平衡。所以,平衡状态维持不久后,个体又会开始新一轮失衡和满足需要恢复平衡的循环。在机体的自我调节作用下,人在失衡和平衡间循环往复,获得成长和进步。

按照格式塔疗法的观点,人如果听从机体的自我调节是很理想的,但在现实生活中,另外一种调节方式的存在却严重干扰了这一机体自调节过程,这就是在人的成长过程中将外在规范内化而形成的"应该—不应该"的调节。这种调节方式有时会与机体的自调节产生冲突,于是个体可能按照外界要求的"应该"的方式去行动从而牺牲了自我的需要,这会让机体感到难受,有时又会满足了自身的需要却不符合"应该"的标准,这时个体又会陷入深深的自责。于是,心理能量被大量消耗在这种矛盾冲突中,从而阻碍了个体机能的充分发挥。

皮尔斯认为,有机体的自我调节是整合了精神和躯体、理智与情感、自主性和自发性的,它完整地发生而充满智慧。但在"应该"的调节中,认知主宰一切,没有感受和整体知觉,机体与真实的自我失去了接触。因此,最佳选择是按照当下的真实需要发挥机体的自我调节,而不是根据想当然的"应该"进行选择。

(三)心理问题的成因

有两个理解格式塔疗法所认为的心理问题成因的关键概念:"未完成事件"和"固定格式塔"。

1. 未完成事件

未完成事件(unfinished business)是指尚未获得圆满解决或彻底弥合的既往情境,尤其是创伤或艰难情境。皮尔斯认为,个体有一种满足需要的自然驱力,在机体自调节作用下,机体能够顺利地实现需要,完成格式塔。但有时由于"应该"调节方式或其他外界因素的干扰,导致个体不能顺畅地实现需要,于是形成一个不完整的格式塔。这一格式塔在个体的意识之外潜在地发挥作用,形成"未完成事件"。未完成事件的实质是心理能量的抗争:不完整的格式塔为了达到完整,会调动许多心理能量来满足需要;与此同时,为了与这一力量相抗争,个体又要动用许多心理能量来压抑未完成事件。在这一过程中,心理能量被大量消耗,当那些不完整的格式塔在意识层面下暗流涌动、时刻想要浮出水面时,个体在潜意识层面会对如何处理它们感到恐惧、焦虑和无助,这时就会产生各种症状。

2. 固定格式塔

固定格式塔是指神经症患者在应付未完成事件时的症状表现或僵化的应对模式。当需要无法满足而形成未完成事件后,个体仍然不会放弃满足需要的努力和尝试,此时神经症患者会通过变相的方式来满足,他们会无意识地通过生理、情绪和认知的种种症状和僵化的行为模式来弥合未被满足的需要,既掩盖住对原初需要的觉察以保护自我免受伤害,同时又隐晦地满足未被满足的需要。譬如,一个小孩从小被父母忽视,经过自己的许多努力仍然无法获得父母的关注呵护,慢慢地这将成为一个未完成事件,在应付这一未完成事件时,这个小孩可能出现生理症状,如呼吸阻断、胸部肌肉僵硬;在认知上,他可能将父母不关注自己解释为"我不讨人喜欢"、"父母很忙"等;在感受上可能被其他感受所代替,比如"我讨厌别人的关心";在行为上可能表现得过于照顾其他人,等等。这些扭曲而僵硬的认知、情感和行为方式即为个体的固定格式塔。

三、格式塔疗法治疗过程

(一)治疗目标

格式塔心理治疗的总目标是协助当事人了解自己的需求和外界环境的要求,以及处理好二者的关系。在达到这一目标的过程中,最重要的是增强当事人的自我觉察,自我觉察包括觉察的能力和觉察的意识两个方面,觉察的内容包括自我了解和接纳,对环境中各种选择的了解和对选择负责。

(二)治疗过程

1. 心理治疗的过程即探索的过程

由于格式塔治疗强调当事人的自我觉察,因此整个治疗过程也就是当事人一步步自我探索、越来越走近真实自我的过程。在治疗过程中,治疗师所使用的技术都是为了促进当事人的探索,而在治疗结束后,治疗师也鼓励当事人坚持自我觉察、自我探索,从而继续发展和丰富格式塔。

2. 改变是自然的过程

当事人在机体的调节和"应该"的调节之间摇摆,有时这二者是相互矛盾的。这样,当个体在"应该"的控制下按照"应该"行事时,就处在了自己的对立面,这时阻抗会很强,个体很难改变。治疗师此时不应该扮演矫正者的角色,而应该协助当事人成为其所真是,帮助当事人从"应该"的框框里走出来,恢复其最自然、最真实的状态,这时改变就会自然发生。而且这种改变是全面的、整体的,而非片面的、局部的,当事人的症状将在这种成为自己的过程中缓解和消除,并最终获得成长。

四、主要策略和技术

格式塔疗法遵循一些基本的治疗原则,在格式塔治疗理论和基本原则的指引下,治疗师可以发挥和创造出许多技术,以应对不同的治疗情境。因此,格式塔治疗并没有统一的治疗形态和风格,只要是服务于格式塔治疗的总目标的,且符合基本治疗原则的策略和方法都可以加以运用。

(一)基本策略

1. 增强自我觉察

如何增强当事人的自我觉察,对格式塔疗法来说是个关键问题。以下是一些基本原则和方法。

(1)对自我觉察的三个区域进行探索。在治疗过程中,治疗师可以根据自我觉察的三个区域来进行探索,这三个区域是指内部区域、外部区域和中间区域。内部区域指人的主观知觉和内心世界,包括各种身体感觉和感受体验等。外部区域指感受和接触世界的方式,包括行为、语言和其他接触方式。中间区域指思维、记忆、幻想和期望等,不合理信念、固定格式塔、偏见等就存在于这一区域中。

(2)透过治疗双方的互动模式进行探索。治疗过程中当事人与治疗师的互动方式可以折射出当事人的一般觉察和反应模式,并以此为线索探索当事人的人际互动模式,从而增强当事人的自我觉察。

(3)通过体验循环受阻之处来探索。在当事人追踪自己体验循环的过程中,可以发现循环受阻的地方,探索阻断的成因和方式,从而促进当事人的自我觉察。

（4）用现象学方法来探索。在治疗过程中，治疗师应没有任何判断解释，而只关注当下发生的一切，和当事人一起探索其反应、信念和情感，并表达自己最真实的体验和感受，完全是描述性和聚焦于当下的。

2. 现象学的方法

格式塔治疗常用的现象学的探索方法主要有悬搁、描述和水平化三种（Joyce & Sills，2005）。悬搁（bracketing），是指治疗师把自己对当事人和治疗关系的各种假设和主观信念搁置起来，用好奇、开放和接纳的心态面对当事人，对当下的一切反应和体验给予关注，避免仓促决定和妄下结论。描述（description）是指将明显呈现于意识中的事物进行确认并通过语言表达出来。描述仅限于当下的所见、所闻、所感，没有任何解释和判断。水平化（horizontalism）是指治疗师对治疗室中正在发生的一切给予同等程度的重视，而非区别对待。

3. 对"两极"的探索

这是一种将两极——被意识所接纳的、占据觉察主导地位的部分（top dog，称为胜利者）和被意识忽视或拒绝、处于背景的部分（under dog，称为失败者）——呈现出来并进行探索的策略。胜利者是那些为外界所接受、认可、欣赏的部分，这些外界的标准在个体的成长过程中被内化，而成为自我的一部分；失败者则是那些被外界所反对、拒绝、惩罚的部分，个体在成长过程中学会了对这部分进行掩埋，不让其进入意识。尽管不被意识所觉察，失败者仍然会潜在地发挥作用，它和胜利者的冲突会逐渐导致自我的分裂。个体为处理这种潜在的冲突会消耗大量能量，因此要将这种潜在的冲突引入觉察中，探索它们对当事人的意义。

4. 增强自我支持和环境支持

增强自我支持和环境支持的意义主要有两方面。一方面，格式塔疗法认为，缺乏充分的自我支持以及不能恰当地选择和利用环境的支持是心理失调的一种表现。因此，要解决当事人的心理失调，就必须协助当事人不断发掘自身的力量，逐渐建立起强大的自我支持，与此同时学会识别和利用环境的支持。另一方面，心理治疗是一个痛苦而漫长的蜕变过程，当事人要想改善自身的存在模式，其自我支持必须足够强大和稳定。同时，自我支持的建立也需要来自环境的充分支持，在心理治疗中，治疗师的技术、治疗关系，甚至治疗师本人，都是重要的环境支持来源。

（二）实验技术

格式塔疗法认为，个体对真实自我的觉察可以消除心理失调，使个体获得成长，但这一过程往往十分缓慢，会受到个体不自觉的阻挠和外界环境的干扰。为了促进这一过程，皮尔斯提出了"积极实验"（active experimentation）的技术，使用该技术可以营造出一种治疗氛围，在这种氛围中当事人会更容易探索自我的潜在冲突，尝试新的行为方式和存在方式。

该技术要求治疗师营造出一种安全的氛围，在这种安全的氛围中激励当事人探索被压抑的情感，即所谓的"安全紧急事件"（safe emergency）。此时当事人会重新面对过去的创伤体验，这种体验曾经是被其压抑、忽视或拒绝的。但在治疗过程中，由于有治疗师营造出的这种安全的氛围，当事人可以更勇敢地去探索这些体验，增强对这些体验的觉察，并领悟到这些被压抑的情感与现在的行为问题之间的联系，从而形成适应性更好的行为反应模式。那么，如何进行实验呢？

1. 实验步骤

实验的步骤包括：

（1）治疗师识别并向当事人描述其反复呈现的主题或情形。

（2）治疗师向当事人建议实验。当事人有知情权和拒绝权，治疗师要告知其实验的风险，以及治疗师会提供足够的支持和安全感等。

（3）评估和根据当事人的反应调整实验的风险系数。风险系数较小的实验包括想象一个场景或者用语言描述想象中的场景；风险较大的实验包括练习想象中的行为或者和想象中的人物大声交流等。

（4）实施实验。实验开始，随着实验的进行，当事人越来越接近被否认和压抑的体验，此时会产生焦虑感和危机感。在治疗师的支持鼓励下，当事人能够勇敢地克服这些感受，最终触碰到内心最隐秘的那些情感，从而慢慢接纳被压抑的那一部分自我。

（5）实验结束。

（6）吸收与整合。治疗师协助当事人从认知和现实的层面吸收和整合实验所带来的领悟。

2. 实验的技术

治疗师可以创设许多有助于增强当事人内心体验，增进对内心矛盾冲突觉察的实验方法，以下简要介绍常见的几种实验技术。

（1）心理剧（psycho drama）。让当事人或团体成员表演当事人现实生活的情景。通过扮演现实生活中的角色，有助于当事人探索自我和情境的各个方面，增加其对被否认的情感体验的觉察、理解和接纳。

（2）表演（enactment）。让当事人在想象中同过去生活中的或目前生活中的真实人物进行交流，或者同自我的不同部分（尤其是被自己否认或忽略的部分）进行对话。从而表达出内心隐藏或压抑的情感，增加对这部分体验的自我觉察和接纳。

（3）停留在僵局中（staying at the impasse）。当被当事人强行压抑的感受开始出现时，当事人可能会尽力回避或逃避，此时治疗师引导当事人停留在这种令人难受的感受中，细细地体验这种感觉，体会它对自己的意义和影响。这一过程需要极大的勇气，当事人常常要忍受巨大的痛苦，但是这一过程后往往能出现成长。

（4）放大和节制（amplification and moderation）。通过放大或节制当事人在当下的某些行为来增强觉察。人的内心体验会通过躯体动作、声音等非言语信息表达出来，而且往往非言语信息能比言语信息传达出更多的内心真实感受。当事人的有些动作可能十分细微，但如果能加以关注并进行放大，可能探索到这些动作背后隐藏的信息，触及内心被压抑的一些感受。而有的当事人可能通过夸张的动作、表情等来掩饰自己真实的体验，将注意力放在这些夸张的非言语信息上，从而忽视内心的真实感受，此时需要使用节制技术，控制这些夸张的表达而去关注内心的真实情感。

（5）双椅技术（two‐chair work）。在当事人坐的位置对面放两把椅子，让当事人轮流坐在这两把椅子上扮演自我的胜利者（top dog）和失败者（under dog）的角色，让这两部分进行充

咨询心理学

分的对话。在此过程中,当事人能够去体验自己受外界的影响而内化的价值观,这一部分好像是挑剔的父母,他们提出"必须"、"应该"的要求;同时,也能够体验自己那部分被拒绝、被惩罚的情感,它们可能是内疚、无助、懦弱,等等。这两部分以前是在当事人内心相互冲突的,耗费了大量的心理能量,而现在帮助当事人在意识层面上充分地理解这两者之间的矛盾冲突,并在此基础上再进行重新整合。

五、格式塔疗法的评价

格式塔疗法从创立至今的半个多世纪里,已逐渐得到日益广泛的应用,它被应用于短程治疗、团体辅导、家庭婚姻咨询、短程危机干预、心理工作者的自我觉察训练、问题儿童的行为矫正、员工培训、教师培训、哀伤辅导以及企业组织发展等各个领域。

格式塔疗法的理论和实务综合了各家理论而形成,并没有非常大的创新和突破,因此其对整个心理治疗领域所作的贡献常常被忽视,但这并不能掩盖它对主流的心理治疗所产生的影响,它对心理治疗的原则和实践的大量描述、对对话式治疗关系的强调、对整体论和场论观点的坚持、对选择和责任等存在主义观点的重视等都日益渗透到心理治疗领域并起到了一定促进作用。

第四节 现 实 疗 法

现实疗法(reality therapy)是当今重要的心理治疗流派之一。它由美国精神病学家威廉姆·格拉塞(William Glasser)于 20 世纪 60 年代创立,经过 40 多年的演变,现在已经发展成为"新现实治疗"(new reality therapy)。

一、现实疗法概述

(一)现实疗法的发展历程

利隆(Lennon,2000)将现实疗法的发展历程分为四个阶段:第一个阶段是从 1960—1980 年的现实疗法,第二个阶段是从 1980—1990 年的控制理论(control theory),第三个阶段是从 1990—1996 年的优质学校(quality schools),第四个阶段是从 1996—2000 年的选择理论与关系(choice theory and relationships)。2000 年以来,现实治疗进入了第五个发展阶段,称之为新现实疗法。

1. 1960—1980 年的现实疗法

1960 年,格拉塞写就了《心理健康还是心理疾病?》一书,该书提出了很多关键概念。这本书最初是用于给加利福尼亚青年局的工作人员开设系列讲座。1962 年,格拉塞开始在公开演讲时将他的治疗取向称为"现实治疗",并将其作为他第二部著作的主要内容。1965 年,格拉塞出版了其标志性著作《现实疗法》。这本书标志着他从精神病学观点向新的治疗思想的转变,公开地向传统治疗的理论和实践发起了挑战。格拉塞还致力于将他的理论应用于实践,如1972 年出版的《认同社会》一书就证明了这一点。

2. 1980—1990 年的控制理论

受威廉姆·鲍尔(William Powers)1973 年出版的《行为：知觉的控制》一书的影响，格拉塞的理论在 20 世纪 80 年代取得了巨大进展。他找到了一直在追求的很多关于知觉和行为的关键思想。《控制理论》一书的出版成为其理论发展的重要里程碑。

3. 1990—1996 年的优质学校

这个阶段，格拉塞着手将其理论发现应用于教育中。陆续出版了《教室中的控制理论》、《优质学校》、《优质学校中的教师》、《呆在一起》等著作表达他的教育理念。

4. 1996—2000 年的选择理论与关系

1996 年 4 月，格拉塞到澳大利亚等国做巡回学术演讲。在澳大利亚，他得出一个结论：几个世纪以来人类的环境并未得到改善。尽管科学技术迅速发展，人权和人性等领域也有些进步，可是婚姻冲突、毒品和暴力仍在继续。他将这些归结为世界对外部控制心理学的依赖。此后格拉塞的作品都是对他以往思想的完全反思。1998 年《选择理论》一书出版，尽管它初看起来还有点像早期的控制理论，但重点已经大不相同。它标志着新心理学代替了外部控制心理学。在新心理学中，格拉塞提出了关系是将人们带进心理治疗中的关键问题。

5. 2000 年以来的新现实疗法

2000 年，格拉塞发表了《每个学生都能成功》一书，列出了格拉塞优质学校具体的经营管理细节。这本书与《选择理论》、《行动中的现实治疗》一起成为格拉塞新现实疗法的代表作。

现实疗法至今仍然在持续吸引着世界各地的追随者。它的研究院和成员在全世界几十个国家和地区十分活跃。格拉塞的很多著作被翻译成各种语言。

（二）现实疗法的基本特点

1. 拒绝精神疾病的概念和医疗模式

除非有确实可查的大脑病变，选择理论一般拒绝精神疾病的概念和以此为基础的医疗模式。格拉塞的选择理论认为，许多被诊断为精神分裂症的人其实是选择了发疯，用发疯这种方式来逃避需要承担的责任，并引起他人关注。因此，精神分裂是做出一种选择后的结果，而不是一种疾病。这种选择在思维过程中发生，然后延伸到行为方式，如同神经症一样，都是人自发选择的结果。因此，并不存在所谓的精神疾病，也不需要进行医疗施治。

2. 强调选择和责任

现实疗法认为心理疾病是个人选择的结果，个人应该承担起选择的责任。因此，在治疗中治疗师应该让当事人对自己的行为负起责任来。但是在治疗中，当事人很有可能否认治疗师的这种说法，治疗师明智的做法是不去与他们辩驳，否则正好给当事人一个借口选择更加疯狂，以让治疗师相信并非是他们自愿选择发疯，他们无力改变。治疗师应将注意力放在当事人可能做的正常的积极的选择上，以使他们更加接近正常的积极的思想和行为。

3. 聚焦于关系而非症状或过去

在传统治疗中，治疗师花大量的时间聚焦在当事人的过去或症状上。格拉塞认为，聚焦过去和症状会起到让当事人逃避面对当前不满意关系的负面作用。治疗师应把重点放在当前人际关系的改善上，只有当事人的人际关系改善了，症状才可能减轻和消除。格拉塞认为，陷入对过去经历或对症状的长时间探讨会导致治疗时间增长,而聚焦于当前的问题可以大大缩短治疗时间。

现实疗法的独特之处也是相对的。科瑞认为现实疗法在许多方面类似于存在主义疗法、以人为中心疗法和格式塔疗法,都强调人的主观世界,强调人有选择的自由,并承担伴随选择而来的责任。现实治疗法和以上三种疗法的不同之处在于,格拉塞认为行为是统合的,包括行动、思考、感觉、生理反应四个要素。这意味着当事人所能选择的不仅仅是行动,也包括他们的思考、感觉和生理反应。

二、现实疗法基本理论

(一)人性观

选择理论认为,人天生带有内部目的,包括五种需要:生存(survival)、爱与归属(love and belonging)、权力(power)、自由(freedom)和享乐(fun)。其中,爱与归属是最重要的需要。这些需要驱使我们在生活中做出各种行为来满足它们。但是,每个人在这些需要的强弱上是有差异的,不同的人对不同需要的渴求程度是不同的。

(二)选择理论

1. 基本理念

选择理论是现实治疗的理论基础。选择理论认为,无论在什么情境中,人都会选择并做出某种行为。人不能控制环境,但是能控制自己如何行动。在同样的环境中,不同的人可能做出不同的行为选择,有的人的行为方式健康而理性,而有的人可能显得病态疯癫,这都是选择的结果。人类的行为好似许多不同的连续统一体,不同的人处在这些连续统一体的不同位置,处于什么位置都是个体自由选择的后果。

2. 重要概念

(1) 优质世界。每个人的头脑里都好像有一个优质世界(quality world),在这个世界里储存着过去许多的经历图像,这些图像记录着我们的需要曾经是如何得以满足,并为个体提供借鉴,当有某种需要渴望满足时,可以有一些什么样的方式。优质世界储存的是过去既定的时间里满足需要的理想方式,随着时间的推移,可能出现新的满足方式从而修改了这些图像,也可能旧的满足方式无法再起作用,而需要个体主动地修改图像来改变需要的满足方式。主动修改图像的这个过程往往并不容易,治疗师需要做的就是协助当事人进行这种改变。比如说,曾经最能够满足当事人爱与归属需要的重要他人离世,可能导致当事人优质世界里的这一部分图像需要进行修改,治疗师要协助当事人找到新的能够满足这种需要的来源,建立起新的图像。

(2) 真实世界、感觉系统和知觉系统。图像是如何进入优质世界的呢?所有的图像都来源于真实世界(real world),它由人、环境和实际发生的事情组成。个体通过感觉系统,包括视觉、听觉、嗅觉、味觉和触觉体验真实世界。然后将感觉输入知觉系统,首先经过知识过滤器,它帮助我们判断信息是否有用。通过知识过滤器的信息再被传递到价值过滤器,它判断这些信息是积极的、令人愉快的还是消极的、痛苦的或是中性的。最终这些信息以人物、环境和事件的方式储存在优质世界中。

3. 对行为的解释

格拉塞认为行为或称"整体行为"（total behavior）包括四个部分，分别是：做—行动（doing - action），思考—认知（thinking - cognition），感觉—情绪（feeling - emotion），生理—身体（physiology - body）。这四部分截然不同但又不能分开，它们共同构成了一个整体行为。人的一生就是不断进行各种行为的过程，每一个行为都是为满足自己的需要所进行的尝试，行为具有目的性，是为了填补我们的需要与知觉到已经获得的之间的差距。

三、现实疗法治疗过程

（一）治疗目标

新现实法认为当事人问题的根源在于人际关系，要么是缺乏基本的人际关系，要么是人际关系不和谐。因此，治疗的目标是帮助当事人修复人际关系，治疗师要指导当事人建立满意的人际关系，教给他们更为有效的行为方式。

（二）治疗原则

在现实疗法的治疗中，治疗师需要遵循以下一些原则，这些原则共同构成了现实疗法的行动指南。

（1）和当事人发展出相互卷入式的咨询关系。当事人能够感受到治疗师的关心、理解、接纳、支持和信任。在这种关系氛围中，当事人体会到治疗师相信其能为自己做出选择并为选择负责，从而增强其自我价值感，逐渐承担起选择的责任。

（2）避免讨论症状和过去，聚焦于现在的人际关系；所有的困难都是由目前不满意的人际关系造成的，症状只是当事人选择的处理不满意关系的方式而已。

（3）聚焦于整体行为中的行动和思考部分。相对于感觉和生理，行动和思考更容易掌控，当行动和思考改变时，感觉和生理也会相应改变。

（4）鼓励当事人判断他们选择的行为是否有可能满足自己的需要，在此过程中，治疗师不参与判断和决策。

（5）协助当事人制定具体可行的计划，以修复重要的人际关系。然后，自始至终协助他们评估计划的进展情况。

（6）保持耐心和支持。修复关系的过程可能是困难而漫长的，治疗师应保持充分的耐心并给予足够的支持，不管当事人抱怨什么，始终坚持修复关系是最可能解决他们问题的方案。

（三）治疗过程

治疗刚开始时，要建立起良好的治疗关系，在此基础上，探索当事人的需要及其满足需要的整体行为，进而请当事人自我评价目前需求的满足情况。在这些探讨后，如果当事人愿意尝试新的满足需要的行为，就协助其拟定行为计划，并承诺去执行。在执行的过程中，如遇当事人未依计划执行的情况，治疗师不接受任何理由，但也不惩罚或放弃，而要让当事人自己去承担不执行计划的后果。在治疗后期，治疗师要持续跟踪当事人的改变状况，并在需要时提供更进一步的治疗。

四、主要策略和技术

伍伯丁(Wubbolding,2000)用"WDEP"这个缩略语来概括现实治疗的主要策略和技术。一个字母代表一组技术,W:愿望和需要(wants and needs);D:方向和行动(direction and doing);E:自我评价(evaluation);P:计划与承诺(plan and commitment)。

1. 愿望和需要

探索当事人的愿望和需要。治疗师通过有技巧的询问,帮助当事人识别和界定自己的需要,以及了解如何满足自己的需要。对愿望和需要的了解是后续治疗的基础。可以从不同的方面,如当事人的家人、朋友、工作、学习等方面来探讨需要得到什么,还可以探讨希望从治疗中获得什么,以及对自己有何期望,等等。

2. 方向和行动

现实治疗师强调当前而非过去,强调对当前行为的改变而非对过去行为的探讨。现实治疗中很少讨论过去,除非过去的行为对当前的行为有重大影响。现实治疗强调整体行为中的行动部分,尽管并不否认倾听当事人感受的作用,但并不只集中在感受的讨论上,而会把更多注意力放在行动和思想的改变上,行动和思想相对于感受更容易掌控和改变一些。

3. 自我评价

现实疗法要求当事人对其整体行为的每一部分都做出评价。当事人只有在充分了解当前整体行为的质量和效能之后,才有可能产生改变的愿望以及真正实施改变。在此过程中,治疗师鼓励当事人自我评价,但并不参与这一评判的过程,当事人按照其整体行为满足内心需要的程度来进行行为有效性的评价。但是,有些当事人的评价系统刚开始可能是紊乱失调的,此时治疗师就需要主动介入。譬如对酗酒者而言,他们的思维评价系统可能不足以判断其行为方式的正确性,此时治疗者需要积极干预,加以指导。随着治疗的进展,当事人的评价系统逐渐健全之后,治疗师的干预可以慢慢减少。

4. 计划与承诺

在当事人清楚了自己的需要和决定实施更有效的满足方式之后,需要进一步制定行为改变的计划,并承诺按照计划来实施。计划是当事人进行改变的依据,在实施计划的过程中,如果发现不合适需要修改,也可以在治疗双方协商一致的情况下进行调整。在此期间,治疗师应不断鼓励当事人承担起选择和行动的责任。伍伯丁指出,一个好的计划应具备简单、可行、可测量、及时、由计划者控制、承诺不断执行等特点。

五、现实疗法的评价

现实疗法的应用比较广泛,在个体咨询、团体咨询、婚姻与家庭治疗、社会工作、教育、危机干预、机构管理以及社区发展等方面都有所应用。格拉塞认为现实疗法适用于任何心理问题,从轻微的情绪困扰到严重的精神障碍。

现实疗法具有一系列优点,如疗程短,聚焦于当前意识可及的领域,致力于行为的改善,强调当事人的选择和责任等。而且现实疗法以积极的观点看待人,相信人可以选择并做出能够满足自己需要的事情,这些观点都是值得提倡的。

但是,也有批评者认为,现实疗法只关注意识领域内的行为,而不重视潜意识、被压抑的内心冲突、童年早期的创伤性体验等,而这些内在的冲突可能对当事人的行为选择具有非常大的影响。另外,格拉塞认为精神疾病都是选择的行为。对此,科瑞认为,将所有心理障碍都看作是行为的选择过于简单化了,生物化学和遗传因素也的确与某些行为障碍有关。

思考与练习

1. 以人为中心疗法认为治疗性人格改变的机制是怎样的?

2. 存在主义疗法认为人类的终极关怀是什么? 为什么它们与心理治疗有关?

3. 格式塔疗法认为心理问题的成因是什么?

4. 现实疗法认为应关注当前,尽量避免聚焦过去,你对此有何看法?

第六章　认知与行为理论及其他心理咨询理论与体系

除第四章、第五章提及的心理动力学、人本—存在主义的咨询理论外，认知与行为理论也是在当代心理咨询理论中影响较大的派别之一。另外，还存在着一些其他心理咨询理论，这也是心理咨询工作中经常用到的。

本章将分别介绍行为疗法、认知行为疗法以及其他心理咨询理论与体系。其中，第一节将介绍行为疗法，并对其作简要评论；第二节主要介绍阿尔波特·埃利斯（A. Ellis）的理性—情绪疗法（RET），阿伦·T·贝克（A. T. Back）的认知疗法（CT）以及唐纳德·梅肯鲍姆（D. Meichenbaum）的认知行为矫正（CBT）三种疗法；第三节则介绍其他心理咨询理论体系，包括森田疗法和折衷疗法。

第一节　行为疗法

行为疗法（behavior therapy）是在行为主义学习理论基础上发展起来的心理治疗方法。基于经典条件反射（classic conditioning）、操作性条件反射（operant conditioning）和社会学习理论（social learning theory）。行为主义心理学家们认为：人的行为（包括异常行为或生理功能）都是在过去的生活过程中通过条件反射、强化或者观察学习的方法习得的。因此，要消除或者矫正那些异常的行为或生理功能，也可以通过条件反射、强化和观察学习的方法来完成。甚至，可以通过相同的方法习得新的健康的行为。因此，行为疗法通常按照一定的治疗程序，来帮助求助者消除或纠正异常的行为或生理功能，并建立起健康的行为或生理功能。

一、行为疗法概述

（一）行为疗法的发展脉络

20世纪初，巴甫洛夫（Pavlov）的经典条件反射实验研究发现，将无条件刺激物（食物）与中性刺激物（节拍器声音）结合，可以使狗对中性刺激物也产生相同于对无条件刺激物的反应，即形成条件反射。之后，若中性刺激物多次出现，却未结合无条件刺激物进行，则先前形成的条件反射也会消退。由此得出：行为是由条件反射形成的，也可以由条件反射消退的观点。

几近同时，桑代克（E. L. Thorndike）对动物行为学习的研究也获得了成功，得出"尝试—错误"的观点，认为动物就是通过尝试错误与获得偶然成功习得行为的。之后桑代克又提出效果律，认为一种行为过程的发生频率会因该行为后果的影响而改变。

1913 年,华生(J. B. Watson)通过《行为主义者心目中的心理学》一文主张:即使是最复杂的行为也是由条件作用形成的,并进行实验加以证实。这个被称为"小阿尔伯特实验"的结果表明:人的情绪反应可以由条件作用来获得。

20 世纪 30 年代末,斯金纳(B. F. Skinner)通过动物实验研究阐述了操作性条件反射原理,并在 50 年代将他的学说应用于人类生活中。强化原理成了行为矫正(behabior modification)的理论基础,大量行为主义学家开始对其进行探索研究,研究证明某些异常行为和症状可以通过操作性行为技术进行矫正。

同时,英国著名临床心理学家艾森克(Eysenck)结合临床实践提出行为学习过程的新理论;著名精神病学家沃尔普(Wolpe)进一步发展了英国生理学家谢林顿(Sherrington)提出的"交互抑制"原理,并据此提出系统脱敏技术,用于行为治疗。在艾森克 1960 年出版的《行为疗法和神经机能病》一书中,介绍了许多应用交互抑制和经典条件反射程序的病例。这些极大地推动了行为疗法的发展。

20 世纪 60 年代,现代科学的进步促使行为疗法与现代尖端科学技术相结合,如生物反馈治疗技术。这些发展使行为疗法得到更广泛的推广和运用,从而成为心理治疗领域中一个独立的体系和卓有成效的治疗方法。

到了 70 年代,曾被称为稳健的行为主义者的班杜拉(A. Bandura)提出现代社会学习理论。该理论强调学习过程中学习主体的主观能动作用,认为学习是人与社会环境相互作用的结果,行为则是示范、观察和模仿的结果。因此,个体也可以通过示范、观察和模仿消除不良和不适应的行为或获得适应社会的行为。

渐渐地,行为疗法的应用程度大大超过了精神分析治疗,被誉为心理治疗领域的第二大势力。

(二) 行为疗法的主要特点

行为疗法的特点与其理论依据息息相关,具体表现如下。

1. 强调基础心理学的实验研究

从行为疗法的历史脉络中可以看出,行为疗法所依据的理论如经典条件反射和操作性条件反射都是通过严密实验得出的。行为疗法的治疗技术往往产生于实验心理学的研究成果,或者都经得起实验心理学的原理、方法的科学检验和论证。

2. 强调以行为为中心

行为疗法的理论基础强调行为的习得与消退都可以通过学习来完成,因此认为不良的、不适应的行为可以通过行为疗法消除,并且正常的、适应的行为也可以通过行为疗法获得。与精神分析疗法以人格、潜意识等难以直接测量的因素为中心不同,行为疗法注重的是行为,即精神分析疗法所重视的内隐因素的外在表现。行为主义心理学家们认为:只要治疗师能够设计相应的治疗方案,使病人的行为本身得到治疗和矫正,便是成功的治疗了,不假设行为背后存在的其他病因。

3. 强调环境因素

行为疗法认为环境中存在导致行为习得的重要因素,因此行为治疗的重点是:对当前环境因素进行分析,找出导致不良行为的获得和维持的因素,以及重新安排环境因素以利于消除不良行为和建立适应行为。至于过去发生的事件、以前受到的强化历史,虽然已不属于行为治疗中可能控制的变量,但可以用于分析当前行为或作为建立行为矫正程序的参考。

4. 强调对矫正方法程序的精确描述

行为矫正往往是采取一定方法,通过一定程序控制相关环境和事件的改变来影响行为。矫正效果取决于这些环境事件的具体改变,因此,有必要对矫正方法和程序进行精确的描述。另外,由于行为矫正经常需要亲人、朋友、同事等其他人员帮忙实施,对矫正方法和程序的精确描述也成了这些人员正确实施矫正程序的前提。

5. 强调对行为改变的测量

行为疗法效果体现在行为干涉前后的行为改变状况,由此对行为改变进行客观测量并记录是评价行为疗法效果的最重要步骤。对行为改变的测量包括对进行行为干涉之前行为的测量,行为矫正每个程序实施过程中行为改变的测量,以及行为矫正结束后行为的测量。对这些行为改变的测量与对矫正方法程序的精确描述一样,有利于检验该矫正方案的有效性,可以作为交流和重复使用治疗方法的依据。

二、行为疗法基本理论

行为疗法的基本理论是:人的行为,不管是功能性的还是非功能性的、正常的或病态的,都是经由学习获得的,而且也能够通过学习更改、增加或消除。这主要来自于与学习发生机制和条件相关的三大理论:经典条件反射、操作性条件反射和社会学习理论。

(一)经典条件反射

经典条件反射又称为应答性条件反射(respondent conditioning),由巴甫洛夫发现。在巴甫洛夫对狗的实验中,狗在食物刺激出现时流唾液,这时如果在给狗食物的同时加上节拍器的声音刺激,狗也会流唾液。把食物和节拍器声音刺激结合几次后撤掉食物刺激,发现狗在听到节拍器声音单独出现时也会流出唾液。这说明了食物(无条件刺激物)与节拍器声音(中性刺激物)的结合能使狗对节拍器声音产生食物刺激时的反应,这就是初级条件反射的形成。后来的研究还发现,在初级条件反射的基础上,还可以引入新的中性刺激形成次级条件反射。而具有概念和语词能力的人类,则能以概念和语词为中性刺激建立更为复杂的条件反射。值得注意的是,若出现多次中性刺激物而未加以无条件刺激物的强化,则该条件反射将被消退。

与经典条件反射相关的概念主要有强化、泛化、分化、消退以及交互抑制,简述如下。

(1)强化:是形成条件反射的基本条件,指在条件刺激呈现的同时给予无条件刺激。

(2)泛化:指条件反应扩展到类似原条件刺激的刺激上,在恐怖症的症状上表现得尤为显著。许多症状的维持和发展有赖于泛化现象的存在。

(3)分化:在发生泛化现象之后,只对特定的条件刺激予以强化,对类似的刺激不予强化,就能使有机体只对特定条件刺激发生反应,抑制泛化反应。分化的形成是选择性强化和消退的结果。

(4)消退:对已经形成的条件反射不予以强化,就能使反应强度趋于减弱甚至不再出现。

（5）交互抑制：在形成条件反射的基础上，把原来的强化物撤除，另外，也使一个不能与原来条件反应共存的反应与原来的条件刺激建立联系。如此，原来的条件反应能更迅速地消除。

（二）操作性条件反射

操作性条件反射又称工具性条件反射（instrumental conditioning），由斯金纳实验发现。与经典条件反射的区别在于：操作性条件反射中有机体的反应是自发的，不是由任何刺激引发的。相反，倒是由这一反应带来了强化刺激。强化增强了这一反应发生的概率。如鸽子按动杠杆取得食物这一实验过程中，鸽子是自发地做出按动杠杆的反应而不是因为研究者给出的节拍器声音引发这一反应的。鸽子按动杠杆后能取得食物，这样的结果能强化鸽子的按杠杆行为，多次实验过后，鸽子便学会了该行为。人的学习过程中也存在这样的规律：先前行为作用于环境产生某种结果，这种结果对主体产生激励作用，也就是强化，能够使主体习得该行为。

操作性条件反射涉及的概念有强化、惩罚、消退、强化程序等，其中与经典条件反射的一些概念有异同之处。

（1）强化：操作性条件反射的强化，指某一反应发生后接着呈现强化刺激，可以增强这一反应发生的概率。操作性条件反射的强化分为正强化和负强化。正强化指的是：在个体做出反应之后给予一个积极刺激，就能增加个体做出该反应的概率；负强化指在个体做出反应之后撤去一个消极刺激，这也能增加该行为的出现概率。

（2）惩罚：和强化相反的概念，也分正性惩罚和负性惩罚。正性惩罚也叫呈现性惩罚，指在个体做出某种反应之后呈现消极刺激，以降低个体做出该反应发生的概率；负性惩罚也叫取消性惩罚，是在个体做出某特定反应后，撤销积极强化物，以减少个体该行为发生的概率。

（3）消退：通过强化能使一种反应的出现率增加，相反，停止强化将导致这种反应的概率下降，这就是消退的过程。

（4）强化程序：不同的强化安排能产生不同的效果，有固定比率、变动比率、固定时距和变动时距四种强化程序。固定比率强化指被试出现目标行为的次数达到预定标准时，将得到一次强化；变动比率强化指被试得到强化的概率一定，但每次得到强化所需的目标行为的次数间隔则是随机安排的；固定时距强化指不管被试出现多少次目标行为，在经过固定的时间间隔后均能得到强化；变动时距强化指被试得到的强化时距有一个平均值，但每次时距随机变化。

（三）社会学习理论

社会学习理论又称观察学习理论，认为人类行为的获得过程中，并非一定要亲身得到强化，通过模仿过程也能形成学习。如骑自行车的学习，并不见得有人设计好强化程序，而是通常由观察和模仿完成。班杜拉把社会学习分解成以下四个过程。

（1）注意过程：决定了学习者在大量的示范事件面前观察什么、知觉什么、选取什么。它调节观察者对示范活动的探索和知觉。[1]

（2）保持过程：观察者对示范行为进行编码、存储，以便于重新提取和付诸行动。

---

① 叶浩生主编：《西方心理学的历史与体系》，人民教育出版社，1998 年版，第 262 页。

（3）运动再现过程：观察者把编码存储的信息转换成行为，并进行重新组合形成新的反应模式的过程。

（4）动机过程：观察者习得示范行为后，根据诱因的积极程度决定选择表现行为与否。

三、行为疗法治疗过程

在上述理论基础上，行为疗法研究者们提出了相应的两点基本假设：第一，如同适应性行为一样，非适应行为也是习得的，即个体通过学习获得了适应及非适应行为。第二，个体可以通过学习消除那些习得的不适应或不良行为，也可以通过学习获得所缺少的适应性行为。[①]因此，行为治疗过程应该包括：鉴别来访者的问题行为、确定目标行为、选择治疗技术、实施治疗计划以及评价治疗效果等五个步骤。

（一）鉴别问题行为

行为治疗的目标是矫正来访者适应不良的异常行为，这些行为也就是我们所说的问题行为。问题行为有原发的，也有继发的；有主要的，也有次要的。问题行为的鉴别工作也就是通过观察，检查记录下来访者需要矫正的问题行为，确定它们的严重程度和出现频率，作为治疗的对照基线。在鉴别问题行为的同时，还需了解引起问题行为的先行刺激、行为结果以及对来访者身心的影响。

（二）确定目标行为

在鉴别问题行为之后，就可以确定治疗的目标行为了。目标行为可以是原问题行为的消退，也可以是新行为的形成，甚至是原问题行为的改造。目标行为要有利于来访者适应环境、成长和发展，同时避免与来访者所处的社会规范相冲突，或是妨碍他人利益。值得注意的是，目标行为要有明确的定义，要可操作、易观察和便于测量。

（三）选择治疗技术

治疗师可根据行为矫治目标的性质特点和矫治方法的针对性选择治疗技术，同时，来访者、来访者所处环境，以及具体治疗环境的条件等综合因素也应纳入考虑。首先是来访者自身的特点，如患心脏病、高血压的来访者，就不适合满灌疗法等刺激性较强的方法；其次是来访者所处的环境，如来访者身边是否有能协助进行治疗的亲友；最后是具体治疗环境的条件，如生物反馈治疗时需要的仪器等。

（四）实施治疗计划

治疗计划的实施不能仅仅限于治疗师和来访者，来访者亲友的协助往往是治疗的关键。所以，治疗师在制定治疗计划时不但要与来访者商定，而且要把实施步骤和要求一并向来访者身边协助治疗的亲友详细说明，以便为来访者创造最好的治疗条件。另外，在治疗的过程中应随时监督和控制治疗的进展，观察来访者行为改变效果，并在必要时候调整治疗方案。

（五）评价治疗效果

在治疗结束后，应对来访者在治疗结束后的行为表现进行观察和评定，并与治疗开始时

[①] 钱铭怡编著：《心理咨询与心理治疗》，北京大学出版社，1994年版，第193页。

所记录的原有问题行为进行比较,考察原有不良行为是否消失、治疗期间习得的适应性行为是否得到保持甚至迁移到其他事件中,以此来评价治疗效果。当然,也可以在治疗过程中进行治疗效果的阶段性评价,以及时了解治疗方案的针对性和有效性,作为继续治疗的参考。

四、主要技术和策略

行为疗法主要包括系统脱敏法、厌恶疗法、满灌疗法、强化法、发泄疗法、模仿疗法、自我管理技术、角色扮演、自信心训练、认知—行为疗法,等等。

(一)放松训练(relaxation training)

通过放松的方法解除心理疲劳、紧张焦虑等状态,恢复体力、精神和积极的情绪。放松训练种类繁多,如气功、瑜伽等。下面简要介绍几种。

1. 肌肉放松法

要求治疗师提供类似的指导语(手臂放松):"请伸出你的左手,握紧拳头……你可以想象拳头里面有一块石头,现在需要将它握碎……把注意力集中在手臂上,是不是觉得很紧张?……坚持这种状态……请再坚持一下……好了,可以放松了……现在是不是感觉手臂很放松了?……非常放松了……"

同时,要求来访者根据治疗师的指导语进行"肌肉紧张——集中注意力保持紧张——解除紧张——肌肉放松"的练习。

2. 深呼吸放松法

让来访者找个适当的姿势,双肩下垂,双眼自然闭合,做深呼吸。这时治疗师根据来访者呼吸节奏给予指导语:"呼……吸……呼……吸……"来访者随指导语进行深呼吸。

3. 想象放松法

让来访者找个最舒服的姿势,或坐或站或卧,闭上双眼,配合治疗师的指导语进行想象。指导语的内容是使来访者感觉舒适、放松的情景,如海边的指导语可为:"我躺在沙滩上,沐浴在阳光中,身下的沙子让我感觉很舒服,海风吹来,带着淡淡的咸腥味道,海浪一阵一阵地涌着,像是妈妈轻摇着摇篮,我随着它摇晃,耳边传来的是海涛唱着的摇篮曲,多么熟悉,多么亲切……"治疗师在给予指导语时应配合适当的语音语调,配合来访者呼吸的节奏,并且也要进行适当的想象,以增强效果。

放松疗法可以单独应用于恐怖症、焦虑症的咨询治疗上,也可以结合系统脱敏、情绪想象等技术的使用。

(二)系统脱敏法(systematic desensitization)

系统脱敏法运用交互抑制原理,在对来访者施以焦虑和恐惧刺激的同时,给予与焦虑和恐惧相对立的刺激,从而使来访者逐渐消除焦虑与恐惧,不再对有害的刺激发生敏感而产生病理性反应。采用系统脱敏法进行治疗应该包括以下三个步骤。

(1)建立恐怖或焦虑的等级层次,这是进行系统脱敏疗法的依据和主攻方向;

(2)进行放松训练;

(3)要求来访者在放松的情况下,按某一恐怖或焦虑的等级层次进行脱敏治疗。

系统脱敏法主要应用在社交恐怖症、广场恐怖症、考试焦虑等的咨询治疗上。

（三）满灌疗法（flooding therapy）

满灌疗法或称暴露冲击疗法，指让来访者暴露在能使之发生恐惧反应的不断呈现的猛烈的刺激中，而不允许其逃避，使之对该刺激的恐惧反应逐步消退。

满灌疗法的治疗过程一般采取想象的方式，即鼓励来访者想象最使他恐惧的场面，或者是咨询师在一旁不停地讲述来访者感到最害怕的情境中的细节，或者是用录像、幻灯放映最让来访者恐惧的镜头，甚至是让来访者直接进入他最感恐惧的情境。在反复的刺激下，即使来访者因焦虑紧张而出现心跳加剧、呼吸困难、面色发白、四肢冰冷等植物神经系统反应，但由于来访者最担心的可怕灾难并没有发生，恐惧反应也就能逐渐地消退。

满灌疗法的主要适应症为：恐怖症、强迫症等。

（四）厌恶疗法（aversion therapy）

厌恶疗法或称对抗性条件反射疗法，把需要消除的行为或症状与某些厌恶性或惩罚性的刺激相结合，以建立厌恶性条件反射，从而使该行为减少并最终得以消除的心理治疗方法。

厌恶疗法的基本原理是条件反射理论。不良的、病态的行为既然可以在生活经历（特别是在心理创伤体验）中通过条件反射的建立而形成，那么，同样也必定可以在痛苦的反应或惩罚性的体验中通过厌恶性条件反射的建立而被抑制和消除。

厌恶疗法的主要适应症为：酒精依赖、毒品依赖、恋物癖、露阴癖、窥阴癖、强迫症等。

（五）模仿疗法（modelling or imitation）

根据社会学习理论原理，来访者可以通过模仿学习来获得新的行为反应或取代原有的不良行为。模仿学习包括两个阶段：榜样示范和模仿练习。榜样示范可以通过看电视录像、听录音和真人示范完成，模仿练习则是来访者根据榜样示范的行为进行练习。

在采用模仿学习技术过程中，首先要求治疗师了解来访者的模仿能力，以确定其是否适合该治疗方案。其次治疗师应根据来访者的实际情况设计示范行为，按照从易到难、由简到繁的顺序排列，示范情境要尽可能接近实际情况。最后，要及时对来访者正确的模仿行为给予强化，才能有助于来访者习得和巩固模仿行为，使之成为来访者自然行为中的一部分。

模仿学习技术主要应用于行为障碍等症状。

（六）角色扮演（role-playing）

角色扮演是让来访者在角色扮演的过程中学习、改变自己旧有的不适应行为或学习新行为的一种治疗技术，一般在个别治疗或团体治疗中进行。扮演的内容可以是对现实生活的重复，也可以是对未来行为的预演。

在决定采用扮演技术之后，治疗师和来访者可以先找个典型的情境，由来访者对该情境作详细说明，如情境中人物、事件等情况。然后，选定主角和配角，按照治疗师的要求进行扮演，扮演过程要求真实。之后，由治疗师或团体治疗中其他成员提出对表演过程的意见和看法，让扮演者按照这些意见改进扮演方式，重新扮演。最后对扮演者在扮演过程中表现出来的适应性行为进行强化，鼓励他们在现实生活中尝试这种新的行为。

角色扮演一般用于社交技能训练。

五、行为疗法的评价

行为疗法在教育、特殊教育、康复治疗、临床心理学、社区心理学、运动心理学、商业、工业、服务业、儿童管理、自我管理等多种领域中广泛应用，可见与其他疗法相比，有它独特的优势。如行为疗法的理论基础都来自于实证研究，因此容易说服世人；行为疗法直接以行为的矫正作为切入点，所以治疗方法简洁明快，便于掌握和治疗，等等。

然而，心理学界对行为疗法的评价，一直存在很大的争论，争论的中心主要集中在以下几点。

首先，行为疗法控制了来访者的行为。行为疗法通过控制来访者的行为使来访者消除不良行为和塑造新的适应行为，这是事实。但这个事实是否应该被责备呢？毕竟，这样的控制达到了心理治疗的目的，使来访者重新适应了社会，因此是可以接受的。

其次，行为疗法只注重外在的行为障碍，不顾引起行为障碍的内在原因。心理动力学流派的学者们指责行为疗法只改变表面的外显行为，实质上只是用另一种行为障碍代替原来的行为障碍而已，而来访者的内在冲突并未得到解决，还是会导致新的行为障碍。而实证检验发现，行为治疗的结果并未出现上述症状替代情况。

再次，行为疗法在治疗过程中似乎没考虑到人的心理是由知、情、意、行四种成分结合而成的。当然，在行为疗法之后有人将认知成分加入，形成认知行为疗法，却也只是与行为疗法一样成为应用广泛的治疗方法，并没有取代行为疗法的地位。因此，像行为疗法这种只从一个方面入手进行心理治疗的方法也还有其可取之处。

最后，是关于行为疗法的疗效。当然，每一种治疗方法都有其适应症，行为疗法可能在某些症状上不能起到最好的效果，但在行为障碍、恐怖症、焦虑症等一些常见症状上的疗效是不可否认的，对有些症状的疗效甚至是最好的。

第二节　认知行为疗法

认知行为疗法是指一组通过改变思维和行为的方法来改变不良认知，达到消除不良情绪和行为的短程的心理治疗方法。它是在人本主义心理学、认知心理学对心理治疗领域的影响下，行为疗法与认知疗法发展到一定程度相结合的产物。认知行为疗法强调认知过程对情绪、情感及动机和行为的影响，主张通过改变人的认知活动并结合行为技术的具体方法来矫正不良的情感和行为，是心理咨询与治疗领域一个新的研究方向。

认知行为疗法是在具有相近的理论取向的各自独立的研究体系上建立起来的，仅有50多年的历史，且尚未形成专门的统一的理论体系。一般认为，属于这一领域的有埃利斯的理性—情绪疗法、贝克的认知疗法以及梅肯鲍姆的认知行为矫正等。

一、理性—情绪疗法

（一）概述

理性—情绪疗法（Rational - Emotive Therapy，简称 RET）是美国著名心理学家埃利斯于

20 世纪 50 年代首创的一种心理治疗理论和方法,它在许多著作中也被译为"合理情绪疗法"。顾名思义,这种方法旨在通过纯理性分析和逻辑思辨的途径,改变求助者的非理性观念,以帮助其解决情绪和行为上的问题。

埃利斯是美国现代心理治疗家,是把认知心理学直接应用于临床的创始人之一。他生于 1913 年,于 1943 年在哥伦比亚大学获临床心理学硕士学位,1947 年获哲学博士学位。毕业后他在凯伦霍妮研究所运用精神分析方法进行心理治疗和训练,因为效果不佳,到 1953 年左右,他开始怀疑并最终放弃了精神分析的方法。由于对哲学的兴趣,尤其是他的现象学、实用主义和人本主义的认识倾向,使他融合了几种理论,开始了新的探索。通过不断的实践研究,埃利斯逐渐认识到,一个人如果有一种合情合理的生活哲学,就几乎不可能产生情绪困扰。于是他逐步巩固了自己的人性观与心理观,并提出了一套关于说明情绪失调机制的 ABC 理论,开创了一系列理性—情绪疗法的心理治疗技术。1962 年,他总结了自己的观点和方法,出版了《心理治疗中的理性和情绪》一书,从此,理性—情绪疗法正式登上了心理治疗的舞台。RET 在 60 年代早期曾采用其他疗法的一些练习方法,如皮尔斯(Perls)的"遭遇法"(encounter methods)等,后来又发展出一些属于它自己的经验性练习,这使它的行为取向也得到加强。[①] 70 年代以后,越来越多的临床心理学家加入了 RET 的阵营,RET 的原理被应用于多种多样的情绪障碍的治疗,出现了不少阐述 RET 的著作。到了 20 世纪 80 年代,RET 已经成为了一个国际闻名的心理治疗体系。

(二)基本理论

1. 埃利斯的人性观

任何一种成型的心理治疗体系都有自己的人性假设,埃利斯的人性观就成为 RET 理论的基础。在人性问题上,埃利斯持人本主义—存在主义立场。[②] 他认为,人的本性虽然存在趋向于成长和自我实现这种积极的倾向,但也存在一种非理性的、不利于生存发展的消极倾向。情绪是伴随思维而产生的,情绪和心理上的困扰是由于不合理的、不合逻辑的思维造成的。正是这种先天倾向容易使人在后天的教育和环境影响下,发展出非理性的生活态度,造成心理失调。语言是思维的重要工具,人如果不断地用内化的语言重复某种不合理的信念,就会导致难以排解的烦恼情绪。埃利斯认为,思想、情绪和行为三者是同时发生的。人可以通过思想去调整情绪、完善自我,使自己向好的方向发展。

2. ABC 理论

ABC 理论在 RET 中有核心意义,它是埃利斯关于非理性思维导致情绪障碍和神经症的主要理论。这一理论主要强调情绪或不良行为并非由外部诱发事件本身所引起,而是由于个体对这些事件的评价和解释造成的。

ABC 这三个字母来自三个英文单词的字头。A 代表诱发事件(Activating events),B 代表个体对这一事件的看法、解释及评价即信念(Beliefs),C 代表继这一事件后个体的情绪反应和

① 江光荣著:《心理咨询与治疗》,安徽人民出版社,1995 年版,第 318 页。
② 冯姬:《理性—情绪疗法述评》,《中小学心理健康教育》,2005 年第 8 期。

行为结果(Consequences)。理性—情绪疗法认为，A 并不是引起 C 的直接原因。继 A 发生之后，个体会对 A 产生某种看法，做出某种解释和评价，从而产生关于 A 的某些观念即 B。虽然这一过程因自动化而不经常为人所意识，但正是由这个过程所产生的 B，才是引起情绪和行为反应的直接原因。ABC 理论认为个体的认知系统对事物产生的不合理、不现实的信念是导致其情绪障碍和神经症的根本原因。因此，RET 治疗实践的核心就是通过争论、质疑(disputing)来改变求助者的观念(B)，进行控制其情绪和行为结果(C)。

3. 非理性观念

RET 理论强调情绪困扰和行为不良都来源于个体的非理性观念，治疗的重点也在于改变这些观念。埃利斯通过临床观察，总结出日常生活中常见的产生情绪困扰，甚至导致神经病的 11 类不合理信念。韦斯勒(Wessler)对埃利斯的 11 种不合理信念加以归纳和简化，指出绝对化的要求(demandingness)、过分概括化(overgeneralization)以及糟糕至极(awfulizing)是这些非理性观念的三个主要特征。

（1）绝对化的要求。在非理性信念中是最常见的，是指个体以自己的意愿为出发点，认为某一事物必定会发生或不会发生的信念。

（2）过分概括化。是指一种以偏概全的思维方式，对自己和他人做出不合理的评价。

（3）糟糕至极。是一种对事物的可能后果非常可怕、非常糟糕，甚至一种灾难性的预期的非理性观念，是强迫症、抑郁症等神经症发生的认识根源。

（三）治疗过程

理性—情绪疗法的目标是要尽可能减少求助者不合理信念导致的情绪困扰与不良行为的后果，帮助其拥有一个现实的、理性的、宽容的人生哲学，使他们能带着最少的焦虑、抑郁和敌意去生活。其治疗的过程可分为以下几个步骤：

（1）诊断阶段：治疗者根据 ABC 理论对求助者当前的问题进行初步分析和诊断，找出其情绪困扰和行为不适的具体表现(C)，以及与这些反应相对应的诱发事件(A)，并对两者之间的不合理信念(B)进行初步分析。

（2）领悟阶段：治疗者进一步明确求助者的不合理信念，并使求助者在更深的层次上领悟到他的情绪问题是由于他现在所持有的不合理信念造成的，他应该而且能够对自己的问题负责。

（3）修正阶段：这一阶段的工作是技术性和方法性的，也是 RET 整个过程的核心内容。治疗者运用多种技术使求助者修正或放弃不合理信念，并代之以合理信念，从而使症状得以减轻或消除。

（4）巩固阶段：治疗者帮助求助者进一步摆脱原有的不合理信念及思维方式，强化新的合理观念，帮助求助者在认知方式、思维过程以及情绪和行为表现等方面重新建立起新的反应模式，减少他在以后生活中出现情绪困扰和不良行为的倾向。

（四）主要技术和策略

1. 与不合理信念辩论

与不合理信念辩论是最常用、最具特色的方法，它来源于希腊哲学家苏格拉底的"产婆术"。这种方法主要是治疗者向求助者对自己、对他人以及对周围世界的不合理信念提出质疑，通过辩论动摇他们的这些不合理的信念，进而以合理的信念取而代之。从提问的方式上看，可分为：（1）质疑式：由治疗者直截了当地向求助者的不合理信念提出问题和质疑。（2）夸张式：将求助者的不合理信念加以夸大，让他对自己的问题看得更清楚些。

与不合理信念辩论是一种主动性和指导性很强的认知改变技术，它不仅要求治疗者自己对求助者所持有的不合理信念进行主动发问和质疑，也要求治疗者指导或引导求助者对这些观念进行积极主动的思考。治疗者应时刻让自己保持清醒、理性，仔细辨别求助者的每一个回答，紧紧抓住求助者回答中的非理性内容。通过不断的辩论，求助者感到无法支持自己的信念，不得不接受新的信念。当求助者对新的信念有了一定认识后，治疗者要及时给予肯定和鼓励，使他们认识到即使某些不希望发生的事真的发生了，他们也能以这些合理的信念来面对。

2. 合理情绪想象技术

合理情绪想象技术（Rational - Emotive Imagery，简称 REI）是 RET 最常用的方法之一。求助者的情绪困扰，有时就是他自己向自己头脑传播不合理信念，在头脑中夸张地想象各种失败的情境，从而产生不适当的情绪和行为反应。合理情绪想象技术就是帮助求助者停止这种传播的方法，具体如下。

（1）使求助者在想象中进入曾产生过不适当的情绪反应的情境之中，体验在这种情境下的强烈的情绪反应。

（2）帮助求助者在想象的情境中调整情绪，用良好的情绪状态取代消极的情绪体验。

（3）停止想象，让求助者分析自己的情绪变化，强化合理的观念与积极情绪，纠正不合理的观念与负性情绪。

3. 认知家庭作业

认知家庭作业（cognitive homework）也是 RET 常用的方法。与不合理信念辩论的面对面谈话，是对求助者的不合理信念提出质疑的过程，但从提出质疑到使求助者改变观念是需要一个过程的。所以，认知家庭作业可看作是治疗者与求助者之间的辩论在一次治疗结束后的延伸，即让求助者自己与自己的不合理信念进行辩论。它主要有两种形式：RET 自助量表（RET Self - Help Form）和合理的自我分析报告（Rational Self - Analysis，简称 RSA）。

RET 自助量表包括 ABCDE 五项内容，由求助者自己填写完成。具体是：A——诱发事件，B——对 A 产生的信念，C——情绪与行为的反应，D——对自己不合理信念的辩论，E——辩论后的情绪与行为变化。RSA 与上述作业相似，只不过没有什么特殊的要求与规定，而是完全由求助者自己完成报告，报告的重点在 D 即与不合理信念的辩论上。求助者在这个反复思考的时间里，在自己的头脑中展开辩论，只有头脑中合理的信念战胜原有不合理信念，才会有真正的疗效。

4. 其他方法

RET 虽然是一种高度的认知取向的治疗方法，但却也强调认知、情绪和行为三方面的整合。因此，在合理情绪疗法中也经常见到一些情绪与行为的治疗方法和技术，如对求助者完全的接受和容忍、放松训练、系统脱敏、自我奖励和自我惩罚的方法等。值得注意的是，这些技术并不是仅仅针对求助者的表面症状,其主要目的是为了进一步根除不合理信念,建立以合理的观念和情绪稳定性为主的行为。

(五)评价

RET从心理统一论出发,强调认知和情绪的联系,强调治疗应是以理驭情,这种观点是心理治疗理论的一个突破。埃利斯重视人,把人看成是有理性的和能动性的个体,把治疗的重点放在人的内在的认知过程和认知结构上,认为它们是制约、调整和改变人行为的关键,并提出了一套系统的方法和技术,对心理咨询和治疗的实践有着十分重要的影响。

然而,ABC理论及治疗模式充分发挥了治疗者的主导作用,却忽视了求助者的主体作用,漠视治疗者与求助者的亲善关系,影响了治疗效果。另外,RET把提高人的认知放在核心地位,相应地也把与非理性信念争辩的技术看成是核心技术,却忽略了与认知相伴的情感障碍的治疗,也导致了治疗效果的局限。

二、认知疗法

(一)概述

贝克是认知行为疗法的重要代表人之一,认知疗法(cognitive therapy)就是由他在研究抑郁症治疗的临床实践中逐步创建的。贝克认为,认知产生了情绪及行为,异常的认知产生了异常的情绪及行为。因此,认知疗法和理性—情绪疗法在目标上是一致的,都旨在帮助求助者识别与放弃自我挫败的认知。但二者在治疗方法和风格上有所不同,理性—情绪疗法具有指导性、说理性与面质性;认知疗法则更强调苏格拉底式的对话,强调协助当事人自己去发现错误观念,并比理性—情绪疗法更具结构性。

贝克生于1921年,1946年在耶鲁大学获医学博士学位。1953年获美国神经和精神病学会颁发的精神病学证书。此后,他从事精神分析理论的学习与研究,并于1958年在美国精神分析学院毕业。贝克曾受过严谨的精神分析治疗法的训练,但长期观察忧郁症等情感失常病患的表现后,觉得认知过程是这些病症的核心问题。他认为病患的情感与行为大部分取决于病患本人对于外部世界的解释,病患的想法或认知模式决定其感受与反应,于是创立认知疗法。认知疗法一开始在治疗抑郁症方面得到了大家的认同,同时对于治疗焦虑也投入广泛的研究。目前,认知疗法已作用在儿童家庭的辅导、父母的训练、儿童虐待、药物滥用、婚姻困扰、离婚咨询、焦虑异常、技能训练、压力管理以及保健问题等领域。

(二)基本理论

贝克提出的情绪障碍认知理论认为,情绪障碍的本质是个体对引发困扰的事件的反应或想法。每个人的情感和行为在很大程度上是由其自身认知外部世界、处世的方式或方法决定的。也就是说,一个人的思想决定了他的内心体验与反应。[①] 贝克归纳了人们在认知过程中发生的认知歪曲导致错误假设与误解的系统推理错误:任意推断(arbitrary inference)、选择性概括(selective abstraction)、过度泛化(overgeneralization)、夸大或缩小(magnification and

---

① 邓明昱、郭念锋主编:《咨询心理学》,中国科学技术出版社,1992年版,第362页。

minimization)、极端化思考(polarized thinking)和个人化(personalization)。

此外,贝克的理论中有几个重要的概念:共同感受(common sense)、自动化思维(automatic thought)及规则(rules)。

1. 共同感受

共同感受就是指人们应对各种生活事件的工具,包括从外界获取信息,结合已有的经验,提出问题和假设,进行推理,得出结论并加以验证等一系列知觉和思维过程。如果人们不能正确使用这一工具,对外界信息不能做出适当的解释与评价,就会使认知过程产生局限,造成认知歪曲,从而导致错误观念并最终引起不适应的情绪和行为。

2. 自动化思维

在现实生活中,人们往往忽略上述认知过程,所做出的判断、推理等是模糊的、跳跃的、自动化的,这就是贝克理论中"自动化思维"的含义。思维过程中一些错误观念由此形成了固定的思维习惯被保存下来,使反省和批判变得困难。这就需要治疗者运用细致的分析技术,帮助求助者分辨并改正这种错误的、习惯化的认知过程。

3. 规则

贝克认为个体在认识现实的过程中遵循一定的规则,即个体在成长过程中所习得的社会认可的行为准则。如果个体遵循了错误的规则,或者不顾客观条件,过分按规则行事,都会使其行为与现实环境产生冲突,从而导致情绪困扰和不适应的行为。

综上所述,贝克认为如果个体不能正确使用共同感受这一工具来处理日常生活中的问题,或是对自己的自动化思维中某些错误观念不能加以内省,或是过分按规则行事,无论哪种情况,都会造成认知歪曲,产生不良的情绪和不适应的行为问题。[①] 而改变功能失调的情绪和行为的方法就是修正不正确的及功能失调的思维。因此,认知疗法要求治疗者帮助求助者矫正错误观念与错误的自我暗示,并引导求助者建立起良性的认知机制。

（三）治疗过程

（1）确定问题:治疗者的首要任务是要把求助者引导到某个特定的问题范围内,要求求助者聚焦于那些具体的问题和可以观察到的事实。由于这些问题和事实通常是求助者所忽略的,治疗者可以通过提问、自我审查,以及这两种技术的结合来引导求助者对它们进行体验和反省。

（2）检验表层错误观念:求助者常用具体事件对自己的行为加以解释,这种对自己的不适应行为的一种直接、具体的解释就是表层错误观念。对这些错误观念,治疗师可通过建议、演示、模仿等方法让求助者体验自己的情绪和行为的产生过程,并自觉加以纠正。

（3）纠正核心错误观念:与表层错误观念相对应的是深层错误观念(或称核心错误观念),是指隐藏在相关事件之后的、表现为一些抽象的与自我概念有关的命题。这些观念并不对应具体的事件和行为,也很难以具体的情境来检验,因此需要治疗者用重新归因、认知重建等严密和抽象的逻辑分析技术进行纠正。

---

① 郭念锋主编:《心理咨询师》,民族出版社,2005 年版,第 93 页。

（4）进一步改变认知：在求助者身上，认知和行为常常表现出恶性循环，即错误的认知观念导致不适应的情绪和行为，而这些情绪和行为又不断强化这种认知过程。因此，治疗者需要通过行为矫正技术来改变求助者的不合理观念。治疗者通过设计特殊的行为模式或情境，唤醒求助者所忽视的情绪体验，使他学会获得这些体验的方法，进而帮助求助者在认知和行为间建立起一种良性循环。

（5）巩固新观念：这是以上治疗过程在实际生活情境中的进一步延伸。治疗者可通过认知家庭作业、阅读等方法让求助者在日常生活中检验自己的信念，充分调动求助者内在的潜能来进行自我调节，巩固刚刚建立起来的认知过程和正确的认知观念。

（四）主要技术和策略

贝克认为，认知疗法的重点在于帮助求助者修正不正确的及功能失调的思维，并建立和支持适应性功能，引导求助者识别、观察和监督自己的想法和假设，尤其是那些消极的自动想法。具体的治疗技术和策略有以下几种。

1. 识别自动化思维（identifying automatic thoughts）

自动化思维是存在于个体对外部事件的不良情绪反应之中的那些潜藏的习惯性思维，多数求助者不能意识到在不愉快情绪之前所存在的这些思维。因此，在治疗过程中，治疗者可采用提问、指导、角色扮演等方法来帮助求助者学会发掘和识别这些自动化的思维过程。

2. 识别认知性错误（identifying cognitive errors）

认知性错误是指求助者在概念和抽象性上常犯的错误，包括任意推断、选择性概括、过度泛化、夸大和缩小、个人化、极端化思考等。因此，治疗者应认真听取和记录求助者诉说的情境和问题，挖掘出其中的自动化思维，然后要求求助者从中提取出一般规律。

3. 真实性验证（reality testing）

真实性验证是指治疗者引导求助者通过检验来否定、阻止不合理的信念，这是认知治疗的核心技术。治疗者应鼓励求助者将其自动化思维和错误认知视为假设，设计相应的行为模式或情境进行验证，使求助者认识到其原有的观念是不符合实际的，并能自觉加以改变。

4. 去中心化（decentering）

求助者的中心化是指一种在没有根据的情况下将一些外部事件与自己联系起来的倾向，这类求助者总感到自己是别人注意的中心，由此产生各种负面的认知和情绪。去中心化技术就是治疗者帮助求助者认识到自己的言行并不是众人注意的中心的技术。例如，治疗者可以鼓励求助者做一些言行上的改变，然后要求他观察、描述别人的反应，结果他会发现很少有人注意他的变化。

5. 抑郁或焦虑水平的监控（monitoring distress or anxiety level）

求助者往往会认为自己的抑郁或焦虑已形成稳定的情绪状态，并会一直延续下去，而实际上，这些情绪的发生是波动性的，有一个开始、高峰和消退的过程。抑郁或焦虑水平的监控就是治疗者帮助求助者认识到这一规律的技术。治疗者可以鼓励求助者对自己的抑郁或焦虑情绪加以自我监控，使他们体会到情绪波动的特点，从而增强治疗的信心。

（五）评价

贝克的主要观念与埃利斯非常相似，但他采用"苏格拉底式对话"方式，使得他的治疗变成互动的过程,而不像埃利斯那样直接面质,不给当事人自己思考的机会。同时,贝克鼓励求助者自己不断进行"个人的实验"(personal experiments)以检核及校正自己的思考内容和推理方式,也被认为是极有帮助而值得推崇的。在处理焦虑、恐怖和抑郁症上,贝克做了拓荒性的努力,成功地示范出一种以现在为核心及问题为导向的结构性治疗法,可以在相当短的时间内有效地治疗抑郁与焦虑。

然而,认知疗法以求助者的现状为主要线索,由此进行有计划的改变,忽视了求助者过去经验的重要性,未探索造成情绪和行为困扰的背后原因以及潜意识里的冲突,导致了治疗过程简单化和治疗效果的局限性。

三、认知行为矫正

(一)概述

认知行为矫正(cognitive behavior modification,简称 CBM)是由梅肯鲍姆提出的,是一种基于"认知重建"的治疗模式,其旨在通过改变求助者的自我对话(self‐verbalizations)来促进行为的改变。梅肯鲍姆的自我指导训练(self‐instructional therapy)与 RET 及贝克的认知疗法相比,更多地注意帮助求助者察觉人们的自我谈话,治疗过程包括教会求助者做自我陈述与训练他们矫正自我行为指导,从而使他们能更有效地应对所遇到的问题。

梅肯鲍姆于 1963 年左右在伊利诺大学研究所攻读临床心理学,并参与精神分裂症的语言训练方案。他致力于整合凯利(Kelly)、埃利斯、贝克以及辛格(Singer)等人的认知—语义治疗论的临床技术与现行行为治疗技术之间的鸿沟。其著作及论文繁多,较著名的专著有:《认知行为改变术》(*Cognitive Behavior Modification*:*An Integrative Approach*,1977)。

(二)基本理论

梅肯鲍姆认为一个人内部的自我对话在很大程度上与人际对话一样能够影响个体的行为。CBM 认为求助者必须首先了解自己的心理过程和行为以及自己对别人的影响,这是情绪和行为改变的先决条件。求助者需要介入其行为的内部自我对话中,打破行为的刻板定势,这样才能在各种情境中评价自己的行为。

在梅肯鲍姆的疗法中,"认知重组"起着关键作用。他认为认知结构是思维的组织方面,它似乎监督和指导着想法的选择。认知结构就像一个"执行处理者",它"掌握着思维的蓝图",决定什么时候继续、中断或改变思维。[①] 行为改变是在内在语言、认知结构、行为以及因行为而产生的结果的一系列作用中发生的,而内在语言为中介性行为提供了某种程度的原则和作用。

首先,内部的自我对话影响到人们对压力的反应。人们对压力的反应在很大程度上是受人们对压力源的评价和自己的应对能力的评估等因素影响。人们对于压力情境以及自己应对能力的自我语言会影响到他们在这种情境下的行为。

其次,内部的自我对话也影响到生理反应和情绪状态。我们有很多反应是自动化的或由习惯产生的,如果要改变这种反应,那么就必须审视内部的自我对话。内部语言的产生能使不适应行为"去自动化",并为产生新的适应性行为提供基础。

最后,内部的自我对话也促进认知结构的影响和改变。认知结构为一系列特殊的自我语言提供意义系统或概念系统。认知结构可控制并影响思维策略,学习新的技能需要认知结构的改变。认知结构决定了内部对话的实质,而内部对话又可以改变认知结构。

（三）治疗过程

梅肯鲍姆提出,情绪或行为的改变是要经过一系列中介过程的,包括内部言语、认知结构与行为的相互作用以及随之而来的结果。他将治疗过程分为三个阶段,并指出在每一个阶段这三个方面都相互交织在一起。

（1）自我观察:情绪或行为改变的第一步是让求助者学习怎样观察自己的行为。当他们开始治疗时,他们的内在对话往往是由负向的自我陈述和想象形成的。因此,这个阶段治疗的关键是使求助者愿意并能够倾听自己。治疗者应帮助求助者提高对自己的想法、情感、行为、生理反应以及他人反应方式的敏感性。

（2）建立新的内部自我对话:在这个阶段,治疗者应帮助求助者学会改变原先的内部对话,将新内部对话作为新行为的向导。求助者为改变情绪或行为,应使自己所说的能够产生一个新的与他们不适应行为不兼容的行为链,这是一个认知重构的过程。

（3）学习新技巧:治疗者教给求助者一些有效的应对技能,并让他们在现实生活情境中加以练习。求助者不断告诉自己新的内容,并观察和评量其结果。当在情境中以不同方式行动时,他们可从外界得到不同的反应。他们学得新技巧的稳定性大大受到自己告诉自己的有关新获得的行为与其结果的影响。

（四）主要技术和策略

1. 认知—行为评定

认知—行为评定,是指评定人们的内部对话是如何影响行为、如何受到其他事件或行为过程的影响的。它包括行为的机能缺陷分析(afunctional - analysis of behavior)和机能—认知分析(functional - cognitive analysis),即对影响求助者反应的环境因素以及反应的结果进行分析,并分析认知在行为中的作用。治疗者所采取的措施主要有:以不同的方式对任务进行修正;在不同的条件下对求助者的能力和缺陷进行评定;改变与任务无关的环境变量,可观察到干扰或促进行为的环境因素;以指导和建议的方式向求助者提供支持,并观察行为的变化。

2. 压力—免疫训练(stress - inoculation training,简称 SIT)

应对技能学习程序(coping - skills programs)是有代表性的认知行为矫正技术,其基本原理是通过学习如何矫正认知定势来获得更有效的应对压力情境的策略。[①] SIT 是应对技能学习程序的具体应用。梅肯鲍姆在使用认知治疗法的技术中发展出 SIT,将生理上免疫的原理推广应用到心理与行为上,通过教会求助者如何应对各个等级的压力情境而使他们建立起抵抗压力的能力。SIT 是一系列技术、过程的组合,包括信息给予、苏格拉底式讨论、认知重组、问题解决、放松训练、行为复述、自我监控、自我指导、自我强化和改变环境情境。SIT 为求助

---

① 郭念锋主编:《心理咨询师》,民族出版社,2005 年版,第 91 页。

者的认知从一种"习得的无助感"转变为一种"习得的力量"提供了一种方法。梅肯鲍姆对此技术设计了一个三阶段模型。

（1）教育阶段（educational phase）：这一阶段主要是向求助者提供一种概念系统，帮助他们获得对压力本质一个更好的理解。治疗者可帮助求助者控制他们的唤醒，改变在压力情境下的自我语言，帮助求助者更有效地看待问题，并与治疗者建立起工作关系，使其能够接受适当的治疗。

（2）复述阶段（rehearal phase）：教给求助者各种行为和认知应对技术以应用于不同的压力情境。这一阶段包括一些直接的行动和认知应对训练，如放松训练、社会技能训练、时间管理指导和自我指导训练等。

（3）应用阶段（application training）：运用认知家庭作业等方法，让求助者将治疗情境中发生的改变迁移到现实生活中，实践这些自我陈述，并将之维持下去。

（五）评价

梅肯鲍姆的认知行为矫正技术把治疗的重点放在个体的内部对话上，这种个体对自己所说的内隐语言虽然也是认知的一种，但它比起埃利斯所说的信念系统更合乎行为学派对行为必须是具体的、可测量的等定义。因此，CBM 容易和标准的行为治疗技术相结合，并增进其效果，同时它也可以较妥善地与认知治疗法相结合。当然，CBM 用以解决一般心理问题及神经症，但并非对所有的障碍和疾病都有效。

第三节　其 他 理 论

心理咨询理论中还有另外一些比较有影响的理论，它们对心理咨询理论与实践的发展也作出过重要的贡献。本节选取森田疗法和折衷疗法作简要的介绍。

一、森田疗法

（一）概述

1. 森田疗法主要的发展脉络

森田疗法（morita therapy）是 20 世纪 20 年代前后由日本精神病学家森田正马（Morita Shoma）博士所创立的一种基于东方文化背景的、具有独特哲学色彩和人生理论的、自成体系的心理治疗的理论与方法。森田生前把他独创的这种心理疗法称为神经症的"特殊疗法"、"多余的说服疗法"或"自觉疗法"等。1938 年森田博士病逝后，他的弟子们将这种疗法命名为"森田疗法"。

森田疗法的理论体系是源于森田先生自身的神经症体验和他多年的临床实践经验的总结与探索。其发展经过了催眠阶段、诸疗法的试行错误、独立的疗法确立、理论基础的形成等阶段。19 世纪末，催眠疗法被介绍到日本，森田先生就把催眠疗法用于神经症的治疗，后来他放弃了单纯依靠药物治疗和单纯的催眠治疗，尝试使用作业、生活疗法等各种疗法进行广泛的试行治疗，再加上他从自己早期所受的神经症的困扰并与之搏斗的过程当中获得了大量的经验,从而形成了特殊的神经症观和治疗方法。

随着时代的发展,森田的继承者对该疗法进行了多方面的研究和修改,修改后的森田疗法亦被称为"新森田疗法"。日本的学者高良武久、田代信维等就是新森田疗法的主要代表。新森田疗法在治疗的理论、治疗的领域和治疗的步骤上与传统的森田疗法存在不同。比如,新森田疗法不仅限于治疗神经症,在对药物依赖、酒依赖、精神分裂症、抑郁症等的治疗上也都取得了较好的效果。在对这些患者进行治疗的时候,也不是正规地由绝对卧床开始,而是从作业期开始。

森田疗法自创立以来就引起学术界广泛的关注和重视,并获得了高度的评价。目前,森田疗法不仅在日本盛行,而且也受到欧美学者的关注。在我国,1992 年召开了首届森田疗法研讨会。1994 年 4 月,第三届国际森田疗法大会在北京国际会议中心召开,来自世界 14 个国家的 300 多名代表就森田疗法的研究及应用进行了广泛而深入的学术交流。

2. 森田疗法的主要特点

森田疗法是适用于神经症的特殊疗法。在治疗中采用"现实原则",不去追究患者的过去生活经历,而是引导患者把注意力集中在当前,注重现在,使他们能回到现实生活中去;不是去探究患者的症状,而是重视引导患者积极地去行动,"照健康人那样行动,就能成为健康人";不主张使用器具和设施,而是用生活行动来改变患者,让患者在现实的生活中接受治疗,在生活中改变不良的认知模式和行为模式,通过积极的社会生活磨练,从而发挥性格中的优点,抑制性格中的缺点,扬长避短。

(二) 基本理论

1. 疑病素质论

森田把神经质发生的基础称为疑病性素质。所谓疑病素质,是指一种精神上的倾向性。具有这种素质的人具有两方面的特点:一是精神内向,这种类型的人往往把自己的活动目标限制在自己身上,有严重的自我中心倾向,常常关注自己躯体和精神方面的异常感觉并感到忧虑和担心。二是对疾病的恐惧,有担心自己会患病的精神倾向。森田指出,疑病素质与患者对死亡的恐怖直接相关,神经质的人对生的欲望和对死的恐惧都表现得非常强烈,在死的恐惧中包含了对生的欲望追求,以及怕失败、怕疾病、怕死亡等。当这种强度过分时,就会形成一种异常的精神倾向,并渐渐呈现出复杂的、顽固的神经质症状。

2. 精神交互作用学说和思想矛盾学说

所谓精神交互作用,是指因某种感觉而引起对它的注意集中和指向,这种感觉就会变得敏感,感觉的敏感会使注意力进一步固定于这种感觉上,感觉与注意交互作用、彼此促进,在恶性循环反复过程中,产生精神身体症状,这种精神活动过程称为精神交互作用。森田把"应该如此"和"事实如此"之间的矛盾称之为思想矛盾,主要是指人的主观与客观、理想与现实、情感与理智、理解与体验之间的常有矛盾。思想矛盾是促使精神交互作用发生并持续下去的动力机制,它对神经质的发病具有重要作用。

3. 精神拒抗作用

森田认为,人的精神活动也存在一种对应和调节的现象,类似于屈伸肌相互调节拒抗作用。精神的抗拒作用表现为当一种心理出现时,常常有另外一种与之相反的心理出现。例如,当人们恐惧时却又出现不要怕的相反心理等,这就是所谓相对观念。精神抗拒作用过强或过弱都会使人出现问题。神经症患者的各种苦恼就是由于抗拒作用过强引起的。

4. 神经症理论

森田的神经症理论简单地说是一种素质论,森田用神经质(后改为森田神经质)的概念取代神经症的概念。他认为神经质的症状纯属主观问题,在一定条件下任何人都有可能出现神经质的症状,他把这种倾向表现强烈的人称为神经质。根据神经质的症状不同,可以分为普通神经质症(神经衰弱)、强迫神经质症(恐怖症)、发作性神经症(焦虑神经质症)三种类型。

(1)普通神经质症相当于神经衰弱,这一类患者一般对自己身体的变化特别的敏感,常常会出现失眠、头痛、头脑模糊不清、感觉异常、极易疲劳、效率降低、无力感、胃肠神经症、性功能障碍、头晕、书写痉挛、耳鸣、震颤、记忆不良、注意力不集中等症状。

(2)强迫神经质症,相当于恐怖症或强迫神经症,主要表现在对人恐怖、不洁恐怖、疾病恐怖、不安全恐怖、外出恐怖、口吃恐怖、罪恶恐怖、高处恐怖、杂念恐怖等。

(3)发作性神经症,相当于焦虑神经质症,它是伴随身体症状而发作的不安恐慌状态,会产生焦虑发作、发作性心悸亢进、发作性呼吸困难等。在初次发作之后,又会担心日后会再次发作,于是陷入不安的状态而焦虑。

这三类病症都有共同的发病机理,森田在《神经质的实质与治疗》一书中提出了关于神经质的病理,并用公式表达为:起病 = 素质×机遇×病因。

素质指疑病性素质,是神经症的根源;机遇指某种状况下使之产生病态体验的事情,也称诱因;病因指精神交互作用。有疑病素质的人,在某种偶然事件的诱因之下,注意力开始集中于自己的身体或精神变化,注意力越集中,感觉就越敏感,在精神的交互作用下形成神经质症状。因此,神经质形成的原因是疑病素质和由它所引发的精神活动过程中的精神交互作用的结果。

(三)治疗过程

森田疗法的治疗可分为住院治疗、门诊治疗和生活发现会三种形式。根据患者的症状轻重以及社会功能受损程度,治疗师选择适当的治疗形式。无论是哪种治疗形式,本质都是一样的,都是通过对森田理论学习及治疗者的指导帮助,用一些生活性的实践行为活动来阻断患者的精神交互作用,使患者获得对生活的体验,并重新获得自信。当然,森田疗法只适合于那些有神经质症状,并有强烈求治动机的患者。

1. 住院治疗

住院式森田疗法是森田疗法的主要形式,一般适用于症状较重,正常生活、工作受到较明显影响的患者。在住院之前,治疗者要先讲授住院治疗的大概过程以及治疗的原理,当然,要由患者自己决定是否住院。

(1)绝对卧床期。一般为4—7天。将患者隔离在一个房间里静卧。除了吃饭、排泄外,其余时间不允许离开床铺活动,不允许患者会客、谈话、吸烟、看电视、听收音机、读书、写字等。主要是让患者调节身心疲劳,并让他们正视精神上的烦闷和痛苦,其结果是使患者的烦闷消退，并开始寻找自我解决问题的方法，体验森田所谓的"烦闷即解脱"的心境。同时，让患者身心疲劳得到调整。

（2）轻工作期。一般为3—7天。患者虽摆脱卧床的状态，但仍处于隔离状态。每天卧床时间保持7—8小时，白天可以到户外活动，如进行扫地、擦玻璃等简单而单调的劳动，在室内可进行绘画、糊纸袋等活动。在这期间，要求患者天天写日记，记录一天所做、所想。此阶段的主要目的在于让患者能面对身心上的不愉快，并感到无聊，以促使其产生自发活动的愿望。在患者有强烈的自身活动愿望并要求重体力劳动的时候，就进入第三期。

（3）重工作期。一般为4—7天。根据患者的身心状态让其参加较重的体力劳动，如除草、帮厨、清理环境卫生、做家务、木工活、工艺劳动等。允许患者读书，并要求其写治疗日记，但日记的内容不涉及与自己症状有关的东西。此阶段是为了使患者体验完成工作后的喜悦，培养忍耐力和持久力，在这过程中学会对症状置之不理，把自己的精神活动能量转向外界。

（4）实际生活期，又称回归社会准备期。一般为1—2周。此阶段是让患者回归到原来的社会环境中，恢复到原来的社会角色，自然地投入到现实社会生活。这一时期，社会生活与卧床、作业并重，无论参加什么活动，都要求患者每晚回病房，并坚持写日记。其目的是使患者在工作、人际交往及社会实践中体验顺应自然的原则，为回归现实生活做好准备。

以上四个时期是森田疗法的一般治疗过程，在实际的治疗中，还要根据每个患者的具体情况来决定治疗周期。森田疗法的治疗周期各不一样，时间短的约三周，长的则需要60—70天，但平均周期一般为40—50天。

2. 门诊治疗

门诊治疗通过治疗者和患者一对一的交谈方式进行，一周1—2次，治疗的关键在于帮助患者理解顺其自然的原理。门诊治疗的要点如下[1]：

（1）进行详细的体检，排除严重躯体病的可能，从而消除患者的顾虑；

（2）指导患者接受症状，而不要试图排斥它；

（3）嘱咐患者不向亲友谈症状，也嘱咐亲友们不听、不答复他们的病诉；

（4）对人恐怖症患者不应回避人，要带着症状去参加各种活动。

3. 生活发现会

生活发现会是定期组织患者对森田学说进行集体学习的一种治疗形式。参加生活发现会的会员大部分都是为神经质症所苦恼，但还能坚持工作和日常生活。生活发现会大概每个月组织一次，患者在一起学习森田理论，交流学习的心得和体会，互相帮助，以促进共同提高。

（四）主要治疗原则

森田疗法的治疗原理在于通过对有神经质倾向的患者性格的陶冶和训练，打破其精神的交互作用，消除思想矛盾，从而达到治疗的目的。在对患者症状的实态进行说明，并通过患者自身的体验去达到对症状的理解后，还应该采取以下的治疗原则。

1. 顺其自然

森田认为，人的感情变化有它的规律，注意越集中，情感越强烈。越想克服症状，越会使自

---

① 钱铭怡编著：《心理咨询与心理治疗》，北京大学出版社，1994年版，第272页。

己内心更加冲突、更加苦恼,症状也就越顽固;如果是顺其自然不予理睬,反而会逐渐消退。对患者的苦闷、烦恼情绪不加理睬,任其发展到顶点,也就不再感到苦闷烦恼了。因此,它要求患者去承认现实,不必强求改变,采取顺其自然的态度。这就要求患者认清自己精神活动的规律,接受自身可能出现的各种想法和情感;认清症状形成和发展的规律,接受症状;认清主客观之间的关系,接受事物的客观规律。顺应自然不是让患者对症状消极忍受,无所作为,也不是对症状放任自流、听之任之,而是按事物本来的规律行事,不抗拒排斥症状的存在,带着症状积极生活。

2. 为所当为

森田疗法中把与人相关的事物划分为可控的事物和不可控的事物。可控的事物是指个人通过自己的主观意志可以调控、改变的事物;而不可控的事物是指个人主观意志不能决定的事物。"为所当为"就是让患者采取顺应自然的态度,不去控制不可控制的事,应该控制那些可以控制的事物,要求患者该做什么马上就去做什么,尽管痛苦也要坚持,打破了过去那种精神束缚行动的模式,让患者在实际行动中将精神能量引向外部,从而减少了指向自己身心内部的精神能量。

实际上,在整个治疗过程中,就是让患者体验到两种模式,即把自己的健康欲望通过日常生活的行动表现出来的"行动体验模式"和将自己的焦虑、恐怖和不快的情感完全接受的"情感模式"。在治疗过程中不仅要贯穿这两种模式,而且要帮助患者打破恶性循环,促进患者心理和行动上的变化,使患者可以慢慢地接受症状及相伴随的苦恼,从而真正做到"顺其自然,为所当为"。

(五)评价

森田疗法的本质是通过患者亲自体验以达到治疗目的,是一种可靠而又富有疗效的心理治疗方法。在治疗的同时也帮助人们树立正确的生死价值观念,具有积极肯定的生命意义。它具有与精神分析疗法、行为疗法相提并论的地位,森田博士亦被西方人称为"日本的弗洛伊德"。森田疗法表面看起来比较简单,但实际上它却包含了多种精神疗法的因素,是各种治疗方法的集大成。森田疗法虽然起源于东方文化特殊背景,但却是一种具有普遍应用范围的精神疗法,具有较高的实际应用价值。

二、折衷的疗法

(一)概述

从弗洛伊德(Freud)首创心理咨询和治疗理论以来,心理咨询与治疗发展迅猛,在不断的发展中形成了各种各样的心理咨询和治疗的流派,可谓学派林立,百家争鸣。以美国为例,1959 年哈珀(Haper)发现有 36 种心理治疗体系;1976 年帕洛夫(Parloff)发现共有 130 余种治疗法;到了 1976 年,卡拉瑟(Karasu)则发现多达 400 种以上的心理治疗学派。[①] 但各学派之间的纷争不断,学派对立,理论观点冲突,门户甚深。在实践中学者们认识到,各个心理咨询与

---

① 钱铭怡编著:《心理咨询与心理治疗》,北京大学出版社,1994 年版,第 275 页。

治疗学派各有所长,但也各有所短,没有任何一种单一的理论和方法能在所有情境下解决所有人的心理问题。因此,折衷整合的心理疗法(eclectic and integrative psychotherapy)便孕育而生。人们逐渐抛弃门户之见,打破学派分立的局面,采取相互借鉴、取长补短的方式,以试图寻求影响治疗成功的共同因素。美国的精神病学家费伦齐(French)早在20世纪30年代就开始了这方面的尝试,他试图把巴甫洛夫的条件作用理论和心理分析的概念联系起来。后来的多拉德和米勒(Dollard & Miller)也作了同样的但更深入的探讨。正式建立折衷体系的是索恩(Thorne),他对20世纪50年代心理咨询和治疗折衷取向的发展起到十分重要的作用。他认为,任何一种心理咨询与治疗的理论或学说均不完全,因此,他提出一种综合各种理论的包罗万象的方法,并称这一方法为折衷主义。① 70年代后,折衷主义取向的心理咨询和治疗被越来越多的学者所接受和认可。随着心理咨询和治疗的不断发展,为了满足来访者的需要和解决更为复杂的心理问题,为了能更好地从生物学、心理学和社会学的层面对人进行理解和整体把握,人们越来越强调折衷的心理治疗方式。

所谓的折衷疗法就是在心理咨询与治疗的过程中,整合各心理咨询与心理疗法的立场和观点,根据不同情况灵活地选择不同的方法,或同时采用几种不同学派的方法,充分地发挥各种流派的优势,以提高心理咨询与治疗的效果。当前的折衷主义还未形成一个统一的体系,学者们在如何折衷的问题上也出现了许多的分歧,产生了不同的折衷体系。诺克罗斯(Norcross)认为,折衷主义主要有三种表现形式:一是技术的折衷主义,即以一种基本理论为框架,吸收和融合其他学派的技术和方法进行整合。二是综合的折衷主义。他们或是把两个或两个以上的理论体系进行整合,或是重视研究咨询治疗中的一些共同因素,根据这些因素整合各种理论和方法。三是非理论的折衷主义,即不倾向于某一理论,而是根据来访者的症状而采取相应的方法和技术。②

关于折衷的心理疗法,主要有佛利德曼(Friedman,1980)统合心理疗法、瓦其特尔(Wachtel,1985)统合心理动力疗法(integrative psychodynamic psychotherapy)、贝特勒(Beutler,1990)的系统折衷疗法(systematic eclectic psychotherapy)以及拉扎勒斯(Lazarus,1989,1992,1992,1995)的多功能治疗(multimodal therapy)等。其中,最著名的折衷心理疗法是拉扎勒斯的多功能治疗,它是一种被广泛认可的技术折衷主义方法(technical - eclecticism)。他整合了班杜拉的社会认知学习理论、一般系统论以及团体沟通等理论,形成了独特的多功能治疗方法。拉扎勒斯的多功能治疗具有两个特点:一个是因人制宜、因事制宜,根据来访者的情况调整治疗的方法以取得最好的治疗效果;二是在治疗中采取多面干预的策略,而不仅仅限制在一个方面。

(二)基本理论

1. 关于BASIC. ID治疗模型

拉扎勒斯认为,人是由生理和心理所构成的统一体,具体说是由以下七个方面组成的:行

① 李东白编著:《咨商的理论与技术》,(台湾)复文图书出版社,1984年版。
② 江光荣著:《心理咨询与治疗》,安徽人民出版社,1997年版,第353页。

为(B)、情感(A)、感觉(S)、意象(I)、认知(C)、人际关系(I)和生理机能(D)。他认为,任何一种心理障碍,都会表现为这七个方面的全部或部分的失调,但较少只局限在一个方面,病因常常是多维的。因而,心理治疗主要集中在这七个范畴中进行,治疗方法和手段也应是多维的。于是,他提出了 BASIC. ID 的评估治疗系统。在治疗过程中,分别对上述七个方面进行评价,从而发现来访者的问题并采取相应的治疗技术。此外,拉扎勒斯(1992)还列出多重模式治疗本质上所坚持的五项原理:(1)人们的行为与人际互动行为都脱离不了 BASIC. ID 这七个要素;(2)这七个要素彼此相关,是一个互动的系统;(3)只有系统地评鉴这七个要素及它们之间的互动情况,才能做出准确的诊断;(4)完整的治疗必须涉及需要矫正的这七个要素中的特定问题;(5)心理困扰是感觉的冲突、认知的误导、人际技巧的缺乏、外部的压力等多方面因素共同作用的结果。

2. 关于心理失调原因

拉扎勒斯认为,心理失调的基本原因是下列的一种或几种:(1)面临矛盾或相互冲突的感受;(2)接受外界错误的信息;(3)信息缺失,包括缺乏某些技能、忽略信息或是幼稚无知;(4)具有某些不良习惯包括一些条件性的情绪反应;(5)人际焦虑;(6)与自我评价过低或与自卑相关的问题;(7)生理机能失调。

3. 关于行为障碍的获得或形成

拉扎勒斯认为,人们行为障碍的获得或形成主要是通过学习过程实现的。包括:条件性联想、榜样示范、认同及其他替代性学习,以及特质化的知觉。拉扎勒斯强调这些学习具有"非意识"(non - conscious)的特点,即这些学习不是人有意而为的,而是自动的,学习者没有察觉的。[①]

4. 关于对人的动机和生理的看法

在动机方面,拉扎勒斯认为人有避免痛苦、不适、消极感受(如焦虑、抑郁、自责等)的要求,这是人的"防御反应",人们能够利用上述防御手段来消除痛苦。这些防御反应可以通过否认、拒绝、投射等形式表现出来,但并不等于弗洛伊德的"防御机制"。拉扎勒斯对人的生理也有独特的见解,认为人的许多心理特点与人的先天的生理阈限有关,阈限的差异导致人在心理障碍的易感性上也存在差异。

(三)治疗过程

采用拉扎勒斯的多功能治疗模式,主要经历几个治疗的基本阶段。

(1)建立治疗关系。初始阶段的会谈主要是和来访者建立密切的治疗关系,良好的治疗关系是治疗技术能够发挥作用的重要基础。他重视在咨询者与来访者之间建立一种亲密的、坦诚的、相互信任的咨询关系。

(2)评估。评估从对来访者的 BASIC. ID 各方面进行询问开始,具体如下。

① 行为。主要指人的外显的行为,包括可观察、可测量的行为习惯和反应。治疗者可以从以下几个问题着手:你想改变什么? 你有多主动? 你愿意开始做些什么? 你想停止做什么?

---

① 江光荣著:《心理咨询与治疗》,安徽人民出版社,1997 年版,第 355 页。

你有哪些优点？哪些特定的行为对你想要获得的东西会有影响？

②　特质。主要指情绪、心情和强烈的感觉。治疗者可以问以下的问题：你有多情绪化？你最常有的情绪是什么？什么会使你悲伤、生气、喜悦与惊吓？对你来说，哪些情绪会给你造成困境？

③　感官知觉。主要包括五种基本知觉：触觉、味觉、嗅觉、视觉和听觉。治疗者可以问：你曾经受苦于某种不舒服的感觉如疼痛、剧痛或晕眩吗？你会在多大程度上关注自己的感知？对五种基本知觉，你喜欢的或不喜欢的各是什么？

④　心像。主要指描述自己的方式，包括记忆与梦境。治疗者可以问：你有哪些令人讨厌的梦及鲜明的记忆会不断出现？你会不停地幻想、做白日梦吗？你有丰富的想象力吗？你认为自己的身体如何？你现在如何看待自己？你希望将来如何看待自己？

⑤　认知。主要是有关形成一个人的基本价值观、态度、信念及判断力等。治疗者可以从以下问题入手：你会常思考吗？你的想法如何影响你的感觉？你最重视的价值观和信念是什么？你自我告知哪些负面的事情？哪些是你主要的非理性信念？你的生活中有哪些"应该"、"最好"和"必须"？它们对你的生活造成哪些麻烦？

⑥　人际关系。主要指与别人之间的互动关系。治疗者问的问题包括：你社会化的程度如何？你愿意与别人维持多亲密的关系？你对生活中的重要人物有何期望？他们对你有何期望？你是否希望改变与别人的某些关系？如果有，应如何改变？

⑦　药物或生物学。这里包含的不只是药物，同时也应考虑个人的饮食习惯和运动形态。询问的问题包括：你是否健康？你是否担心你的健康？你是否服用医生开的药物？你的饮食、运动和保持身材的习惯是什么？

而后，让来访者完成一份详细的生活情形问卷《多功能生活史问卷》，以此来对来访者的心理问题进行评估和探索，判断来访者是否适合做多功能治疗，适合采取什么治疗方式和方法，是否适合接受这位治疗者的治疗等。接着，治疗者和来访者一起分析问卷，明确 BASIC. ID 各方面问题，做出一份反映来访者问题行为的"功能概貌图"（modality profile），这是制定治疗方案的依据。另外，在治疗的过程中，为了判断治疗的疗效，或是为了对某一局部的问题进行深入的了解，需要对来访者进行不断的评估，这种被称为"次级评估"，以修改治疗方案。

（3）探讨合适的治疗途径。初步评估结束，明确了问题行为以后，治疗者应该把会谈的重心转到和来访者探讨合适的治疗途径，设法找出最为有效的治疗形式，为来访者制定一个治疗计划或方案。

（4）正式治疗阶段。治疗者根据问题检查表和治疗计划，对 BASIC. ID 每一方面的主要问题逐一予以解决。当然，多功能治疗只针对那些对来访者具有重要影响的问题进行有效的处理，而并不要求对检查出的每一个问题都予以解决或消除。在这个过程中，多功能治疗者将会采用任何经实践检验行之有效的技术，不管这些技术属于哪一个流派或治疗体系。

（四）主要技术和策略

在治疗的策略和使用的技术上，多模式治疗者会从许多其他治疗取向中借用各种技术，但这些技术必须是已经被证实了的对某种特定问题具有疗效的技术。拉扎勒斯（1987）认为技术除了必须有科学根据外，还须具有广度、深度和明确性的特质。他把多功能体系运用的技术分为三类：行为技术，它包含传统的行为治疗的所有技术，如放松训练、系统脱敏、厌恶疗法等；认知技术，主要是吸收了埃利斯和贝克等人的认知行为改变技术，如改变不合理信念的辩论技术、语义分析技术等；非行为非认知技术，包括一些药物、营养和锻炼等生理干预手段以及从其他体系广泛吸收的技术。例如，在个别心理治疗的领域里，经常借用的主要技术包括：焦虑管理训练、行为演练、生物回馈、沟通训练、催眠、冥想、示范、欲擒故纵法、正面的心像塑造、正面的增强、松弛训练、自我引导训练、知觉专注训练、社会技能和果断训练、时间管理和想法停顿法，等等。

另外，还有时间投射技术（time projection）和荒岛幻想技术（deserted island fantasy），这是一种特殊的想象的技术。时间投射技术可以分为让来访者生动想象将来生活情景的前瞻性时间投射和让来访者回到自己过去生活的某一时刻，以现在身份观察并干预过去的活动的回溯性时间投射技术。通过这种积极的想象，使来访者减少消极的情绪，从而产生积极的情感体验。荒岛幻想技术则是通过对来访者对置身于荒岛想象的分析，以发现来访者的人际关系的特点以及存在的问题，如发现来访者建立人际关系的能力、人际反应的特点、人际互动技能等。

（五）评价

拉扎勒斯的多功能治疗是目前心理治疗领域中应用最为广泛的心理疗法，它根据不同病人及其不同问题而采用不同的治疗方法，打破以往心理治疗中使用单一的治疗方法的局限，但它却并没有创立自己独特的治疗技术和方法，而是围绕着七个维度，把任何被证明是有效的治疗技术方法组合起来，并加以灵活使用，来自各学派的方法和理论在多功能治疗中得到了和谐的统一。

总的来说，折衷心理疗法让人们以更开放的态度和更开阔的视野，促进各疗法之间的最优化整合。然而，与传统心理治疗流派相比，当前的折衷心理疗法除了提出一些新模型外，还并没有真正达成折衷的目的，单一的大一统的折衷治疗体系尚未形成。其实，要想在操作层面上对传统心理治疗流派进行统合是比较困难的，而以广采博收、兼收并蓄，灵活应用各种心理治疗的方法与技术为思路的折衷心理疗法将越来越成为心理咨询与治疗主流。

思考与练习

1. 简述行为疗法的基本理论。

2. 行为疗法有哪些具体治疗技术？

3. 结合案例论述理性—情绪疗法的治疗过程和主要的技术与策略。

4. 比较埃利斯的理性—情绪疗法、贝克的认知疗法以及梅肯鲍姆的认知行为矫正，谈谈三种疗法的异同点。

5. 简述森田疗法的主要步骤。

6. 简评拉扎勒斯的多功能治疗。

第七章　个别咨询与治疗

　　在很多人眼里，个别咨询与治疗无异于两个人坐着聊天。而奇怪的是，这种聊天竟然变成了一个行业、一门学科，引得无数学者研究，学生研习。似乎此种"聊天"也并不简单。的确，现在已经有充分的证据，表明这种看似平淡无奇的"聊天"能够使得当事人发生建设性的改变。那么，是什么使咨询有别于一般日常生活的聊天？是哪些因素使得咨询能取得效果？一个完整的咨询过程又是如何？这都是本章要回答的问题。本章将展示个别咨询的一般情形，除了介绍个别咨询与治疗的一般特点外，还将探讨影响个别咨询的一些重要因素，如咨询关系及其增进要素。另外，最近几十年来有关心理咨询与治疗中共同要素的研究日渐受到重视，这些研究成果对我们更加深刻地理解咨询过程也有着重要的启发意义。

第一节　个别咨询概述

一、个别咨询的一般特点

　　个别咨询是与团体咨询相对而言的，是指咨询员与当事人一对一地进行的会谈形式。咨询通常在特定的咨询室里进行。咨询室的布置以简单舒适为原则。咨询员与当事人的座位大致为直角相对，如图7-1所示。这样既可保持良好的视线交流，又可在需要的时候给交谈双

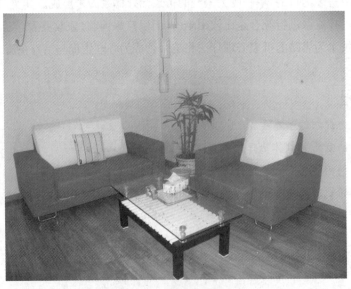

图7-1　咨询室的布置

方以回避目光直接相对的便利。会谈的安排一般一周一次,每次50分钟。当然也可根据具体情况,由咨询员和当事人商议,做出调整。

（一）咨询员

第二章已对咨询员的要求做了详细介绍,这里只是从开始一次具体咨询的角度说说咨询员要做的一些准备和工作。每次咨询之前,咨询员应该提前一点到达咨询室。利用这点时间可以做一些准备工作,如看看上次会谈的记录等。另外,咨询员应该给自己一点时间调整身心,以进入状态。在咨询的过程中,咨询员应该注意自己的仪态。这除了穿着方面的要求外,如既不要过于正式,给人拘束感,也不能随随便便,还要注意咨询中自己的非言语行为。咨询员在倾听当事人时,身体应微微前倾,给人以专注感,同时又应该保持"开放"。

这里提一下会谈记录的问题。不管是出于咨询机构的要求,还是咨询员个人的需要,一般来说都应该有会谈记录。只是初学者常常处于记录与倾听当事人两者不能兼顾的窘境。建议在会谈中只随时记录一些咨询员认为重要的词或短语。这既可帮助在随后的会谈中就这些重要的问题进行追问,也有助于会谈结束后进行追忆,将其补充为完整的记录。

（二）当事人

心理咨询的服务对象一般称作当事人(client),除在少数医疗机构中,我们尽量避免将来访者称作病人或患者(patient),因为这样可能产生一些消极效应。

虽然心理咨询的服务对象范围广泛,但可以想象的是并不是所有有心理问题的人都会前来咨询。江光荣等(2006)认为心理求助实际上是一个内部决策过程,包括连续的三个阶段,分别为问题知觉阶段、自助评估阶段、他助评估阶段。一个人只有察觉到自己的心理问题,且认为自己解决不了,需要他人帮助,且需要专业人员的帮助时,才有可能来做咨询。当事人对咨询的了解程度及态度也会影响他是否前来咨询。目前,大多数人对心理咨询都还不太了解,对心理咨询的认识存在种种偏差,如认为心理咨询就如医生看病,自己有"病"才会去咨询等。还有人觉得咨询就是与一个人聊聊天,根本就解决不了问题,这种人要么不会来咨询,要么难以坚持咨询。

不难想象,在那些前来咨询的人中,有些人更容易取得咨询效果,有些人则很难。比如,相对于主动求助的当事人来说,被迫咨询的人较难投入到咨询之中。心理治疗中向来有这样一个说法,认为所谓YAVIS的病人在治疗中较易获益。YAVIS是五种个人特点的英文缩写,即年轻(Young)、有吸引力(Attractive)、善言谈(Verbal)、聪慧(Intelligent)和成功(Successful)。大学生作为一个群体基本符合这些特征,所以,对大学生的咨询往往效果较好。另外,当事人的一些人格特点也会影响咨询的进展。一个相对真诚、对人信任、易于相处的当事人会比一个防御、多疑、固执的当事人更易取得咨询效果。当然,改变人格本身就是咨询的目标,当事人往往就是带着各种人格问题前来咨询的。当事人人格对咨询的影响可能是以咨询关系为中介,有些人格特征——比如反社会人格——使得当事人与任何人都难以相处,自然咨询员和他们打交道也会很困难,最终影响到咨询的进展。

（三）问题的性质

心理咨询能为相当大范围的心理困难提供帮助,但也并非所有的心理障碍或问题都能通过心理咨询或治疗解决，或者说对有些问题的解决，心理咨询只能起到辅助的作用。常碰到的当事人的问题大概可以分为这样几类：精神障碍、神经症、一般心理问题。

许多精神疾病患者，如精神分裂症、情感性精神障碍患者，是不适合做心理治疗的。这些疾病的致病因素主要是生物学的，目前以药物治疗为主。一些处在康复期的患者可以采用心理治疗作为辅助手段。另外，某些人格障碍，如反社会型、偏执型人格障碍，虽然从道理上说心理治疗是主要的治疗途径，但实际上，由于这些障碍本身对心理治疗的"免疫"作用，治疗效果很不理想。

神经症有许多种，如强迫症、恐惧症等。神经症的患者自知力完好，对自己的症状非常痛苦，有较强烈的求助动机和改变意愿。心理咨询与治疗对他们有较好的帮助作用，这些人构成临床心理治疗的一个重要人群。

最大量的受助者是因为人际关系、家庭婚姻、学业工作以及各种情绪困扰前来咨询的正常人。随着生活质量的提高，人们不再只是觉得自己"有病"时才来咨询，当一个人愿意更好地认识自己，更多地完善自己，希望自己的生活更幸福、更有价值时，也可以来咨询。这称作"发展性的咨询"，其在大学生中更普遍些。这里有一点需要说明的是，鉴于心理咨询"心理性"的特点①，虽然前来求助的当事人可能将一些现实问题，如是否该离婚、是否该转学等作为主诉问题，但咨询员却不应直接干预当事人的生活选择，而应将注意力放在当事人因这些生活问题所引起的心理困扰上，或者探究导致离婚等生活适应问题的人格原因。

二、短期咨询

近年来短期咨询(short‐term counseling or brief therapy)作为一种新的咨询形式开始受到关注，目前我国各类咨询机构中的大多数咨询可以归于此类。所以此处单独作介绍。

所谓短期咨询，是与传统的长期咨询相对而言的，特别是和经典的精神分析疗法相比而言的。20世纪初，精神分析疗法在其推广和发展过程中，治疗时程一再加长。经典的精神分析治疗动辄数年。许多咨询员认为有效的治疗必须是彻底的、重构的，治疗目标是使得当事人发生大幅度的人格改变。那些只关注症状，提供指导与支持的短程疗法被认为是表浅的。

但在最近几十年里，人们对短程治疗的看法已发生了显著变化，许多人认为现在短程治疗已成为心理治疗的主流。引起这种变化的原因大致有以下几个方面。首先，"二战"之后对心理服务的需求明显增多，心理治疗普及化、平民化是大势所趋。长程、密集的治疗太昂贵和太苛求了，显然不适合大部分人的需要，而在服务设施及专业人员不足的情况下，这个矛盾显得特别突出。其次，第三方付费、健康维护组织(Health Maintenance Organizations，HMOs)和医疗保险制度的发展也对心理治疗的时程产生了显著影响。由于这些组织要为入保险的个体支付心理治疗的服务费用，他们显然更偏爱短程治疗。许多保险公司限制精神卫生的门诊治疗不超过20次，这也促使临床心理学家采用短程治疗。同时，医疗保险制度也推动了对治

---

① 江光荣著：《心理咨询的理论与实务》，高等教育出版社，2005年版，第13页。

疗有效性的研究,保险公司当然希望将钱花在那些有实证支持的疗法上。各种心理治疗手册的出现使得短程疗法更易得到实证研究的检验。从目前的研究结果来看,短程治疗的效果得到了肯定,至少不比长程治疗差。另外,从20世纪60年代起,折衷主义的观点开始取代精神分析的观点在心理治疗领域占上风。折衷主义思想有助于更多的咨询员接受短程治疗。

短程疗法其实是一组心理治疗方法的总称,其中也有不同的分类,如精神动力定向的、认知定向的和行为定向的等。一般认为,短程疗法的会谈次数不超过20次,很少有人将超过25次的会谈看作是短程疗法。除会谈次数外,短程治疗还有一些共同的基本特征。

(1)明确、有限的治疗目标。不同形式的心理治疗,其治疗目标显著不同。传统的长程治疗大都不重视症状的改善,而强调当事人人格的改变。短程治疗师认为这样的目标是不必要,甚至是不可能的,结果只会过度地增加疗程,并使治疗双方产生不必要的依赖。短程心理治疗的一般目标是,帮助来访者克服那些促使他(她)前来咨询的问题或烦恼。协助来访者解决问题、能够以更为建设性的态度处理未来的困难,是短程心理治疗的主要目标。治疗是问题取向的,要确定和保持明确的焦点。治疗从一开始关注的重点就是当事人的问题和当前的处境。

(2)治疗师既是指导者,又是积极的参与者,活动水平相对较高。咨询员必须根据治疗想要达到的目标来指导整个治疗过程。他(她)要积极地参与其中,并且尽可能建设性地利用治疗时间。这意味着治疗师在需要的时候要说得更多,要积极地探索自己有兴趣的各个领域,积极地为当事人制定可以实行的计划、家庭作业,教会当事人解决问题的办法,鼓励当事人建立建设性的生活哲学等。当然,这不是说有效的治疗师不是一个很好的倾听者,而是说有效的治疗师不仅仅是一个好的倾听者。

(3)治疗时限事先商定。在治疗的开始阶段,咨访双方就应对治疗时限有个商定。主张在短程治疗中限时的好处是参与双方在开始时就知道他们的时间是有限的,所以要建设性地使用时间。拖沓以及漫无目的的闲谈显然是非建设性的。而且,事先对疗程的约定也有助于解决在咨询结束时会遇到的一些分离问题。

在短程治疗中,目标的具体性、治疗师积极的角色以及对治疗时程的预期都有助于加速治疗的进程。如果我们将短程治疗界定为20—25次的治疗,那么在美国大部分的治疗都是短程的,在我国的情况更是如此。应该注意的是,短程治疗并不是简单的缩短疗程,短程治疗也有其相应的理论基础。

第二节　咨　询　关　系

心理咨询中对咨询关系的强调始于20世纪中期以人为中心疗法的创始人罗杰斯。在此之前,虽有一些临床实践者或治疗理论已经开始重视咨询关系,但明确将咨询关系提到咨询核心的地位,并对其进行详尽阐述者,罗杰斯是第一人。自此,咨询关系在心理咨询中的作用日益受到关注,罗杰斯本人及其他研究者对此进行了大量实证研究。从目前的研究结果来看,咨询关系是咨询效果最有效的预测指标。事实上,现在咨询关系的重要性已被所有理论流派所承认,所有人都认为良好的咨询关系对治疗效果的取得是头等重要的事。

一、咨询关系简述

咨询关系是存在于进行咨询的当事人和咨询员之间的一种特殊的人际关系。相对于日常生活中的一些人际关系而言,咨询关系具有一些独特之处。

(一)咨询关系的特征

1. 专业性

首先,咨询关系是一种专业的助人关系。这是因为咨询员是受过专业训练,拥有专业知识的专业助人者,在咨询过程中,咨询员会有意识地对咨询关系进行调节、监控,使之能更好地帮助当事人。在开始阶段,咨询员会努力赢得当事人的信任,促使良好关系的建立。中间阶段,咨询员则利用咨询关系进行工作,同时对关系的发展变化保持敏感。结束阶段,咨询员同样要处理关系的结束。总之,咨询关系并不仅仅是指当事人一来到咨询室就与咨询员自然而然地形成的一种人际关系,这种关系既是咨询得以进行和取得效果的载体,同时本身也是咨询员在咨询中密切关注的对象。这种专业的助人关系与日常生活中其他人际关系的主要区别在于咨询员会利用自己所受的专业训练有意识、有目的地对其进行调节、监控,使得咨询取得更好的助人效果。

2. 职业性

心理咨询是一个助人的职业,那么在这种职业活动中所产生的咨询关系也就具有工作关系的性质,或者说是职业性。具体说来,咨询关系的职业性表现为"当事人和咨询员是在特定的时间、特定的地点为着特定的目的发生职业服务性质的联系,除此之外,双方不再有别的关系。在双方预期中没有长远的利益、情感联系,不用担心对方日后会利用这种联系对自己进行控制,造成威胁。再加上咨询的保密性原则,使得双方比较能够敞开心扉,无顾忌地投入到关系中"[1]。另外,对咨询员而言,咨询关系的职业性也可以将咨询员的工作和生活分开,将咨询关系这种特殊的人际关系局限在咨询员的工作范围之中,而不影响其日常生活。

3. 深入性

这一点更多地是针对咨询关系本身或咨访双方的感受而言的,很难用一个词贴切地描述这种关系或感觉。在大多数良好的咨询关系中,当事人充分信任咨询员,在咨询中感到安全、放松,能够讲述自己的任何感受和经历,而不用顾虑,哪怕这些感受和经历在平时看来是如此地消极、难堪和让人羞愧,甚至从未和其他人说过。咨询员充分理解、接纳当事人,在此基础上,促其继续自我探索。咨询员与当事人坦诚交流,结伴而行,共同探险。显然,在良好的咨询关系中,咨询员和当事人有着很深的联结。正是由于前面提到的咨询关系的专业性和职业性的特点,才使得这种特殊的人际关系能够达到日常生活中其他人际关系所不能达到的深度。这种体验和经历当事人也许从未有过。

(二)咨询关系的作用

咨询关系在治疗中的作用主要有两方面:一是咨询关系本身对治疗改变所起的直接作用;二是咨询关系作为其他影响因素的载体对治疗改变所起的间接作用。

---

[1] 江光荣著:《心理咨询的理论与实务》,高等教育出版社,2005 年版,第 104 页。

1. 直接作用

咨询关系的直接作用是指良好的咨询关系本身就可以对当事人的改变起到治疗作用。一些有关咨询效果的研究表明,当事人觉得咨询员的接纳、理解,或者说是与一个对他们问题真正感兴趣的人交谈等关系因素对他们的改变最有帮助。也有人就将咨询关系视作心理咨询的全部,认为全部咨询效果皆来自咨询关系,而不存在其他影响因素。

当事人在一个接纳、理解自己的咨询员面前倾诉自己的苦闷,释放压抑的情绪,甚至是痛哭流涕,这本身就具有治疗作用。有些当事人来咨询的主要目的也许就是想找一个人听其诉说,这时咨询员的倾听,还有温暖的咨询关系也许就是对其最大的帮助。另外,一个人在面对巨大的压力或苦难时,内心常常感到孤立无援,脆弱迷茫。此时他最希望的恐怕是能找一个值得信赖的人相伴,从那里获取心理上的支持、鼓励和力量,陪他走过这段艰难历程。在良好的咨询关系中,咨询员就像一个"安全基地",无论当事人在生活中遇到多大挫折,在他心里都会感到至少还有一个人会无条件地接纳他,在其身心疲惫时,他可以在这个人面前放松、休整,进而汲取力量与勇气,重新去面对生活的挑战。在这个过程中,咨询员并不需要过多的指导,以及运用多么高明的技术,对当事人最有帮助的是咨询员这个人以及他们之间良好的关系。

2. 间接作用

咨询关系的间接作用是指咨询关系是咨询过程中其他改变因素起作用的背景或载体。心理咨询也是一种人际互动,这种互动自然免不了受到咨询关系的影响。事实上,咨询中任何互动都是在一定关系背景下发生的,其互动的形式和内容都要受当时关系发展水平的制约。例如,当咨询关系还没有建立得很牢固时,咨询员就立即探查当事人一些很深的情感或很隐秘的事实恐怕是不妥的,对当事人进行较为强烈的冲击,如挑战、质对等,也难以取得理想的效果。这些工作要以较为成熟稳固的关系为依托才能顺利进行。

另外,良好的咨询关系也会增加咨询员对当事人的影响力,成为其他改变因素的载体或传送带,促进咨询效果的取得。大家平时都有感觉,当两个人之间存在信任、喜爱等积极情感时,两个人的交流会较为顺畅,相互影响也变得较为容易。在咨询情境中,若当事人对咨询员充满信任,他就会更加积极地投入到咨询中,更愿意接受咨询员给出的解释、指导、建议等,主动配合咨询员,努力做一个"好的当事人"。显然,良好的咨询关系就像一个载体,增强了咨询过程中其他改变因素的效果。相反,若关系存在问题,则会使整个咨询举步维艰,困难重重。

二、增进咨询关系的要素

从以上介绍可以看出良好的咨询关系对心理咨询的重要性。那么,如何才能建立起这样一种有着助人成长功能的咨询关系呢?罗杰斯对此同样给出了明确的回答,他认为同感理解、真诚和积极关注等三项是增进咨询关系的要素,也是咨询关系中的核心治疗成分。事实上,罗杰斯对这三点的强调已超出了咨询关系的范畴,他认为这三点也是当事人人格发生建设性改变的充分必要条件。另外,这三点强调的是咨询员的态度,而不应仅仅被看作是一些反应技术,这也是罗杰斯的本意,学习时需注意。

（一）同感理解

1. 同感理解的涵义

同感理解亦称同感，英文为 empathy。empathy 这个词不太好翻译，目前内地还有共情、共感，港台还有同理心等译法。有译作"移情"的，似有不妥。因为"移情"已经用作精神分析理论中 transference 一词的翻译，将 empathy 也译成移情会造成混乱。

同感理解是咨询员体认当事人内部世界的一种态度和能力。用罗杰斯的话讲就是"感受当事人的私人世界，就好像那是你自己的世界一样，但又绝未失去'好像'这一品质——这就是同感。……感受当事人的愤怒、害怕或烦乱，就像那是你的愤怒、害怕和烦乱一样，然而并无你自己的愤怒、害怕或烦乱卷入其中，这就是我们想要描述的情形"。用我们的话讲就是尽量抛开自己个人因素的影响，想方设法钻到当事人的心里去，用他的眼睛看，用他的心感受，用他的脑袋想。用两个词形容就是"设身处地"和"感同身受"。一个当事人坐在你面前讲他的故事时，你要做的不是在一旁整理信息、判断推理，而是尽可能让自己去体会他此时此刻的内心感受，紧跟着他，和他一起讲故事。然后，再把我们的感受传达给当事人，让当事人感到我们对他的理解，这就是同感。"当同感在其最佳状态时，两个个体参与在过程中的情况，可以拿双人舞来比拟，其中案主带领而治疗师跟随。"①

2. 同感理解的水平

同感理解要求我们尽可能地去理解当事人，这个过程中，有的时候我们做得好些，有时差些，所以同感理解是有高低水平之分的。总的来说，若咨询员的反应与当事人的本意有出入，没有抓住重点，或是漏掉了重要的信息，那么就是较低水平的同感理解，或是说没有达到基本的同感理解。若咨询员不管是在事实层面还是在感受层面都对当事人做出了准确的理解，其表达基本可以与当事人互换，既没少什么也没增加什么，这样的同感理解水平是适合的。若咨询员在准确理解当事人所表达的意思和感受的基础上，还能道出一些当事人没有明确表达，或无法清晰表达，只有一点模糊的感觉，甚至是还没有意识到的内容，则属于较高水平的同感理解。以下我们通过几个例子来分别说明。

[例一]

当事人：我跟父母讲我终于找到了一个人，我很喜欢她，而且准备跟她结婚。结果他们听了后只是淡淡地说要我把这些先放一放，不要影响了学业。

咨询员 A：你应该理解你父母，他们也是为你好。

分析：这是日常生活中的常见反应，咨询员按照自己的想法说话，完全抛开了当事人的感受。听到这种反应，当事人会觉得自己的感受被"堵"在那里，无法继续表达，也会觉得咨询员无法理解自己。

① ［美］Corsini, R. J. & Wedding, D. 主编，朱玲亿等译：《当代心理治疗的理论与实务》，（台湾）心理出版社有限公司，2000 年版，第 205 页。

咨询员 B:父母似乎只看重你的学业,这让你很失望。

分析:虽然反应有些模糊,也没有完全表达出当事人的感受,但咨询员体会到了当事人的失望,当事人会有被理解的感觉,会继续探索。

咨询员 C:找到这样一个人对你而言是如此重要,你满怀期待地希望父母也能分享你的喜悦,但他们轻描淡写的态度让你非常失望,似乎他们并不关心你的幸福。

分析:咨询员全面准确地理解了当事人的感受,而且进一步澄清了这种"失望"的感受源于"似乎他们并不关心你的幸福",这一点恐怕是当事人自己都没有清晰意识到的。

[例二]

当事人:大家都告诉我要自己为自己负责,要为自己活,我也知道啊,可是我做不到啊。再说,凭什么我就要过得这么辛苦呢?

咨询员 A:我们每个人都必须对自己的生活负责的,现实就是如此。

分析:咨询员再次扮演当事人所说的"大家"的角色,非个人化的表达方式,如"我们"、"每个人"和教诲的语气,如"现实就是如此"都会使得当事人觉得咨询员的反应离自己很远。

咨询员 B:好像你明知道该如何做,但就是做不到。

分析:咨询员的反应贴近当事人的意思。

咨询员 C:你这样说时就好像一个小孩子在耍赖,明知别人说得有理,但就是不依。你自己也注意到了这一点,对不?

分析:一个比喻将当事人的心理描绘得惟妙惟肖,咨询员关注的不是当事人在说什么(content),而是当事人在怎么说(process),这样一个即时化的反应有可能使当事人有所领悟。

在上面的两个例子中,咨询员 A、B、C 的反应基本上代表着同感理解的三种水平。A 的反应会阻碍咨询,B 的反应是最常见的,虽也可用,但为使咨询更有效,我们还是力争多一些类似 C 的反应。

3. 同感理解的要领

虽然我们都知道,理解当事人可以说是咨询最起码的要求,可要做好同感理解却并不是一件容易的事,特别是较高水平的同感。

首先,同感理解是一种态度,一种咨询员对当事人的态度。若你对眼前的这个当事人真的感兴趣,真的想了解他(她),真的关切他(她),你自然比较容易做到理解他(她)。反之,咨询员心中若没有这种对人自然而然的亲近感,则难得将同感理解做好。

其次,同感理解需要倾听,需要咨询员对当事人投入的倾听。想要理解一个人,最好的办法就是倾听。可咨询中的"倾听"和日常生活中的"听人说话"不太一样,对咨询员的要求要高得多。咨询员要放下自己的评判标准，尽可能"清空"自己，做到"忘我"地去听当事人的故事。也只有这样，才能更好地做到前面所说的同感理解的"设身处地"的要求。

最后，同感理解还要求做出反应，咨询员要将自己的理解传递给当事人。咨询员理解了当事人后，要用合适的方式将自己的理解反馈给当事人。反馈的内容一般更加关注当事人的感受，而在表达方式上，语言应该简洁、生动，且可以使用非言语的表达方式。

（二）真诚

1. 真诚的涵义

这里所说的真诚是指咨询员在咨询中以自己的本来面目出现，不戴面具、不防御，真实地与当事人互动。简单地说，就是咨询员能够做到"表里一致"、"心口如一"。罗杰斯这样描述咨询员的真诚：

> 在(咨询)关系中，治疗者愈是他自己，愈是不戴专业面具或个人面具，当事人就愈有可能发生建设性的改变和成长。真诚意味着治疗者对当时当地流过自己心头的情感和态度保持开放。"透明的"一语较切合真诚要素的韵致——治疗者对当事人保持透明，当事人在咨询关系中对他能够看得真切，能体会到咨询员是毫无保留的。对治疗者来说，他意识中的东西应是可被知觉，可以进入咨询关系，可以——如果合适的话——交流的。因此，可以说，在他感受的实质内容、这感受在他意识中的表现和他传达给当事人的东西之间，是切合的或者说是一致的。

若咨询员在咨询中能够做到真诚，对当事人或咨询会有什么帮助呢？第一，咨询员的真诚可以导致当事人的信任。在日常生活中，我们都喜欢真诚的人，因为和他们在一起会觉得安全、放松，你不用费心去琢磨他的心思，你知道他会将他的真实想法和感受告诉你。在咨询中也是这样，当事人会更容易信任一个真诚的咨询员。显然，这有助于咨询关系的建立。第二，咨询员的真诚对当事人具有榜样作用。咨询员的真诚可以引发当事人的真诚，促进咨询进程。同时，也是向当事人展示一种新的人际交往方式，供其在日常生活中实践。另外，咨询员对自己接纳的态度也有助于当事人的自我接纳。

2. 真诚的要领

伊根(G. Egan)对咨询员在咨询中如何做到真诚给出了以下几条建议。

（1）走出角色(freedom from roles)。真诚意味着在咨询中咨询员是以个人化的方式与当事人互动，是自己本来的样子。若脑子里过于强调咨询员的角色行为，比如不时想"我要像一个咨询员的样子"，自然而然就会将一个真实的你藏在咨询员的面具后面了，也就做不到真诚了。

（2）一致性(consistency)。这一点最为接近真诚"表里一致"、"心口如一"的定义。咨询中常见的一种情况是当咨询员对当事人的叙述已无法集中注意力时，却还要努力表现出一副很感兴趣的样子。其实这种不一致会以某种方式传递给当事人，比如言语与非言语信息的矛盾，这会使得当事人困惑。咨询员应该认可自己在咨询中的感觉，哪怕有时是消极的感受，而不要试图掩饰，有时甚至可以以适当的方式表达出来，让当事人知道你的感受。

（3）自发性（spontaneity）。当一句话在咨询员心里要反复琢磨、反复加工，才能说出来时，也许就该考虑多一点自发性了。不过，对初学者要特别提醒，自发性不是让咨询员一想到什么就脱口而出，特别是针对来访者负面的情感。因为好多时候这种负面的感受来源于咨询员自身的局限，如没有耐心、对当事人不够接纳等，这样的表达只会对咨询和当事人造成损害。

（4）不防御（nondefensiveness）。当听到一个当事人说"我觉得最近的咨询没有什么效果"，咨询员心里就不舒服，并忍不住辩解，甚至反过来攻击当事人时，咨询员就是在自我防御了。咨询员要了解自己的优势与不足，并进一步探索自己的弱点，并能坦然面对当事人的各种"挑战"。

（5）自我揭示（sharing of self）。真诚也意味着咨询员愿意和当事人分享一些自己的个人信息，这些信息既包括个人的相关经历，也包括自己的一些想法和感受。不过咨询员的自我揭示应该适度，过多或过少都不利于咨询的进行。咨询员始终应该记住，自我揭示也是为了更好地帮助当事人，自我揭示的内容、程度都应与当事人的问题和表达相适应。

在临床实践中，要想做好以上几条，做一个真诚的咨询员，其实并非易事。因为这几条都与咨询员的个人特点密切相关。试想一个对自己都不能很好接纳的咨询员如何能够在当事人面前坦陈自我呢？真诚有时意味着"冒险"，一个对自己不自信的咨询员是很难从防御中走出，甘冒被评价之险的。所以说，在咨询中若想做到真诚，根本之法还在于咨询员的自我完善与成熟，真诚要建立在接纳自己、自信谦和的人格基础上。

（三）积极关注

1. 积极关注的涵义

积极关注也称无条件积极关注或尊重，是对当事人的一种态度，也就是将当事人作为和自己平等的一个独特的个体，对其表示看重、认可，欣赏其价值。罗杰斯说："当治疗者发觉自己怀着一股温情，接纳当事人的任何感受，认它为当事人的一部分，这时候他就在体验着对当事人的无条件积极关注。"（Rogers，1989）

2. 积极关注的要领

首先，咨询员要保持非评判的态度，无条件地接受来访者。这意味着咨询员不仅接纳当事人身上积极的一面，也要接纳当事人消极的一面，如懒惰、脆弱，甚至是无所追求，虽然这些都和你的价值观大相径庭，但这就是你的当事人，一个由于不同的成长经历和你不一样，但有着其独特价值和尊严的个体。对当事人的尊重是整体的，并不会因当事人的个人偏好而改变。比如一位同性恋者前来咨询其情感问题，咨询员应将其作为与其他求助者一样的个人来看待，关注求助者寻求帮助的情感问题，而不是其性偏好。

其次，对当事人无条件的积极关注并不意味着咨询员要支持或同意求助者所说的或所做的一切，咨询员完全可以对当事人的言行表达自己的不同看法，但是对事不对人。这意味着咨询员可以不赞成当事人的一些具体行为，如舞弊、攻击等，并可直截了当地表达出来。但同时也让当事人明白，并不会因为这些事而影响对其的尊重，比如不喜欢、厌恶当事人等。

另外，多看当事人的积极面也可以使我们更好地尊重当事人。显然，你越是能看到当事人身上的积极因素,你也就越容易在心底生出对当事人的积极情感。一个当事人和你讲她在学校里没有任何朋友,家庭屡遭变故,不能给她提供任何支持,现在感情也不顺,遇到很多现实困难,生活一团糟,等等。若一个咨询员眼里只看到这么多的"麻烦",一定会感到"棘手",不知该如何帮这位当事人。可是若你还能想到,不管情况如何糟,当事人毕竟前来求助了,说明她想改变;当事人能活到现在,没有疯,说明她身上一定有力量在支撑她,而这股力量同样可以在咨询中得以利用,等等。一旦能看到当事人身上的这些积极因素,咨询员对当事人的感受自然会变得更为积极。

积极关注或尊重的道理好理解,也容易接受,可是在生活中,在临床实践中,知道要尊重对方,但就是做不到的情况却比比皆是。教师对学生恶语中伤,家长对孩子的想法不屑一顾,咨询员对当事人"谆谆教诲"等,都是"知"、"行"分离的例子。其实,说到底尊重是一种对人的态度,是和一个人的人性观密切相关的,而不仅仅是一个道理,懂了就行。对当事人尊重的强调,来源于人本主义的观点,人本主义相信每个人身上都有积极的力量,且会受其引导走向自我实现,所以,对当事人的积极关注,就是要相信当事人,尊重其独特性。若你打心底并不认可这种人性观,当一个当事人特别是一个学生坐在你面前时,你就会不自觉地以师长、权威自居,忍不住让他们接受你的观点,按你说的去做。那一刻,起作用的早已不再是你所知道的"尊重"的道理,而是你心中对眼前这个人的看法,比如"他是和我一样平等的一个个体",还是"我是老师,他就应该听我的"、"他不过是个学生,知道什么",等等。而往往你在做这一切时,竟然毫不知觉。

从以上论述可以看出,同感、真诚和积极关注其实是有着密切联系的,三者都和咨询员的个人特点有关。三者之间的关系大致是以尊重为基础,对人的尊重的态度可以看作是咨询员的根本价值观;以真诚为原则,否则同感、尊重则显得虚伪;以同感为手段,以真诚的态度关心人、尊重人,然后用同感的方式传达出来,让当事人感受到。做好这三点,并不容易,要求咨询员不断在个人成长上下功夫。

第三节　心理咨询与治疗中的共同因素

心理咨询与治疗对当事人是有效果的,这一点已得到了研究的肯定。可对咨询理论稍有了解的人都会知道,几大治疗流派不管是在理论上还是技术上看起来都完全不同,但有关治疗效果的研究却又一致表明不同流派的治疗效果并没有差异。看起来完全不同的东西为什么会有同样的效果呢? 其中的一个解释就是这一节所要讲的心理咨询与治疗中的共同因素论,即不同治疗体系中其实存在一些共同的治疗因素,主要是这些共同因素,而不是各流派特异的部分,导致了最终的治疗效果。

一、共同因素的概括

心理咨询与治疗中的共同因素论自提出以来,得到了越来越多的关注,且慢慢被研究者所接受。万姆波尔德(Bruce Wampold)等用元分析的方法,进一步肯定了早期研究者关于共同因素的结论：各种治疗体系的价值基本相等，导致治疗效果的主要因素是各个疗法中共同的东西，而不是特异的东西（Wampold，2001）。

研究者们肯定了共同因素的重要性，可在确定具体是哪些共同因素对治疗起着重要作用时，却说法不一。比如卡拉瑟（Karasu，1986）把共同因素分为三类，即当事人的情感体验、认知掌握和行为调节。他认为不同疗法都有几个大致相同的目标，但却有很多不同的技术手段可以达到这些目标。事实上，对共同因素进行概括可以有不同角度。许多人认为，兰伯特（Lambert）和贝京（Bergin）就共同因素提出的概括框架是迄今最具综合力和易于理解的（Lambert & Bergin，1994）。他们认为，在不同治疗中存在的共同因素可以分成三大类，分别是支持因素、学习因素和行动因素。他们把文献中得到的实际研究支持，表明其对治疗效果有实际贡献的各种策略和技术（或某个治疗变量）提取出来，发现所有这些变量都可以放到上述三个类目之下，见表7-1。

表7-1　各疗法中与积极疗效有关的共同因素序列

支 持 因 素	学 习 因 素	行 动 因 素
宣泄	忠告	行为调控
认同治疗师	情感体验	认知性掌控
减轻孤独感	同化困难经验	鼓励直面恐惧
积极的关系	改变对个人效能的预期	冒险
放心感	认知学习	掌控的努力
舒缓紧张	矫正性情绪体验	示范模仿
结构化（structure）	对内部参考系的了解	实践
治疗同盟	反馈	现实检验
治疗师/当事人积极参与	领悟	成功体验
治疗师的专家形象	理性态度	修通（working through）
治疗师的温暖、尊重、同感、接纳和真诚		
信任		

资料来源　Lambert，M. J. & Bergin，A. E. (1994). *The Effcetiveness of Psychotherapy*. In Allen E. Bergin & Sol L. Garfield (Eds.)，*Handbook of Psychotherapy and Behavior Change* (4th ed.，p. 163).

兰伯特和贝京认为，上述三类因素在实际的治疗过程中，是先后依次出现的。三者合在一起，形成一种咨访双方相互合作、共同努力的氛围。在这种氛围中，当事人的信任、安全感不断增加，紧张、威胁和焦虑感不断降低，导致当事人对自己的问题的认识逐渐产生改变，最终出现行为上的改变，如重新面对恐惧、冒险、解决人际关系中的问题等。以下以兰伯特和贝京的理论为框架，分别介绍心理咨询与治疗中的支持因素、学习因素与行动因素。

二、支持因素

按照兰伯特和贝京的说法，支持因素在咨询中是最先出现的。表7-1中"支持因素"下所列各项大致包括两个方面的内容：一是与当事人情绪相关的，如宣泄、舒缓紧张、减轻孤独感、放心感等；二是与咨询关系相关的，如认同治疗师、积极的关系、治疗同盟、积极参与、治疗师的态度、信任等。

1. 情绪宣泄

情绪宣泄是较为公认的咨询与治疗中的共同因素。早先，弗洛伊德就十分重视宣泄（catharsis）在咨询中的作用，后来的以人为中心疗法、格式塔疗法等都非常关注当事人的情绪。许多心理问题实际上是情绪问题，大多数当事人前来咨询，首先是情绪上觉得痛苦，如紧张、焦虑、抑郁、委屈、愤怒等，这些情绪需要在咨询中得以宣泄。宣泄本身就具有治疗效果。

当事人的情绪宣泄有利于咨询的推进。情绪宣泄过程也会使当事人有所领悟，或发现重要的主题。反过来，若当事人的情绪没有得到充分的宣泄，则会阻碍咨询。比如，当事人会对咨询员的分析置若罔闻，或当咨询员提出建议时，当事人毫无动机，而不时回到情绪的主题上，继续宣泄。

另外，情绪宣泄有助于咨询关系的建立。若咨询员很好地协助了当事人宣泄情绪，当事人会觉得咨询员更加可信。有研究表明，倘若在第一次会谈就有大量的情绪宣泄，咨询关系就会很快形成（Sexton，Hembre & Kvarme，1996）。

2. 咨询关系

咨询关系在前面已做过论述，咨询关系及其相关变量可能是最为公认的心理咨询与治疗中的共同因素。自罗杰斯强调咨询关系的重要性以来，咨询关系受到了所有理论家和研究者的重视，并已整合于各个流派之中。

咨询关系对当事人的支持作用不言而喻。求助于咨询的当事人大都觉得自己陷于困境，孤立无援，觉得没有人能帮自己，或没有人愿意帮自己。而在咨询中，有一个人愿意鼎力相助，与你紧紧相联，给你鼓励，唤起你的希望，在你感到最困难的时候，陪你走过，自然是一种莫大的支持。在这种关系中，当事人会体验到许多积极情感，如温暖、关怀、信任等，而这正是当事人最缺乏的。咨询员这个人以及与其所形成的咨询关系可能是当事人最为重要的支持资源。

三、学习因素

学习因素紧跟在支持因素之后出现。在某种意义上，当事人的改变都可以看作是学习的结果，甚至就是学习本身。在兰伯特和贝京所列的学习因素中，大致也有两类，一是认知上的，一是情感上的。前者如忠告、同化困难经验、改变对个人效能的预期、认知学习、对内部参考系的了解、反馈、领悟、理性态度等，后者如情感体验、矫正性情感体验等。当然，很多时候两者是同时发生的，很难分开。

1. 认知学习

认知学习的一种情况是当事人通过咨询知道了一些知识、信息、解决问题的办法等。比如，知道了有关抑郁症的一些识别、预防的知识；知道了找工作的一些渠道；知道了人际沟通的一些方法，等等。显然，这是对当事人最为直接的一种帮助，有些马上就能起到效果。还有一种情况是当事人通过自己的加工在认知上有了新的领悟。比如，转化了看问题的视角，对自己有了更多的了解，改变了以往的一些信念等。这种认知上的改变对当事人的影响会更大，也是许多流派所追求的咨询目标。一些学者认为咨询其实就是一个态度改变的过程，若当事人的态度发生了改变，也就取得了咨询效果。

2. 体验学习

如前所述，一些流派会特别关注当事人的情感体验。在咨询中，当事人会出现一些新的情感体验，这也可以看作是一种学习因素。典型的例子是矫正性的情感体验，让当事人在咨询情境中再现原来的情感体验时，当事人却往往会产生和以往不同的感受，而这种新的体验同样被许多咨询流派看重。当然，新的情感体验之后往往伴随着新的认知领悟。不管是哪种咨询，一定少不了学习的成分，只是不同的流派可能会强调不同的学习因素。

四、行动因素

在咨询中最后出现的是行动因素。一些流派不满足于当事人仅仅是在咨询室里获得领悟，而是希望当事人在行动上、在生活中出现一些实际的改变。一些行动因素可以促进咨询的进行，如用现实检验的方法证明当事人某个想法没有事实根据。一些行动因素可以巩固咨询效果，比如鼓励当事人在生活中运用所学知识，更好地调节行为；通过实际行动获得成功体验等。一些行动因素实际上是尽可能地在扩大咨询效果，比如，促使当事人用直面的方式去处理生活中的困难，勇于冒险尝试等。强调行动因素的主张虽然起源于行为主义，但在临床实践中大多数咨询员也承认行动因素对于产生以及评估咨询的最终效果有着重要的价值。

假设我们将咨询划分为前、中、后三个阶段，则支持因素、学习因素和行动因素也可看作是在不同咨询阶段分别起着主要作用的三类共同因素。虽然在理论上支持因素、学习因素和行动因素应该依次出现，但在实际的咨询过程中三者却很难分开，常常是交替或相伴出现的。也就是说，在每个阶段可能会以一类因素为主，而其他两类因素也同时存在，起着辅助作用。比如中间阶段，可能以促使当事人产生各种学习因素为主，但同时也会保持对当事人的支持，并用一些行动因素来促进当事人的学习。

过去数十年内，心理治疗界对共同因素的研究结果，对当代心理治疗的理论倾向产生了深刻的影响。大约从 1970 年代以后，心理咨询与治疗的理论发展上出现了一个所谓"折衷主义"的趋向，其中一条重要的折衷路线，就是以共同因素的研究发现为指向，来重新认识和阐释各种原有理论体系，进而发展出新理论和策略来。现在折衷主义已是心理咨询与治疗的主流取向，在这样一个背景下，有关共同因素的研究结果对咨询员来说，到底是什么对咨询起着作用，从而能更有效地为当事人提供服务有着莫大的意义。

第四节　一般咨询过程

一段咨询犹如一个故事，从引子，到发展，至高潮，最后结尾，有一个自然发展的过程。一段咨询可以分成若干阶段，只是不同的治疗者对咨询应划分为哪几个阶段意见不一。最简单的，分为三个阶段，复杂的也有分为数十个阶段的。而且划分的标准不一，有的以故事的发展为线索,有的以当事人的变化为指标,还有的以咨询员的任务为依据。但细细琢磨这些不同的划分,实际上包括许多共同之处,有些甚至仅仅是措辞上的不同。这里按照江光荣(2005)的提法,将咨询过程分为五个基本阶段:(1)进入与定向阶段;(2)问题—个人探索阶段;(3)目标与方案探讨阶段;(4)行动/转变阶段;(5)评估/结束阶段。显然,这样一个划分更多是指向咨询员在咨询中的工作任务的。

一、进入与定向阶段

事实上,这是正式辅导过程开始之前的一个阶段,通常由首次(或头一二次)会谈完成。这个阶段的核心工作任务是所谓"接案"(intake interview),即通过初步的了解,决定是否接受一个求助者进行正式的心理咨询或治疗。这个阶段的主要工作包括:建立辅导关系;收集相关资料;初步界定问题,明确辅导需要;初步了解当事人的个人、环境资源;做出接案决定;做出辅导安排等。进入这个阶段的当事人有两个出口,一是进入正式的咨询和治疗,二是被转介。

第一次会谈咨询员要大致对当事人的问题有一个评估,看看是一个什么性质的问题,适不适合进行心理咨询或治疗。如前所述,一些重性精神病(如精神分裂症)、器质性疾病(如智力发育迟滞)等并不是心理咨询的对象,或心理咨询只能作为辅助手段。另外,人格障碍的治疗效果也不太好。这里需要特别留意的是和当事人安全相关的主题,比如自杀,任何时候咨询员对这类信息都不应该掉以轻心,要及时进行评估与处理。

假定当事人的问题适合进行心理咨询或治疗,咨询员还要考虑自己是否能够胜任。比如,针对一个特定的问题或人群,如网络成瘾、儿童咨询,自己是否具有相应的知识储备与经验;遇到一位自我中心、有极强优越感的当事人,自己能否和他和谐相处;一位玩世不恭的当事人,自己能否接受他的生活观等。每个咨询员都要明了自己的局限,而不应觉得自己可以"包治百病"。

若咨询员觉得当事人的问题并不适合心理咨询与治疗,或自己与当事人不匹配,则要考虑转介的问题了。若当事人有重性精神病的症状,可以转介到专科医院;若当事人的问题不属于心理咨询的范畴,可以推荐其去法律或社会援助机构;若是由于咨询员自身或所属机构条件所限的原因,则可以向当事人介绍更为合适的同行或其他条件较好的机构。

对于咨询员准备接受,要进入正式咨询程序的当事人,这个阶段的一项任务是使他们获得定向。这些当事人可能以前从没接触过心理咨询,对心理咨询的认识也有不少偏差。常见的情况是认为做咨询跟到医院看病一样,将自己的问题一说,就等老师"开方子"了,而且期望能立马解决问题。所以在正式开始咨询前,咨询员需要对心理咨询是怎么回事、怎么进行、有什么要求等问题向当事人解释澄清。在咨询中,这项工作被称为结构化(structuring)。结构化是建立正式咨询关系的一个重要环节。

结构化的一个重要目的是教当事人如何做一个"好的当事人"。例如,告诉当事人给咨询员送礼是被限制的,而说出任何即时的感受则是受鼓励的。当事人的权益也是结构化的重要内容,如自愿、保密、知情同意等。另外,有关咨询的时间安排、收费等也是结构化的一部分,这些事项一旦确定,就应特别强调双方要按约定方案行事,如当事人不可以随便缺席等。

结构化实际上是为咨询设定了一个框架，而这种工作方式最大限度地保障了咨访双方的权益和咨询的效果。结构化的工作也并非是一次性的，好多时候你得在后面的咨询中重复你前面说的话来提醒当事人。最后，别忘了在会谈结束的时候对下一步的辅导做出明确的安排。

二、问题—个人探索阶段

当事人正式进入咨询后，即进入问题—个人探索阶段。从名称就可知道这一阶段的主要任务是探索，有两个主题，一是问题，二是个人。只是不同流派在这一阶段的探索方式大不相同。

刚开始咨询时，咨询员往往发现当事人的问题不只一个，如一个当事人学习不好，人际关系也有问题，和父母还有矛盾。这时该如何进行下一步的探索呢？一些咨询员往往会根据自己的判断做一个安排。比如，当事人在学习、人际和家庭三个方面存在问题，就告诉当事人，前面几次会谈先谈学习问题，然后再依次解决人际与家庭问题。这样安排的一个好处就是，咨询显得相当有结构，咨询员很清楚每次会谈要谈什么，心里会特别"踏实"。可实际的情况可能是，在谈学习问题时，不知怎么就扯到人际关系上了，在谈人际关系时，又不知怎么跑到家庭问题上了。一开始计划得好好的，一个一个地解决问题，怎么就是在一个问题上"定"不住，或稍一深入就跑题呢？

如果出现这种情况，咨询员就要开始考虑这个阶段的两个主题——问题与人——的关系了。当咨询员做出安排，想一个一个地解决当事人的问题时，心中是有这么一个假定，那就是当事人的这些问题是相互独立的，可以分开解决。我们也可以有另外一条思路，就是不管有多少问题，这些问题都是这个"人"的问题，你无论从哪个问题着手，最后都会或多或少地在这个人身上找到原因。所以，咨询员也可以不对会谈内容做出限制，任由当事人选择、发挥，当事人可以谈东，也可以谈西，还可以东西都谈，而咨询员只是紧跟当事人。如果是这样一种探索方式，会谈的内容会存在很大的不确定性。不过，咨询员心中也有一个信念，就是最终所有这些零散的信息都会汇集在一起，揭开谜底。

如果我们称前一种思路为"问题中心"的探索方式，后一种思路为"个人中心"的探索方式，那么大多数人可能会将两种探索方式结合起来用，就如我们这个阶段的名称一样，既探索问题，也关注个人。探索问题时，不忘结合个人情况理解问题；探索个人时，又往往从一个主题着手，借问题理解人。

无论是探索问题，还是关注个人，这个阶段都需要收集大量的信息，收集信息的目的自然是为了更好地理解当事人和其问题。随着咨询的进行，咨询员的脑海里可能会形成一些看法或假设，就是所谓的概念化的工作。要提醒咨询员的是，有想法或假设是正常的，但假设不要太强，应带有试探性，否则很容易在咨询中急于验证自己的假设，"听到的都是自己想听的"。事实上，很多时候当事人的问题并没有我们想象得那么简单，咨询员的假设常常出错。这就要求咨询员应抱有开放的心态，任何时候都要认真倾听当事人，保持敏感与耐心，随时修正自己的假设。

这个阶段的"探索"不光是指咨询员对当事人的探索,还包括当事人自己对自己的探索。很多时候当事人自己也不了解自己或自己的问题,咨询员实际上是要协助当事人自我探索。最终的咨询效果是来自当事人自己对自己了解多少,而不是咨询员对他了解多少。

这一阶段有一个"无声无息",却非常重要的任务是建立良好的咨询关系。说它"无声无息"是因为我们并没有专门发展咨询关系的阶段,关系的发展是渗透在各阶段围绕基本工作内容的互动中进行的。说它重要是因为咨询进程的初期是关系建立的关键期。在这一阶段,咨询员心中始终要意识到关系的进展,同时,也要使探索工作适应关系的发展状况,如话题的选择、反应方式的运用等。

三、目标与方案探讨阶段

在问题—个人探索阶段的后期,随着对自己的了解越来越多,对自己的感受、心中所想越来越清晰,当事人常常会对自己目前的状态与处境产生不满,想要改变。这就意味着咨询进入了目标与方案探讨阶段。在这个阶段要将当事人模糊的改变动机,具体化为可操作的目标和行动方案。

在这一阶段,有的当事人由于前期探索充分,此时对目标的探讨水到渠成,咨访双方很容易取得一致。有的当事人只是觉得想要改变,但变成什么样子、如何变,却并不清楚。此时咨询员需与当事人讨论、澄清,最终确定目标。有时当事人心中也有一目标,只是这一目标不适合作为咨询的目标,或与咨询员的理论取向不合。遇到这种情况时,咨询员要进行解释,双方协商,争取达成一致。目标的确定需得到当事人的认可,否则后续工作会遇到阻碍。若咨访双方在目标上分歧严重,无法取得共识,则可能需要考虑进行转介。值得注意的是,在当事人还没有真正产生改变动机的时候,硬要使咨询转到目标探讨上来,一定会欲速而不达。在许多时候,耐心和等待是必要的。另外,目标也并非一成不变,也可随着咨询的进程进行调整。

目标的确定和咨询员的理论取向也有很大关系。有的流派目标较为抽象,如人格的改变,也不太注重与当事人探讨目标;有些流派的目标则很具体,细到行为的定量测量,将与当事人确定咨询目标看作是咨询中重要的一环。其实,这两者并不一定矛盾,我们可以将咨询的目标看作不同的层次。咨询员可将当事人的人格改变作为咨询的最终目标放在心中,而由于此目标受多方面因素的制约,不易实现,就需要设定一些较为具体的中间目标,这些中间目标受咨询员心中最高目标的指引,同时也为当事人指出了今后改变的方向。当然,咨询员也应根据当事人及各方面的条件灵活确定目标。

讨论目标时势必涉及如何实现目标的问题,所以,目标的确定跟行动方案或计划的拟定总是同时进行的。概略而言,制定方案或计划就是结合拟议中的改变目标,基于需要—差距的评估,根据当事人个人及其环境条件、咨询员的策略和技术储备等情况,设计出达到目标的行动方案或计划。和确定咨询目标一样,行动方案或计划的选择同样需要当事人的认可,这样除了可以调动当事人参与的积极性外,还有一个原因就是当事人有知情同意权。在当代占主流的折衷主义取向的治疗者中,对策略技术的取舍遵循一个原则:不拘流派,择善而行。即根据当事人的条件和问题的性质,从任何你已掌握的技术中选择最适合者。当然,这有一个前提,就是咨询员须有相当丰富的理论、技术储备。

四、行动/转变阶段

不言而喻,行动/转变阶段是咨询过程中最具活力的环节。在这一阶段,咨询员根据目标和方案,以一种或数种治疗理论为指导,通过分析、解释、指导、训练等方式来影响当事人。当事人积极参与这一活动,产生理解、领悟、模仿,学习新的认知方式和行为方式等,向目标方向取得积极的改变。这就是行动/转变阶段的基本任务。

这个阶段在整个治疗过程中也是一个维持时间较长的阶段。人格改变的困难和复杂性在这个阶段体现得最为明显。当事人经常出现进一步、退两步式的反反复复的变化。咨询员需有心理准备,保持足够耐心。当事人知道要改变,和实际做出改变并不是一回事。在这个过程中,咨询员要注意调动当事人的积极性,对当事人的改变给予积极的反馈,有时还需要一些具体的指导。比如,一个自卑的女学生,一向是遇到困难就逃避,当这一次试图面对矛盾时,咨询员一方面要积极鼓励当事人的尝试,一方面也可能需要给予一些建议。当然,下一次遇到同样的情境,当事人仍有可能继续以前的应对方式。大多数咨询都不是直线前进,更有可能是螺旋上升的。

行动/转变阶段要经常进行评估,特别注意治疗收获在实际生活中的迁移应用情况。若进展不顺利则要仔细分析原因,是方案有问题,还是现在的情况有变化,或者当事人另有隐情,要根据新情况及时调整已有方案。

五、评估/结束阶段

若咨访双方觉得咨询目标已基本达成,则可进入咨询的最后一个阶段——评估/结束阶段。这个阶段的主要任务是对整个咨询的效果进行评估,同时结束咨询关系。

在评估/结束阶段,咨访双方往往会对整个咨询过程进行回顾,既可以凭双方的感觉、记忆,也可以借助咨询记录。在此过程中,我们可以看到当事人的改变,评估咨询目标的达成情况。这个过程同时也可强化当事人的进步,进一步巩固疗效。

这个阶段的另一项工作就是终止咨询关系。面对咨询的结束,当事人可能出现焦虑,在咨询时间较长的个案中更加明显。通常的办法是提前告知咨询结束的时间,比如说我们再谈两次就结束咨询,或是逐渐增加咨询的间隔时间,比如咨询由每周一次改为半月或更长时间一次。用这些办法让当事人逐渐做好结束咨询的准备。对于当事人因咨询结束而产生的各种担心顾虑,咨询员也需要有针对地处理,否则可能会影响已取得的咨询效果。比如,当事人对自己今后是否能够独自面对各种困难缺乏信心,咨询员除了鼓励外,可能还需对未来做一些安排,如和当事人一起探讨今后再遇到困难时怎么办、有哪些资源可以用等。

最后一次会谈可以轻松些,双方交流一下感受。有时咨询员还需安排随访的相关事宜,比如在什么时间、采取何种形式随访、如何联系等。随访可以进一步巩固咨询效果。往往咨询时间越长,这一阶段所花的时间也越多。不管时间长短,评估/结束阶段都是咨询过程中不可缺少的一环,就像一个故事要有一个结尾,它使得咨询过程更加完整。

1. 哪些问题属于心理咨询与治疗的范围？哪些不属于？
2. 如何增进咨询关系？咨询员的哪些个人因素会影响咨询关系的建立？
3. 心理咨询与治疗中的共同因素论指的是什么？共同因素可分为哪几类？
4. 一般的咨询过程可分为哪几个阶段？每个阶段的主要任务是什么？

第八章 团 体 咨 询

团体咨询(group counseling)与个别咨询与(individual counseling)是心理咨询的两大支柱,两者相辅相成,根本目的都是为了帮助来访者自我发现、自我成长,增进心理健康,适应社会生活。但是,实践证明团体咨询对帮助人们改变和成长有特殊的效能,求助者在其中所得到的帮助,是在个别心理咨询中不能获得的。团体咨询效果如何,不仅取决于领导者个人的能力,而且也与咨询师是否了解并掌握团体工作的规律有关。本章将介绍团体咨询的特点及作用,团体发展过程和团体咨询实施的步骤、方法、效果评估,以及团体咨询的应用实例,以便使学习者能够初步掌握团体咨询的理论与技术,并在心理咨询实践中尝试使用团体咨询。

第一节 团体咨询概述

心理学研究证明,团体对一个人的成长与发展有重要的影响。因为人不是孤岛,而是社会动物,每个人的成长都离不开团体。在帮助那些有着类似问题和困扰的人时,团体咨询是一种经济而有效的方法。近年来,团体咨询已经在学校、家庭、医院、企业、军队等众多的社会领域中得到广泛的应用,并成为心理咨询的一种新的发展趋势。

一、团体咨询的特点与局限

(一)团体及其特征

团体是两个或两个以上独立的个体通过彼此互动、互相影响而形成的个人集合体。一个有意义或有功能的团体,必须具备四个要素:第一,有一定规模,即由两个以上的人组成;第二,彼此有共识,即有共同的目标、理想、兴趣、价值,志同道合,荣辱与共,共识越强,团体的凝聚力就越大;第三,互相影响,即成员有互动,彼此了解、关怀、支持、鼓励、欣赏、协助等属于正向互动,而彼此挑剔、责备、讽刺、挖苦、欺骗、打击等属于负向互动,团体内成员若缺乏互动,则冷漠且无生机,成员之间正向互动越多,则团体越健康越有活力,负向互动越多,则团体可能离心离德、分崩离析;第四,形成规范,即通过共识和互动,形成团体规范,且为大家所遵守。明文的规范有生活公约、校规、法律等,潜在的规范则是团体成员间的一种默契,包括道德、风俗、习惯等。规范越清楚,且为大家所遵守,团体越健全、稳定。

(二)团体咨询的概念

团体咨询是在团体情境中提供心理帮助与指导的一种心理咨询与治疗的形式,它是通过团体内人际交互作用,促使个体在交往中通过观察、学习、体验,认识自我、探讨自我、接纳自

155

我,调整和改善与他人的关系,学习新的态度与行为方式,以发展良好的生活适应的助人过程。一般而言,团体咨询由 1—2 名领导者主持,根据来访者问题的相似性组成小组,通过共同商讨、训练、引导,解决成员共有的发展课题或心理障碍。团体的规模因参加者的问题性质不同而不等,少则 3—5 人,多则十几人到几十人。通过几次或十几次团体练习,参加者就共同关心的问题进行讨论,相互交流,共同探讨,彼此启发,支持鼓励,使成员观察、分析和了解自己的心理行为反应和他人的心理行为反应,从而深化自我认识,改善人际关系,增强社会适应能力,促进人格成长。团体咨询为参加者提供了一种良好的社会活动场所,创造了一种信任的、温暖的、支持的团体气氛,使成员可以他人为镜,反省自己,深化认识,同时也成为他人的社会支持力量。

(三)团体咨询与个别咨询

团体咨询与个别咨询的相似处可以概括为以下五点。

(1)目标相似:两者目标均为助人自助,积极方面都在帮助个人由自我了解、自我接纳,增强自信以达到自我统整和自我实现,消极方面都在帮助个人解决问题、减除困扰、缓解症状。

(2)原则相似:两者都强调提供温暖的、自由宽容的气氛,以接纳和坦诚去除当事人的自我防卫,使个人由于受到尊重而能自由表现自己的感情和经验,自在地检视自我,产生自信,增强自我选择的责任,并能对自己的决定负责。

(3)技术相似:两者都需要咨询员熟练掌握接纳、同感、回馈、澄清、复述、场面构成、感情反射等咨询技术,从而使求询者能够观察自己、了解自己,能够自我觉察和领悟。

(4)对象相似:两者的对象皆以发展中的个体为主,而以有适应困难者为优先。即以有正常发展问题的个人为服务对象,两者都针对个人的要求、兴趣与经验,有针对性地提供帮助。

(5)伦理相同:两者皆强调在咨询过程中要严守保密原则,尊重当事人的隐私权。两者都有益于探索个人情绪与生活的变化,可以增进个人控制自己情绪的信心。

团体咨询与个别咨询的区别也可以概括为以下五点。

(1)互动程度:在个别咨询的情境中,人际互动为一对一的形式,非常单纯,深度够而广度不足;团体情境可以提供尝试各种方式与他人交往的机会,体验亲密的感受,可满足成员社会性的需求,得到多方面的回馈,使求询者获得他人对于行为交互作用的反应与启示。

(2)助人氛围:个别咨询情境中较欠缺这种合作、互助、分享的关系和气氛;在团体咨询的条件下,"我助人人,人人助我",求询者不仅可以得到接纳、援助,并且也给予别人以援助。团体越有凝聚力,成员之间就越能互相扶持。这种合作的、参与的关系有利于成员之间增进亲近感。成员的相互作用可以促进互相教育、互相启发,从而影响成员行为改变。

(3)问题类型:个别咨询比较适合处理个人深度情绪困扰问题;团体咨询在处理人际关系问题时,通常更优于个别咨询。

(4)咨询技术:团体咨询情境中,人际互动多样且多变,领导者面临的问题非常复杂,领导者必须了解求询者的感情,帮助其认识自己的感情,而且还要观察咨询的内容对其他成员带来什么影响,引导各个成员参与讨论。所以,领导者不仅要了解讨论的内容,同时还要关心成员的相互作用及关系,仅有个别咨询技巧是不够的,他必须敏锐觉察团体的特质和动态,使用

咨询心理学

各种"催化"技巧,以发挥团体的潜力,达成团体的目标。

（5）工作场所:个别咨询仅需较小空间,有两把椅子或沙发,可以使咨询员和求询者舒服地坐着,可以交谈即可,通常毋需特别布置;而团体咨询需要较大的活动空间,并得视活动内容需要作特别布置和安排。

（四）团体辅导、团体咨询与团体治疗的关系

团体辅导、团体咨询与团体治疗三者有联系也有区别,适用于不同的群体及不同的需要。团体辅导(group guidance)是面向一般人开展的一种预防性、发展性的工作,它是通过运用团体的情景,设计出活动、课程,用来预防个体在各发展阶段中会碰到的各类问题所引发的一般性困扰;团体咨询针对有心理困扰的人,注重补救性及问题的解决,借助团体动力及交互作用以促进成员更深的自我探索、自我了解、自我悦纳的历程;团体治疗是针对少数有心理障碍的人,需要长期性、人格改变的临床服务,由临床心理学家或心理医生实施,在一个较正式组成且受保护的团体中进行,协助个人人格及行为上的改变。三者的联系表现在遵循的理论与使用的方法相似,只是服务的对象、介入的层面等不同,对咨询师的学术背景和要求也不同。表 8-1和表 8-2 分别列出了三者的相同点和区别。

表 8-1 团体辅导、团体咨询与团体治疗的共同点

目的	虽然各种团体目的所强调的重点有所不同,但是所有团体工作的目的均在于预防个人社会功能的缺失,提供个人需要的资源,协助个人善用其长处,充分发挥功能,也协助功能受损者康复
知识与理论应用	虽然不同的团体工作在所依据的理论重点和应用方面不同,但是所有团体工作都应用小团体的理论作为发展团体、领导、问题解决等依据
问题解决	虽然不同的团体工作其团体问题不同,面对团体的角度也可能有些不同,但是所有团体工作者均有一个问题为焦点的共同特征
介入方式与技术	不同团体工作者常运用许多相似的介入处理方式和技术,如都使用催化团体过程的技术、增进成员情感表达的策略、角色扮演、行为预演等技术

表 8-2 团体辅导、团体咨询与团体治疗的区别

	团 体 辅 导	团 体 咨 询	团 体 治 疗
对　象	正常人	正常人	患者
目　标	知识、信息的获得	促进想法、情绪、态度行为的改变	人格重建、人格改变和治疗
功　能	预防性、发展性	预防性、发展性、矫治性	矫治性、临床性
领导者	教师或咨询师	咨询师	心理治疗师
行为层面	意识的认知活动	意识的思想、情绪问题和行为	意识及潜意识的心理、思想、情绪问题和行为
动力过程	不太重视团体动力	非常重视团体过程与动力	重视团体过程与动力
方　法	一般教学活动技术,传授知识、提供资料	咨询技术,引导探索、自我觉察	治疗技术以分析、解释行为

	团 体 辅 导	团 体 咨 询	团 体 治 疗
人 数	以班级人数为原则	6—12 人	少数人为原则
实施地点	学校、机构	学校心理健康教育机构、社区等	医疗诊所、医院心理科
实施时间	定期	短期	长期

资料来源 樊富珉著：《团体心理咨询》，高等教育出版社，2005 年版，第 27 页。

（五）团体咨询的特点

1. 团体咨询影响广泛

对每一个团体成员来说，都存在多个影响源。参加团体咨询最有价值的地方是不论交流信息、解决问题、探索个人价值，还是发现他们的共同情感，同一团体的人都可以提供更多观点和资源。每个团体成员不仅自己接受他人的帮助，同时学习模仿多个团体成员的适应行为，从多个角度洞察自己，也可以成为帮助其他成员的力量。当多个成员聚集在一起时，他们会发现自己的困扰并不是独一无二的，许多人拥有类似的担忧、想法、情感和体验，这种体验对克服困扰非常有帮助。而且在团体情境下，成员之间互相支持、集思广益，共同探寻解决问题的办法，减少了对领导者的依赖。

2. 团体咨询效率高

使多个为共同目标而来的成员聚在一起作为团体进行活动，可以节省大量的时间和精力，也可以满足人们对心理咨询不断增加的需要。因为个别咨询是咨询师与来询者一对一进行帮助指导，每次咨询面谈需要花 50 分钟到 1 小时的时间，而团体咨询是一个领导者同时指导多个来询者，节省咨询的时间与人力，符合经济的原则，提高了咨询的效益，可以缓解心理咨询人员不足的矛盾。而且团体有间接学习的价值，成员间有机会听到和自己类似的忧虑，通过观看他人怎样解决个人的问题，从而受到启发，学到许多东西。

3. 团体咨询效果易巩固

团体咨询创造了一个类似真实的社会生活情境，为参加者提供了社交的机会。团体是社会的缩影，成员在团体中的言行往往是他们日常生活行为的复制品。在充满安全、支持、信任的良好的团体气氛中，成员通过示范、模仿、训练等方法，参加者可以尝试某些新技巧和行为，如应聘面试、交朋友、沟通、自我表达等。练习这些相互作用和技巧将促进成员更有效地生活。如果在团体中能有所改变，这种改变会延伸到团体之外的现实生活中，容易迁移和扩展到他们的日常生活中去。

（六）团体咨询的局限性

团体咨询有优越于个别心理咨询的地方，在心理咨询中有非常重要的作用，特别对于人际关系适应不佳的人有特殊用途。但任何事物都有其长处及局限性，团体咨询也不例外。团体咨询的局限性表现在以下几点：在团体情境中，个人深层次的问题不易暴露；在团体情境中，个体差异难以照顾周全；在团体情境中，有的成员可能会受到伤害；在团体过程中获得的一些关于某个人的隐私事后可能无意中泄露，会给当事人带来不便；团体咨询对领导者要求高，不称职的领导者带领团体会给成员带来负面影响。

要使团体咨询的优点充分发挥，局限性降至最低，可以采取一些相应的措施。例如，参加者要有充分的心理准备；领导者要掌握团体咨询的理论与技巧，充分尊重每一位成员；团体开始前要有明确的小组契约，注意保密原则等。

二、团体咨询的类型

团体咨询的分类目前还没有一个统一的标准。现实生活中，团体咨询活动形式多样。例如，根据团体咨询所依据的理论和方法分类，有精神分析疗法、行为疗法、个人中心疗法、认知行为疗法等；根据团体咨询的实施领域分类，有家庭团体咨询、学校团体咨询、医院团体咨询等；根据团体咨询的目标分类，有交朋友小组、社交技能小组、自信心增强小组、远离毒品小组等。在高校常用的团体咨询多是针对学生成长中的不同需要，设计不同的类型。根据任务性质划分，主要有发展性团体、训练性团体和治疗性团体。

（一）发展性团体

发展性团体是目前应用最为广泛的团体咨询形式，特别在学校教育中更受到关注，尤其在培养领袖人才、协助个人成长方面。发展性团体咨询是以自我成长与自我完善为重点，参加者主要是健康的正常人或抱有某些烦恼的正常人，参加的动机多半是为了更好地了解自己，充分发挥潜能，迈向自我实现。发展性团体基于这样的认识：在人生成长过程中，每个人都会不断遇到困难，如能克服一些不可避免的困难，人便获得心智成长。发展性团体咨询通过团体成员的主动参与和自我探索，培育和增加自尊和责任感，从而达到促进个人发展，如"领导才能提升小组"、"自我成长小组"等。

（二）训练性团体

训练性团体咨询所着重的是人际关系技巧的训练与培养，参加者是那些希望提高人际交往能力，建立和谐人际关系的人。强调通过团体环境中的行为实验来帮助成员学习如何有效地交往、如何解决问题、如何做决定、怎样表达自己的意见等，如"敏感性训练小组"、"社交技巧培训营"等。训练性团体咨询就是通过团体成员相互作用的体验，学习对自己、对他人、对团体的理解和洞察，并掌握如何处理这些人际关系的技能。它有三个特性：第一，强调此时此地，不涉及成员过去的行为；第二，强调过程不强调内容；第三，强调真实的人际关系，尊重他人，有利于他人的成长。训练性团体由 10—15 人组成。

（三）治疗性团体

治疗性团体咨询是为有特别心理问题的人而准备的，指通过团体特有的治疗因素，如团体中所提供的支持、关心、感情宣泄等，改变成员的人格结构，增强成员的自觉，使他们达到康复的功能，如"考试焦虑治疗小组"、"社交障碍矫正小组"等。治疗性团体一般持续的时间较长，所处理的问题也较重，往往针对某种行为异常，如焦虑、抑郁、性问题等。团体咨询的重点是过去的经验影响以及潜意识的因素，同时或多或少必须改变个人的人格结构。因此，治疗性团体对领导者的要求要比发展性团体更严格。

三、团体咨询的目标与功能

（一）团体咨询的目标的层次

团体咨询的目标可分为一般目标、特定目标以及过程目标。一般目标是指所有团体咨询与治疗都具有的、且最终要达到的目标，即增进心理健康、达成自我实现。特定目标是指每个团体咨询与治疗将要达到的具体目标，如针对大学生人际交往方面的困扰而组织的"轻轻松松交朋友"，针对住院患者担忧焦虑情绪处理的"住院生活指导小组"，针对丧亲人士的"走出情绪的低谷"，针对吸烟人士的"戒烟小组"等。随着团体的发展，不同阶段也有不同的目标，如彼此相识、增加信任、自我探索、提供信息、问题解决等。

（二）团体咨询过程的目标

1. 团体初期的目标

团体初期的目标是：使成员尽快相识，建立信任感；订立团体契约，建立与强化团体规范，重申保密的重要；鼓励成员投入团体，积极互动；处理焦虑及防卫或抗拒等情绪；及时讨论和处理团体中出现的问题。

2. 团体中期的目标

团体中期的目标是：增强团体凝聚力；激发成员思考；促进团体成员互动；引发团体成员讨论；通过团体合作，寻找解决对策；鼓励成员从团体中学习并获得最大收益；评估成员对团体的兴趣与投入的程度。

3. 团体结束阶段的目标

团体结束阶段的目标是：回顾与总结团体经验；评价成员的成长与变化，提出希望；协助成员对团体经历做出个人的评估；鼓励成员表达对团体结束的个人感受；让全体成员共同商议如何面对及处理已建立的关系；对团体咨询与治疗的效果作出评估；检查团体中未解决的问题；帮助成员把团体中的转变应用于生活中；规划团体结束后的追踪调查。

（三）不同理论流派的团体咨询目标

1. 个人中心团体咨询的目标

个人中心团体的目标在于鼓励成员以此时此地的经验与感受彼此坦然交流，利用团体的互动克服疏离感，鼓励成员活在当下，使成员发展开放、诚实、自然的特质，表现出新的适应的行为。例如，从扮演角色转为更直接地表达他们自己；从对经验和不确定性持较保守的态度，转为更开放地接受外在现实和忍受不确定性；从在自身的外部寻找答案，转为愿意向内指导他们自己的生活；从缺乏信任，封闭、畏惧人际关系，转为对别人更具开放性和善于表达自己。

2. 心理分析团体咨询的目标

心理分析治疗的目标是重建来询者的人格系统，这一目标是通过使潜意识冲突进入意识层面来实现的。心理分析团体咨询的目标在于为成员提供一种重新体验早年家庭关系的气氛，使成员能发掘出那些影响现在行为的、被压抑的情感，促进成员提高洞察力，激发成员矫治性的情绪经验。

3. 行为疗法团体咨询的目标

行为疗法的目标是要消除来询者不良适应的行为和帮助他们学习建设性的行为。团体行为治疗的目标同样是协助成员排除适应不良行为,并学习有效的行为模式。团体行为咨询与教育过程相类似,即教导成员建立有关学习方法的新观点,尝试更有效地改变其行为、认知、情绪的方法。

4. 理性情绪疗法团体咨询的目标

理性情绪治疗的目标是引导来询者学习接纳现实,改变对人生的种种不合理信念,对人对己较宽容和忍耐,减少对自己和对他人种种不合理的要求,不再受不合逻辑的观念所困扰,进而协助他建立较实际合理的人生态度,更快乐地生活。理性情绪团体的目标同样是协助成员消除非理性与自我挫败的观念,并以更坚忍、更理性的生活态度和信念取代之,从而改善成员个人不适应的情绪和行为,并处理其生活中可能产生的各种不愉快事件。

(四)团体咨询的功能

团体咨询的一般功能包括教育的功能、发展的功能、预防的功能、治疗的功能。团体咨询的功能体现在:第一,使个别成员已失去的社会功能与技巧得到修正;第二,使成员能够掌握社会技巧以便自我解决问题;第三,团体可以帮助成员迈向自我完善、发挥潜能的境界。这些发展功能是通过以下条件实现的。

(1)让成员有宣泄的机会。通过团体练习,使个别成员埋藏于心底的感受,如自卑感、恐惧感、愤怒、罪恶感、内疚感等在团体成员面前充分表达,以释放他们压抑的情绪,解除情感障碍。

(2)团体给成员以支持。通过团体对成员的接纳、爱护及认可,使他们对团体有归属感,以便尽量表达自我,从而提高自尊和自信。

(3)使成员对自己有新的认识。成员通过团体练习,观察到他人在相同情况下如何相处,了解到别人对自己的看法,从而可以对自己有更清晰的具体认识。

(4)改善适应促进成长。当成员对自己、对他人有了更清楚的认识后,就可以找出更多方法来对事和对人,增强判断能力,以适应社会生活。

第二节 团体中的治疗性因素

团体咨询怎样帮助团体成员?哪些因素导致人产生改变?与个别咨询相比,采用团体的形式进行心理咨询时,团体的互动过程会出现一些独特的治疗因素,产生积极的治疗机制。团体领导者必须清楚地知道团体咨询过程有哪些因素影响团体气氛的变化,哪些因素会产生治疗作用,从而巧妙地利用能促进成长的积极因素,为团体成员的改变和成长创造良好的条件和环境。

一、团体咨询的一般疗效因子

曾被美国精神医疗期刊评价为最具影响力的教科书之一的、更被广大团体咨询与治疗专业工作者视为圣经的亚隆(Irvin D. Yalom)的《团体心理治疗理论与实务》中,将治疗性的改变归纳为11种"疗效因子"。分别是:(1)灌输希望。团体领导者尽一切努力来提升成员对团体治疗疗效的信心。(2)普遍性。在团体中当听到其他成员袒露与自己相似的焦虑时,彼此会产生共鸣,看到大家的共同性,不再认为自己问题特殊。(3)传达信息。通过治疗师或其他成员对生活问题所提供的忠告、建议或直接指导等,都能起到心理教育的功能。(4)利他主义。成员不仅由互相施与受的连锁关系中受惠,也由给予的行为本身得到收获。(5)原生家庭的矫正性重现。(6)发展社交技巧。学会如何有效地回应别人、知道解决冲突的方法,而且会善于体验和表达适当的同理心。这些技巧对成员将来的社会互动有很大的帮助。(7)行为模仿。学习他人的行为,继而放弃不适当的行为。(8)人际学习。(9)团体凝聚力。成员在有凝聚力的团体中提高自尊,为获得团体尊重而习得适应行为。(10)情绪宣泄。(11)存在性因素。即真诚地活着,接纳各种可能性和限制,意会到自己对生命的责任。

我们根据国内外学者的观点及自身实践团体心理咨询的总结,提出了团体咨询的四大影响机制,即在团体中获得情感的支持、尝试积极的体验、发展适应的行为、重建理性的认知。

二、在团体中获得情感的支持

(一)情绪抒泄

每一个人在生活中都会有不如意的时候,内心常会有许多苦闷的心情。由于没有机会向别人倾诉,或者不能向别人透露,这些痛苦的情绪只能压抑在心中,久而久之会影响身心健康。团体咨询创造了一种被保护的环境、被理解的场所,团体成员可以将内心隐抑的消极情绪发泄出来,不但不会受批评、被嘲笑,反而会得到关心与安慰。一次彻底的情绪抒泄,很可能使自己得到释放,更清楚地认识自己,不再无意义地被过去的痛苦所束缚。情绪抒泄不仅包括消极的情绪,也包括正面的情绪。在团体中可以公开地表达自己的情绪与感受,与他人分享或分担是改变的重要条件。

(二)发现共同性

心理适应不良的人常常会有一个特点,就是当自己遭到不幸、遇到困难、犯了错误时,常常自责自怨,误以为天底下就自己最倒霉、最不幸。尤其是有些内容羞于启口,自己无法接受,加重了心理的负担与痛苦,只好在自羞自惭中折磨自己,结果严重地影响了情绪和生活。在团体咨询过程中,通过相互交流,有机会从其他成员身上发现与自己类似的经历、遭遇,共同的困难和体验,顿时会获得一种释然感,从而不再认为自己的问题是世界上唯一存在的和独特的,不再自怜自责。而是与其他成员合作,共同面对问题,积极探询解决方法。

(三)被人接纳

一个人生活在社会上,如果不被家人、朋友或他人接受与容纳,就会感到孤苦伶仃、无所依托。若被人拒绝或排斥,更令人孤独、寂寞、压抑,而导致心身疾病。团体咨询过程中,团体对成员表现出一种支持,传递着"不管你是谁,都接纳你"的信息,从而使参与者感到自己是团体一分子而感到安心、踏实、温暖。这将使成员敢于表现真实的自己。

(四)满怀希望

充满希望是有效地从事任何活动的重要因素。当团体成员抱有改善的期望参加团体咨询,本身就有积极的价值。在团体内,被他人接受、关心,可以进一步增强信心。当看到其他成员有进步时,会得到启迪;知道团体帮助了其他成员解决了与自己相类似的问题,从中会受到鼓舞;当看到自己有了一点进步时,就更有信心,更充满希望。

三、在团体中尝试积极的体验

(一)享受亲密感

有些人从小没有经历过温暖的家庭生活或体会亲近的人际关系,所以对人际关系持有消极或否定的看法和态度。这种人需要去尝试积极的团体经验,享受人与人之间的应该有的基本关系。在团体咨询中,成员之间会形成很亲密的关系,可以体会到互相关心、互相爱护、互相帮助的友好情谊,从而形成进一步的信任。在这种关系中,成员也察觉到日常生活中的许多人际隔阂是如何通过团体发展而消除与化解的,更增强与他人建立良好人际关系的愿望与信心。

(二)增强归属感与认同感

在团体咨询过程中,当团体凝聚力形成并增强时,会让团体成员产生强烈的归属感和认同感。成员会明确地意识到自己是团体中的一员,要保持和团体一致的认识和评价,以团体为荣,爱护和保护团体的形象及荣誉,并且以同舟共济的精神去应付外界。这种团体的认同感和归属感也是社会生活中非常重要的经验。

(三)观察团体行为与领导关系

有些人不习惯复杂的人际关系,不善于与领导相处,常常出现不适应行为。在团体中,通过团体成员间的一系列互动,观察、体会人际关系如何形成,人际沟通如何进行以及各种微妙的人际反应,各种群体的心理和行为现象。同时,从领导者的言行中体验与领导者建立良好关系的作用及愉悦感。从而学习在自己的实际生活中如何参与、如何把握。

(四)体验互助互利

有些人在社会生活中因为不能肯定自己的价值而感到惶惑不安,缺乏自信,使自己失去很多发展的机会。团体咨询中,领导者鼓励、支持成员之间互相帮助。每一个成员在帮助他人的过程中,会发觉自己对别人很重要,使人感到自己存在的价值,获得欣喜感、满足感和自信心。助人是快乐之本,受助是成长之源。团体中的互助互利是一种积极的人生体验,这种体验不仅在团体中可以充分感受,而且还会扩展到成员今后的生活中,使责任的承担和助人的行为继续下去。

四、在团体中发展适应的行为

(一)团体提供安全的实验环境

团体就像是一个社会生活的实验室,成员在其中可以自由地进行实验,去观察、分析经由这个实验场所所表现的资料,去体会自己平常在社会环境中与人相处容易出现的问题。当成员尝试改变行为时,可以从团体中得到反馈,就地练习改变,而不会付出很大的代价。因为在这个实验室里成员可以反复实验,不断寻找实践新行为的方式。

(二)团体中相互学习交换经验

对一些人而言,心理不适应的原因在于他们缺少有关生活的各种知识与资料,缺乏社会生活经验。在团体咨询中，通过讨论、交流等机会，成员彼此之间会传递有关资料，交换各自成功的经验，提出直接的忠告与劝喻。例如，交流如何与异性交往、保持身心健康的方法、就业资料的获得方式、有价值的参考书籍等，从他人的经验中可以获得许多有意义的启示。同时，团体领导者也可以用直接教导的方式，传授正式的知识，如沟通原则、沟通技巧等，并鼓励成员就刚获得的知识结合个人体验谈感受，使他们对人生有更深刻的思考。

（三）尝试模仿适应行为

有效的帮助通常包括示范和仿效。团体咨询为成员提供了一个多元的社会及角色模范，使他们可以通过团体经验进行仿效性学习。在个别咨询中，来询者可仿效的只是咨询师一个人，在团体咨询中除了领导者外，还可以有其他成员的行为可模仿、可参考。个人可以根据自己的需要和特征，有选择地找寻仿效对象。比如，通过直接观察他人如何表达自己的情绪、如何帮助别人、如何坦诚待人而模仿那些适应行为。团体中的领导者常常被作为仿效的对象，因为领导者被认为是有经验的、有能力的。因此，领导者必须言行一致，以身作则，不断超越，成长完善。可见，团体是成员学习良好行为的有效途径。

（四）学习社会交往技巧

对每一个人来说，在成长过程中，社会性学习是重要的历程。如何了解别人的动机，如何使人喜欢接近，如何避免别人的误会，如何向人解释说明，如何拒绝别人不合理的要求等都是生活在现实社会里必须学习的社会生活技巧。但有不少人缺乏这些基本而又重要的生活交往技巧。团体咨询为成员提供了机会，让他们试验和发现自己与别人交往的能力，评价个人的人际关系情况。通过团体的交互经验，成员不但看清楚自己的社交情况，还可以具体学习基于对别人的信任和别人的关爱所发展出来的基本礼仪，以及有效沟通和融洽共处的方法。

第三节　团体咨询过程

任何一个团体咨询都会经历从初创、过渡、工作到结束的发展过程。在整个团体咨询过程中，每个阶段都是连续的、相互影响的，每一阶段都是前一阶段的延伸，又都是后一阶段发展的基础。了解团体心理咨询的发展过程有两个目的：第一，可以协助初入团体的成员了解团体发展中的各种现象，以便及早调适以发挥个人潜力；第二，可以协助团体领导者在熟悉团体发展的各个阶段尽快掌握团体，扩大团体内的助力，并减少阻力，以达成团体的最佳绩效。作为一个成功的团体领导者，必须对团体的发展阶段及特征有清晰的了解，才能把握团体的方向，有效地引导团体向健康的、既定目标的方向前进，而不至于出现混乱和焦虑。

一、团体的创始阶段

这一阶段团体成员最重要的心理需求是获得安全感。领导者的主要任务是协助成员相互间尽快熟悉，增进彼此了解，澄清团体目标，订立团体规范，建立安全和信任关系。这是团体咨询进行下去的前提条件。

开始,互不相识的人因为参加团体而走到一起来了,都想知道别人的背景、问题。同时对领导者产生兴趣,想知道他怎样指导以及对每个成员的态度。通过一些语言与非语言的交流形式,成员开始互相交往、相识。但这种交往常常是谨慎的、试探性的,轻易不会暴露自己,而尽量寻找和别人的相似之处和共同语言。

随着活动的逐渐深入,成员之间的关系也开始由表及里,由浅入深,变得愿意表达情感,开放自己,对团体的目标表示认同,团体的凝聚力和信任感慢慢形成。在这一阶段,有些成员常担心自己的言行不会被他人接受,而小心翼翼。有的成员会故意表现出令人不快的言行,试试到底团体里气氛是否安全,考验团体是否能接受他所有的行为和情绪。有时候,团体还可能会出现一阵沉默、尴尬的气氛,这是成员在思索问题,寻找方向的表现。

二、团体的过渡阶段

这一阶段团体成员最重要的心理需求是被真正接纳和获得归属感。领导者的主要任务是提供鼓励与挑战,使成员能面对并且有效地解决他们的冲突和消极情绪,以及因焦虑而产生的抗拒,使团体进步到彼此有效的建立成熟关系的阶段。

在团体发展的过渡阶段,团体中会出现各种不同形态的抗拒心理,团体成员的焦虑程度和自我防卫都很强。此时,成员的矛盾心理比较普遍,一方面担心自己不被他人接纳,为追求安全而把自己包裹起来;另一方面又想冒险说出自己心中的话而跃跃欲试。对于团体领导者,成员也会仔细审视是否值得信赖,甚至公开挑战,以试探领导者能否适当处理问题。

这时,团体领导者必须冷静沉着面对,主动、真诚而积极地关心每一个成员,协助他们了解自我防御的行为方式及处理冲突的情境,鼓励成员谈论与此时此地有关的事情,说出内心的话,学习接纳自己和他人,建立支持和接纳的气氛,协助他们成为团体中独立自主的一分子。

三、团体的工作阶段

这一阶段是团体咨询的关键时期。团体经过冲突后进入一种平稳的状态,随着团体成员彼此互动,尊重和接纳增加,团体形成共识,凝聚力增强,成员获得更多的满足感,有更多的活动参与积极性。此外,成员也会发现个人的行为主动权掌握在自己手上,只有主动改变自己的行为,才能改变自己的生活。对团体过程中自己所承担的责任也会更加明晰,并愿意主动利用团体来达到自助和互助的目标。团体领导者的任务是协助成员认识个人行为的主动权,体验和建立责任行为,鼓励成员彼此尊重,在团体中学习做求助者,也做助人者。

这一阶段团体领导者的主要任务是协助团体成员解决问题。领导者不仅要示范,而且要善用团体的资源,在充满信任、理解、真诚的团体气氛下鼓励成员探索个人的态度、感受、价值与行为,深化对自我的认识;将领悟化为行动,进一步增强成员之间的相互支持和帮助,鼓励成员尝试新的行为。

四、团体的结束阶段

这一阶段团体成员主要必须面对自己的团体经验做出总结，并向团体告别。领导者的主要任务是使成员能够面对即将分离的事实，给予成员心理支持，并协助成员整理归纳在团体中学到的东西，肯定成长，鼓舞信心，将所学的东西应用于日常生活中，使改变与成长继续。

在这团体咨询的最后阶段，由于分离在即，一些成员心中充满离愁，同时想利用最后的机会表露自己希望、害怕的情绪，以及对别人的观感。领导者要把握好这个机会，平抚成员心中的离愁，为分别做好心理准备，并认真总结整个团体过程，并协助成员做出个人的评估，鼓励成员充满信心去面对生活，将在团体中所学用于实际生活。也可以听听成员对团体咨询的意见、感受，以便总结经验。这时，常常会采用"大团圆"、"总结会"等形式结束团体咨询。有不少团体在结束时，成员已建立了深厚的感情，所以自发地商量结束后何时再聚会，以保持友谊，并继续相互支持，在生活中实施他们所做出的改变。

综上所述，团体咨询从开始和转变阶段的发展过程里，团体领导者必须面对并处理的任务是：创造一个有利于建立信任感的环境；处理成员的焦虑与期待；使团体的负面情绪和冲突清晰化；了解并指出成员冲突的真实寓意；在接受成员挑战时树立不防卫性的行为榜样；减少成员对领导者的依赖；加强成员个人的责任感；引导成员直接而有效的面质，鼓励成员表达他们对团体的感情和反应；帮助成员更深一层地表达个人心理的反应；激励成员将团体的经验延伸到日常生活中发挥作用。领导者必须清楚不同阶段的团体特征以及自己的主要任务。见表8-3。

表8-3 柯里（Corey，1982）的四阶段发展论

阶段	特　　性	成员的功能	可能出现的问题	领导者的功能
创始阶段	1. 彼此认识、试探、试验 2. 团体基本规范建立 3. 成员会担心被拒，少冒险行为 4. 学习互助，建立信任感	1. 主动态度 2. 学习表达自己 3. 参与团体规范之建立 4. 确立个人之特定目标 5. 学习团体的基本过程	1. 有的成员会有看戏的心理等待别人表达 2. 有的会害怕，难以信任别人 3. 有的会表现抗拒 4. 有的很快提供建议	1. 教导成员了解团体的基本规则 2. 鼓励成员表达内心的感受 3. 示范自我开放 4. 帮成员建立个人之具体目标
过渡阶段	1. 自我察觉提升，而开始有矛盾之心情，想安全地躲着，又想冒险地说出 2. 抗拒、焦虑、自我防卫强 3. 会经历权力的争夺 4. 会向领导者挑战，看看能否适当地处理问题	1. 承认不舒服之情绪并将其表达出来 2. 处理抗拒及独立和依赖的冲突 3. 学习建设性的方法来面质别人	1. 可能会将别人归类，亦可能给自己加上标签而限制自己 2. 可能不愿表达负向情绪而造成彼此间的不信任 3. 面质处理不当，而使防卫更强 4. 可能形成小团体而彼此冲突	1. 教导成员了解及处理冲突的情境 2. 协助成员了解其自我防卫之行为方式 3. 示范直接且机智地应付各种挑战 4. 鼓励成员谈论此时此地有关之事情

咨询心理学

阶段	特 性	成员的功能	可能出现的问题	领导者的功能
工作阶段	1. 凝聚力、信任感高 2. 彼此互为领导者,坦诚自由的表达及给予回馈 3. 较愿冒险,让别人更深入了解自己,并改变自己 4. 成员间的冲突较能直接且有效地处理 5. 较适时的面质及支持、鼓励别人	1. 要将有意义的主题带入团体 2. 彼此轮流担负领导的功能 3. 开放的接受加及时给予回馈 4. 在生活中实行其由团体中所学的技巧 5. 面质别人,也支持、鼓励别人	1. 彼此间因为情面有时难以面质别人 2. 会有领悟,但却做不到 3. 面质及情感佳而带来较大的压力	1. 示范面质与支持二者之间如何取得平衡 2. 鼓励成员将领悟化为行动,尝试新的行为 3. 有共同的主题,让成员能共同参与
结束阶段	1. 有分离的离愁 2. 成员会担心没有团体的支持是否能继续力行其所学及所决定之行为 3. 对整个团体历程作回顾及统整	1. 尽量将所学带到日常生活中 2. 未完成的主题,或还没解决的问题,要加以处理 3. 回顾团体的历程,将所学加以吸收,以成为自己认知的一部分	1. 因要分离,成员有的难以面对,又要封闭自己 2. 成员未回顾并作统整 3. 有的未将此结束视为成长的一个阶梯,而在此打住	1. 处理成员面对分离之情绪 2. 给予成员时间、机会处理团体中的未完成事件 3. 要让成员彼此间给予及接受建设性的回馈 4. 帮助成员统整团体中其所决定之事 5. 与成员订下家庭作业,使成员能继续实行其决定的事

领导者带领团体前,虽心中已对团体发展有了整体了解,但是不要忘了学者们所强调的各阶段并非截然划分,且每一团体的发展时段与路径也不尽相同,最重要的是眼前你所带领的团体的实际发展如何,而非领导者脑海中团体发展的"蓝图"。

第四节 带 领 团 体

实施团体咨询的咨询师通常被称为团体领导者。团体咨询是否有效关键在于领导者。领导者在团体中所扮演的角色及其发挥的功能,受个人特质、知识、经验、技术运用等因素影响。因此,团体领导者除了理论、知识、方法、技术之外必须明了自己的职责,了解自己且具自我觉察力,遵守专业的伦理道德,具有接纳、尊重、敏锐、真诚、信任等态度和特征,不断完善自我,追求个人的成长。

一、团体领导者的基本职责

(一)注意调动团体成员参与积极性

团体领导者应积极关注团体内每一个成员,认真观察他们的心态变化,激发成员大胆表达自己的意见、看法,鼓励成员相互交流,开放自我,积极讨论,引起大家对团体练习的兴趣。

对不善于表达的成员给以适当的鼓励,对过分活跃的成员适当制止,始终把握引导团体练习朝向团体咨询与治疗目标方向发展。

(二)适度参与并引导

团体领导者应根据团体的实际情况,把握自己的角色,发挥领导者的作用。在团体形成初期,成员相互尚不了解,团体气氛尚未形成,领导者要以一个成员的身份参与活动,为其他成员做出榜样。当引导成员开始讨论共同关心的问题时,领导者应注意谈话的中心及方向,随时适当引导。

(三)提供恰当的解释

团体咨询过程中当成员对某些现象难以把握或对某个问题分歧过大而影响活动顺利进行时,领导者需要提供意见、解释。解释的时机和方式因团体练习形式不同而不同。比如,在以演讲、讨论、总结形式活动的团体内,领导者可以在开始时就成员的共同问题进行系统讲授。在提供解释时应注意表达简洁、通俗易懂、联系实际、深入浅出,避免长篇大论,避免过分专业味。同时,在整个咨询活动中应避免解释过多,而影响成员的独立思考。

(四)创造接纳融洽的气氛

团体咨询过程中,领导者最主要的职责之一是营造团体的气氛,使成员之间互相接纳、互相尊重、互相关心,使团体充满温暖、真诚、融洽、关怀、理解、亲切、安全的气氛。在这种氛围中,团体成员可以降低社会屏障,真实坦率地开放自己,揭示自己最核心的情感,即真实的自我,以使每个成员都被其他人如实地看待,并从其他成员中得到关于自我肯定和否定的反馈,以便真正地认识自我,获得成长。

二、团体领导者应具备的条件

(1)良好的人格特质。成功的团体领导者应具有以下人格特质:有勇气和自信心,关怀他人,平易近人,热情开朗,不自我防卫;有充分的想象力和判断力,有幽默感;真诚、坦率、友善。

(2)对团体咨询理论有充分的理解。了解有关团体咨询的各种理论、学派的观点以及独特之处,并能择取精华,融会贯通成为自己的东西,形成自己的特色。

(3)具备建立良好人际关系的能力。对团体成员信任、理解,创设尊重和自由的团体气氛,接纳每一个团体成员。具有同理心,能准确地回应成员的感受。善于观察,勇于示范。

(4)掌握基本的领导才能与专业技巧。必须接受系统的团体培训,具有专业的资格;曾经作为团体成员参加过团体咨询;善于运用支持、指导、鼓励等技巧参与,影响团体发展。

(5)具有丰富的心理咨询经验。不仅要有个别心理咨询的经验,也要有带领团体咨询的经验;熟知团体发展的各个阶段及自己作为领导者的职责。

(6)严格遵守职业伦理道德。团体领导者要以成员的利益为重,保护当事人利益不受侵害,保守秘密,尊重成员的隐私权;尊重成员参加团体的自愿选择权;精心选择团体练习方式;了解哪些行为是违反职业道德的,严格遵守心理咨询工作者的伦理要求。

三、团体咨询过程中应注意的问题

团体咨询过程复杂,对领导者要求很高。成功地带领团体,获得满意的效果并不容易。在咨询过程中,领导者的态度、言行往往会对接受咨询的人产生重大影响。特别由于一些领导者受个人种种因素局限,在团体咨询过程中,常常会出现一些差错,而这些差错常常影响团体咨询的进行。

（一）事无巨细、包办代替

有些领导者对团体成员和团体进行过程总放不下心,事事都要亲自过问,忙于应付,而忽略了冷静观察,细心体会,适当参与。事事包办、代替不利于发挥团体其他成员的积极性,包得太多,影响了他们的发展。

（二）权威自居、说教过多

团体领导者是团体咨询的领导,是专家,但不能以专家自居,处处按自己的意愿干预团体练习,切忌长官意志。不需要解释、评价的地方尽量不解释、不评价,多听听团体成员的看法、意见,发扬民主作风,引导团体成员自我教育、自我启发。说教过多会影响团体成员参与的积极性。

（三）过度自我开放、角色混淆

团体咨询过程中,为了表现领导者的真诚、坦率,为团体成员做示范,领导者有时需要适当的自我暴露。但有的领导者没有经验,角色混淆,本末倒置,过分自我暴露,结果使团体成员成了听众,占用了团体练习的时间,降低了自身的形象。

四、团体咨询实施与方法

团体咨询常因团体目标的不同、发展阶段的不同、参加的对象和规模不同而采取不同的方法、活动形式。从组织和实施的角度看,所有的团体咨询首先必须确定团体的目标,而后才能设计团体练习的计划,确定规模,组成团体。团体结束后,需要对团体效果进行评价、追踪,以巩固团体的疗效,使团体成员在社会生活中更加适应,保持身心健康。

（一）团体咨询前的准备工作

1. 确定团体的性质及规模

团体的目标、性质和规模直接影响团体咨询的效果。因此,确定团体的目标和性质必须先了解不同团体模式的特点。

（1）结构式团体与非结构式团体。按照团体咨询的计划程度可以分为结构式团体与非结构式团体。结构式团体是指事先做了充分的计划和准备,安排有固定程序的活动让成员来实施的团体咨询。在这类团体咨询中,团体领导者的身份易辨认、角色明确,经常需要采用较多的引导技巧,促进团体内互动。这类团体的优点是团体早期就能增加团体成员的合作,减少参加者的焦虑,容易聚焦。一般比较适合青少年,如大、中学生团体。非结构式团体是指不安排有程序的固定活动的团体咨询,其活动弹性大。领导者常潜入团体中,身份不易被觉察。一般适合年龄较长、心智成熟、表达能力较强的人（详见表8-4）。

表 8 - 4 结构式团体咨询与非结构式团体咨询比较

项　目	结构式团体	非结构式团体
成员的学习	成员在参与过程中可以自由地根据自己的需要及价值观来吸收、学习。但学习的范围和方向容易被团体领导者设计的结构、主题所限制	成员学习的内容较无限制，随着成员彼此互动，引发出任何可能的学习材料及方向
领导者的角色	团体领导者清楚地运用其领导的角色来引导团体的进行。有时为了配合成员更有效地学习，会进行简短的演讲或引发学习材料	团体的学习有赖于成员彼此在团体过程中自然产生的情绪和行为。领导者适度参与团体，促进成员的沟通和了解、分享。领导角色不明显
团体的氛围	团体安全的氛围是被刻意制造的，如开始时运用暖身活动来培养团体氛围，酝酿学习情绪。为避免不安全和威胁的氛围，通常由容易或较浅的主题进行到较难或较深的主题，以帮助成员在安全的氛围中针对学习主题获得最有效的成长	因为成员的学习资源来自于成员彼此感情与行为的投入，成员自然地出现他自己被期待和鼓励的行为。团体初期因目标不明确而带来暧昧不清的团体气氛是有其作用的。因为它所提升的成员焦虑压力反而是促进、引发成员真实行为的力量

（2）开放式团体与封闭式团体。按照团体参加者的固定程度可以分为开放式团体与封闭式团体。开放式团体是指成员不固定，不断更换，新成员有兴趣可以随时加入。新成员的加入会使团体气氛产生很大变化。

封闭式团体是指一个团体，从第一次聚会到最后一次活动，其成员保持不变，一起进入团体，一起结束。这种团体的参加者有较高的和谐性和认同感。如果中间有新成员加入，必然会像平静的水面扔下一颗石头，影响团体进展。一般情况下，团体咨询与治疗常采用封闭式的方式进行。

（3）同质团体与异质团体。按照团体成员的背景相似程度可分为同质团体与异质团体。同质团体指团体成员本身的条件或问题具有相似性。例如，大学生团体参加者都是年龄相近、文化程度相同、生活环境类似、社会地位一致的大学生，本身的背景、年龄、知识、经验相似，又抱有同样的发展课题或同样的苦恼而来参加团体咨询。异质团体指团体成员自身的条件或问题差异大、情况比较复杂，如年龄、经验、地位极不相同的人。同时成员所抱有的问题也不同。同样背景的人可以使参加者相互认同，产生"同病相怜，克病相助"的关系，共同积极、投入地探讨解决问题的办法；但不同背景、不同问题的人在一起有利于了解不同人的心理与行为，差异越大，复杂程度越高，才更有充分的机会去学习和改变自己。

（4）团体规模的大小。团体规模过小，人数太少，团体练习的丰富性及成员交互作用的范围欠缺，成员会感到不满足、有压力，容易出现紧张、乏味、不舒畅的感觉；团体规模过大，人数太多，团体领导者难以关注每一个成员，成员之间沟通不易，参与和交往的机会受到限制，团体凝聚力难以建立，并且妨碍成员分享足够的交流时间，致使在探讨原因、处理问题、学习技能时流于草率、片面、表面而影响活动的效果。

从团体的类型看，开放式团体咨询一般人数较多，因为团体成员是流动的，为了便于成员之间有足够的交往机会，应保持一定数字。而封闭式的团体咨询人数不宜过多。从问题的类型看，主要取决于团体咨询的目标。以治疗为目标的团体咨询人数不宜多，一般 6—10 人；以训练为目标的团体咨询人数居中，一般 10—12 人；以发展为目标的团体，参加者可适当多一些,一般 12—20 人。

2. 确定团体练习的时间及频率

一般而言,团体产生治疗与改变的因素需要时间。也就是说,团体经由创始期、成熟期到结束期需要有一个发展的过程。团体持续时间太短,效果受影响;但持续时间过长,成员易产生依赖,且领导者及参加者的时间、精力也不允许。一般认为 8—15 次为宜。至于活动间隔多长为宜,看法不太一致,每周 1 次或每周 2 次都可以。每次时间 1.5—2 小时。对于青少年而言,针对他们注意力不容易集中、兴趣易转移的特点,最好活动次数较多,每次时间较短如40—60 分钟。假如是大学生和成年人,每周 1 次,每次 2 小时为宜。两个小时足够讨论一些比较深入的问题,而又不致使人太疲倦。

团体咨询实际中,活动的时间虽有规定,但不必墨守成规。团体领导者可以根据具体情况灵活掌握。如果预定的时间到了,发现有些问题还需要深入,在征得成员同意后可以适当延长。也有一些团体领导者在团体开始时并不规定活动时间及间隔,由团体成员视活动情况自行决定。

3. 确定团体咨询的场所

对团体咨询的场所的基本要求有:避免团体成员分心,也就是要使团体成员在没有干扰的条件下集中精神投入团体练习;有安全感,能够保护团体成员的隐私,不会有被别人偷窥、监视的感觉;有足够的活动空间,可以随意在其中走动、活动身体、围圈列坐;环境舒适、温馨、优雅,使人情绪稳定、放松。

一般而言,一间宽敞、清洁、空气流通、气温适当的房间,最好有隔音条件,没有固定桌椅为最理想。团体练习中成员可以在地毯上席地而坐,随意坐成大圈,或分组坐成小圈;或用折椅围圈而坐可以使团体成员都有面对面谈话的机会。

4. 确定团体成员

(1) 团体成员选择的条件。团体领导者在筹划团体咨询时,就应该根据团体的目标明确服务对象。通常,参加团体咨询的成员可以是背景、问题相似的人,也可以是背景不同的人。从团体咨询的特点看,参加团体的成员应具备以下三个条件:第一,自愿报名参加,并怀有改变自我和发展自我的强烈愿望;第二,愿意与他人交流,并具有与他人交流的能力;第三,能坚持参加团体练习全过程,并遵守团体的各项规则。那些性格极端内向、羞怯、孤僻、自我封闭的人,和有严重心理障碍的人不宜参加团体咨询与治疗。

(2) 团体成员的来源途径。团体成员的来源途径主要有三种:一是通过宣传手段,成员自愿报名参加;二是咨询师根据平时咨询情况,选择有共同问题的人,建议他们报名参加;三是由其他渠道,如班主任介绍,或其他咨询人员转介而来。发展性团体咨询主要通过广告、通知来招募成员。

(3) 团体成员甄选的方法。主动报名、自愿参加团体咨询的申请者并不一定都适合成为团体成员。因此,团体领导者还要对申请者进行甄选,以便排除一些无法在团体中得益,而只会阻碍和破坏团体进程的人。常用的甄选方法有直接面谈、心理测验和书面报告。面谈一般在 15—25 分钟为宜,由团体领导者按约定的时间与申请者一对一地见面。提出的问题有:你为什么想要参加这个团体？你对团体的期望是什么？你以前参加过团体吗？你需要帮助的是什么问题？你是否有不愿与之在一起的某个人或某类人？你认为你会对团体作出哪些贡献？对于团体和领导者你有什么问题要问吗？书面甄选是让候选成员填写一张表格，提供必要的信息，如年龄、性别、婚姻状况、生活环境、参加动机、面临的主要问题、期望等。

(二)团体咨询实施技术

1. 反应技术

反应技术是指团体领导者对团体成员在团体过程中所表现出来的语言、行为或潜在的信息不加个人主观因素的直接反应。这些技术也是个别心理咨询中常用的技术，如积极倾听、简述语意、具体化、澄清、自我表露、真诚、尊重、温暖、同感理解、复述、询问、面质、沉默、目光运用等。反应技术是从事心理咨询工作的人员必须掌握的最基本的技术。

2. 互动技术

互动技术是团体咨询中领导者所侧重的技术，目的是通过这些技术促进团体成员之间的充分互动，扩大他们对团体练习的参与，加强团体的凝聚力和向心力，如双向沟通技术、连结感受技术、解决问题技术、认知解释技术、感情表露技术、支持鼓励技术、聚焦技术、引话和阻止技术、经验分享技术等。适当、适时运用这些技术有助于连结团体成员共同感受、经验、行为，协调成员间的差异与冲突，支持和鼓励每一位成员的参与与投入，促进团体的安全感和信任度的提高。

3. 团体练习运用技术

运用团体练习的最主要的目的是引发团体成员积极投入团体，做出积极的自我探索。约波氏等人(Jacobs, Harvill & Masson, 1988)认为团体领导者通过团体练习可以达到七个目的：促进讨论和参与；使团体聚焦；使小组改变焦点；提供一个经验性学习的机会；为团体成员提供有用的资料；最接近团体舒适程度；提供兴趣和松弛。常用的团体练习形式有：书写练习、绘画练习、阅读练习、手工练习、运动练习、幻想练习、角色扮演等。

在整个团体咨询过程中，不同的时间、不同的阶段可以通过不同的团体练习来推进团体发展，以便达致成效。适合于团体初期阶段的活动有：滚雪球、寻找我的那一半、组歌；增进团体信任的活动有：盲行、信任跌倒、同心协力；促进团体凝聚力活动有：图画完成、故事完成、突围闯关；催化自我探索的活动有：我是谁、生命线、自画像、生活计划；加强互动沟通的活动有：脑力激荡、热座、镜中人；团体后期结束活动有：化装舞会、道别、赠言、合唱等。

(三)团体咨询常用的评估方法

1. 团体咨询评估的内容及意义

团体咨询是否达到预期目标？团体效果是否良好？团体咨询工作方法是否正确？团体成员是否满意？团体合作是否充分？今后组织团体咨询可以做哪些改进？这是团体咨询总结阶段一项重要的工作。团体评估所包含的范围相当广泛，评估也有不同的目的、不同的方法。团体评估主要是指通过不同的方法，搜集有关团体目标达成的程度、成员在团体内的表现、团体特征、成员对团体练习的满意程度等，帮助团体领导者及团体成员了解团体咨询的成效。由于不同的团体评估的重点不同，选取的评估方法也会有区别。例如，在治疗性团体评估中，领导

咨询心理学

者更关注成员思维和行为的改变;在互助和成长团体评估中,领导者会更关心成员间的沟通状况,以及人际关系和相互支持网络的建立。因此,团体领导者进行团体评估时必须根据团体的目标而制定一套适合的评估步骤与方法。

2. 团体咨询评估方法

(1)行为计量法。行为计量法是要求团体成员自己观察某些行为出现的次数并做出记录,或者请成员之间与成员有关的人(老师、家长、朋友等)观察及记录成员的行为,以评估成员的行为是否有改善。例如,为脾气急躁的人开设的人际关系改善团体中,领导者希望通过一些团体练习减少成员发脾气的次数,学习以温和的方法与他人相处。为此,领导者设计一份行为观察表,让成员记录他们在团体外与人交往时发脾气的次数,然后进行评估、有针对性的指导。

行为计量法除了可以应用来记录外显行为外,也可以记录成员的情绪和思维。记录方法可以用表格或图示。行为计量法的长处是具体、可操作,记录过程也是成员自我监督的过程,有助于行为改变;不足之处在于费时,准确度难以把握。

(2)标准化的心理测验。在团体评估中,运用信度和效度较高的心理测试量表,可以反映团体成员行为情绪的变化,以及评估团体咨询与治疗的效果。例如,为增强青年学生自信心而组织的自信心训练团体在开始时用自我评价量表测验,了解成员自我评价状况。团体咨询结束后,再做一次自我评价量表测验,比较一下参加团体前后相关指标的变化。心理测验用来了解团体成员个人的变化,从而评估团体咨询的效果是常用的方法,但是,要注意选用标准化的量表,还要考虑文化背景的因素。有些国外学者认为行为或人格特质在短时间内难以有大的改变,咨询前后测得的结果差异不会达到显著水准,难以令人满意。

(3)调查问卷。调查问卷是指由团体领导者设计一系列有针对性的问题,让团体成员填写,搜集成员对团体咨询过程、内容、成员关系、团体气氛、团体目标的达成、领导者的态度及工作方式等方面的意见。问卷内的问题可以是开放式的,也可以是封闭式的。自行设计的问卷虽然未经标准化,但它的好处在于能让成员自由发表他的想法和感受,因此能搜集到一些其他方法难以获得的宝贵的第一手资料。

除了上述三种主要方法外,还可以通过团体成员的日记、自我报告、领导者的工作日志、观察记录等方法来评估团体的发展和效果。

思考与练习

1. 简述团体咨询的定义与特点。

2. 分析团体心理咨询与个别心理咨询的异同。

3. 阐述团体辅导、团体咨询和团体治疗的区别。

4. 团体的发展过程经历哪几个阶段?

5. 在团体发展的不同阶段,领导者的主要任务是什么?

6. 哪些因素影响团体咨询的效果?

7. 为什么要进行团体评估?团体评估常用哪些方法?

第九章　学校心理辅导

心理咨询从其产生发展过程看，一直具有教育性和志愿性的传统。不但心理咨询首先发端于教育部门，而且时至今日各级学校仍然是心理咨询倡行的一个主要领域。第一章中已提到，"辅导"或称"心理辅导"，有时就是对"counselling"（咨询）一词的另一种译法。故从狭义来说，心理辅导即是学校情境中的心理咨询；而从广义来看，心理辅导又泛指学校中教育人员包括咨询人员对学生提供的心理上的协助，在工作内容和形式上看，其含义都比心理咨询更为宽泛。本章侧重于对"辅导"一语的狭义理解，重点论述学校教育情境中心理服务的特点、内容和工作方式。

第一节　中小学心理辅导概述

一、心理辅导的性质

"辅导"一语，大多指学校中教育人员对学生的一种协助，也可泛指专业人员所从事的人群服务。中外学者曾从不同角度对"辅导"提出了许多定义。

吴武典曾将"辅导"界定为：辅导乃是一种助人的历程与方法，由辅导人员根据某种信念，提供某些经验，以协助学生自我了解与充分发展。在教育体系中，它是一种思想（信念），是一种情操（精神），也是一种行动（服务）。[①]

泰莱（Tyler）的定义是：辅导是一个过程，透过这一过程，辅导员可以协助当事人增强生活的适应能力；而且，辅导是发展性的，透过辅导，使人的潜能得以充分发展。[②]

莫廷生和沙缪勒（Mortenser & Samuller）认为"辅导是整个教育计划的一部分，它提供机会与特殊服务，以便使学生根据民主的原则，充分发展其特殊能力与潜能"。

从上面所引定义中可看出，心理辅导与心理咨询的含义非常接近，二者都是一种专业上的助人过程，只是在若干性质方面，存在一些程度上或侧重点上的差别。比较而言，心理辅导的特点如下。

第一，心理辅导多指非医疗领域的心理服务，尤其指学校系统中针对学生的心理服务（有时也包括社会辅导机构针对社会公众的心理服务），因此可以视为"整个教育计划的一部分"。在早期发展历史中，心理辅导特别重视教育和职业生涯领域的助人过程。

---

① 吴武典主编：《学校心理辅导原理》，世界图书出版公司，2003 年版，第 3 页。
② 林孟平著：《辅导与心理治疗》（增订版），（香港）商务印书馆，1988 年版，第 7 页。

第二,学校心理辅导的对象是正常的学生,是正在成长的儿童与青少年。如果说心理咨询的对象总是经过某种过程挑选出来的人,而心理辅导的对象从总体来说,则是未经挑选的全体学生。

第三,学校心理辅导的内容和形式比一般心理咨询更加宽泛和多样。心理辅导的内容除了心理健康、情绪、自我概念、社会交往方面的辅导外,还涉及学习辅导、职业生涯辅导、新生入学辅导、纪律行为辅导等,其范围几乎和学校教育相重叠。从辅导形式上说,除了个别咨询、团体咨询外,还有班级辅导活动课程、个人成长和发展训练活动等,以及针对教师和家长的间接咨询服务等。所以,就辅导和咨询的关系来说,辅导既可以视为心理咨询对象上的一种限定(以在校学生为对象),又可以视为心理咨询内容与形式上的一种扩充。从这一视角看来,在学校辅导计划中,咨询只是辅导的一种方式,当然是一种基本的、重要的方式。

第四,心理辅导更具发展性和教育性。由于学校心理辅导的对象大都是正常的儿童与青少年,故特别强调辅导的发展性和预防性功能,其欲达到的主要是帮助学生克服成长中的困难,增进自我了解和自我实现这样的正面目标。如同吴武典所说,"辅导乃是基于对人类的关爱,以协助学生自我了解为起点,以协助学生自我实现为鹄的"。

第五,由于心理辅导服务对象是大量处于发展中的正常学生,这就带来辅导原则和策略上的若干特殊性。例如,辅导要考虑到不同发展阶段儿童与青少年的年龄特征;咨询员在学校辅导工作中通常担任更加主动的角色;团体辅导因其可以使更多学生受益而受到重视,等等。

二、澄清对心理辅导的误解

香港学者林孟平在其著作中是将"辅导"与"咨询"视为同义语来使用的。她在阐述心理辅导的本质时曾谈到:在清楚地认识辅导是什么以前,最好先知道辅导不是什么。[①] 如果说在上一点中我们是从"辅导"与"咨询"的差别点的角度来阐释心理辅导的话,在这里,林孟平则是从"辅导"与"咨询"的共同点的角度,从它们与日常教育、教导的差别点的角度来阐述心理辅导的含义的。她对"辅导不是什么"的论述,对于强调心理辅导的专业性,廓清心理辅导性质,排除人们对这一概念的种种误解是大有助益的。其论述大意如下。

(1)心理辅导不是提供资料。辅导虽然包括信息资料的提供,但单纯的提供资料并不是辅导。例如,有一位学生向老师询问:到加拿大念大学所需费用时,若教师只是告诉学生一个费用数字,而忽略了他忧形于色、彷徨无告的情绪表现,则整个过程就不是辅导。

(2)心理辅导不是一般社交谈话。辅导是一种进入当事人内心世界的互动,是一种高度人性化、个人化、有内涵的过程。在一般的社交谈话、同伴聚会中,我们同他人的谈话内容表浅,流于形式化,故不能算作辅导。

(3)心理辅导不是单纯教导与说教。辅导需要运用有关专业理论与方法,帮助学生改善自己的认识、感受与行为。辅导过程中往往包含教导,但若只有教导、训导、说教,以及诉诸逻辑分析式的说理,就不是辅导。例如,一个学生对辅导教师说:"我根本没有朋友,的确很孤

① 林孟平著:《辅导与心理治疗》(增订版),(香港)商务印书馆,1988年版,第2页。

单。"教师若马上回答说："没有朋友可以倾谈，当然会孤单。不过一个人太孤单是不对的，人是群体的动物，很需要朋友，你应当……"这只能于事无补。

(4) 心理辅导不是单纯的忠告与建议。不少受辅导学生最希望辅导教师给他们一个忠告和建议并为他们做出决定。辅导过程中虽然也可以提供建议，但我们应记住的是，辅导的最终目的是协助学生认识自己，接纳自己，学会承担生活的责任，发挥自己的潜能。若只是给予学生忠告和建议让其照章执行，就会偏离辅导的基本目标。如果学生照着辅导教师的忠告或建议行事，即使成功了，也不会带来满足和成功感，因为此时功在教师；如果失败了，他可以不负责任，转而埋怨教师，这对于当事人的成长是毫无助益的。

(5) 心理辅导不是为学生解决问题。主动寻求辅导或咨询的学生，可能面临着种种人生困难和问题，但如果辅导教师替学生解决了一个问题，学生还会面临着更多的问题需要他人解决。实际上，心理辅导不是开处方，不是为学生解决问题，而是帮助学生学会解决问题的过程。辅导教师只是在同学生合作的过程中，将遇到的问题当作学习与发展的机会，帮助学生学会认识自己、确定目标、抉择行动、承担责任。解决问题其实只是辅导过程的副产品。

(6) 心理辅导不是安慰和开解。日常生活中，人们会用安慰和开解的方法帮助遇到心理困扰的人。安慰、同情、开解在帮助陷入困境中的当事人暂时处理个人的感受方面，固然有一定意义，但这些方法实际是引导人们将问题掩盖或搁置起来，甚至否定自己的感受，如果只是这样做，就会阻碍对心理问题和感受的"清理"过程。而心理辅导的重点则是支持对方勇敢地面对问题和自己的感受，然后进一步作积极的处理。

(7) 心理辅导不是恐吓、威迫利诱、当头棒喝。采用恐吓、威迫、批评指责、当头棒喝来对待当事人的人，以权威和训导者的身份，将自己的观点强加于人，违背了对当事人尊重、真诚、接纳的辅导原则，无法建立合作探讨的气氛，破坏了辅导的功能。

三、学校辅导的内容与途径

(一) 心理辅导的内容

美国琼斯(Jones，1957)曾根据学校辅导协助学生所要解决问题的性质，将辅导的内容范围分为八个方面：(1)健康与身体发展问题(身体缺陷、缺乏活力、营养不良、体型不匀称等)；(2)家庭与亲属关系问题；(3)休闲生活问题(缺乏运动或阅读兴趣、缺乏休闲活动所需的技艺)；(4)人格问题(多愁善感、害羞、自卑、过分自信、过度幻想、粗心大意、缺乏同情、与人不能相处、情绪不稳定等)；(5)宗教生活问题(宗教信仰的改变、父母强迫子女信教、科学与宗教的冲突等)；(6)学校教育与生活问题(学习缺乏计划性、学习习惯欠佳、读书不专心、厌恶学习、逃学旷课等)；(7)社会道德问题(说谎、吸烟饮酒、不礼貌、社交活动过度、交友与恋爱中的问题等)；(8)职业问题(缺乏职业兴趣、缺乏职业准备、不知如何择业等)。

这里所列的各项内容多是着眼于解决学生的问题与障碍，似乎将心理辅导的目的集中在矫治不良行为、疏通人格发展障碍上，不免有些偏颇。其中有些类别，如宗教生活问题辅导，不太符合我国学生的实际情况。台湾辅导界将其修改为包含以下八个方面的分类系统：(1)健康问题；(2)课业问题；(3)职业问题；(4)家庭问题；(5)情感问题；(6)其他人际问题(除家庭及两性情感之外的人际问题);(7)人生观;(8)其他问题(如违规、犯过、犯罪问题)。

对于学校辅导内容范围还有两种简略的、实用的划分。一是根据我国学校辅导所要达到的改变学生心理和行为的目标重点,分为学习辅导、人际交往辅导、自我意识或人格辅导;二是按照学生活动领域分为学习辅导、生活辅导、职业辅导或生涯辅导。这里仅对后一种内容划分作些说明。

学习辅导的具体内容有:了解自己学习潜能的辅导,学习动机、兴趣、态度的辅导,学习志向水平的辅导,学习习惯辅导,学习方法与策略辅导,网络合理使用辅导,考试辅导,学习困难辅导(注意缺陷与多动障碍儿童、学习不良儿童、学习失能儿童的辅导)等。生活辅导内容十分宽泛,涵盖个人生活、学校生活、家庭生活和社会生活各方面。具体包括:生活目标与态度的辅导,生活习惯与秩序的辅导,社交生活辅导(培养社会兴趣、发展社交技能的辅导,社交行为不足的辅导,社交行为不当的辅导等),新生对学校生活适应辅导,性问题及恋爱问题辅导,休闲辅导,安全辅导等。职业辅导的具体内容包括专业选择、职业选择、职业价值观、就业准备、求职行为、职业适应等方面的辅导。此外,人格辅导或自我问题辅导(自我探索、自我认识、自尊与自信的形成、独立性的发展等内容的辅导)、情绪辅导(情绪管理、情绪困扰的调适)都是心理咨询与辅导中最关键的内容。一些学者将其纳入生活辅导的内涵之中虽说也未尝不可,但这些辅导内容实际上是体现在学习辅导、生活辅导和职业生涯辅导各个方面的。

(二)心理辅导的途径

目前,我国中小学开展心理辅导的途径有举办心理健康教育讲座、开设心理辅导活动课程、个别辅导、小组辅导、家庭辅导、朋辈辅导、学科教学渗透心理辅导、结合班级与团队活动开展心理辅导等。第一章中所列举的各种"心理咨询的专业活动形式"也都可以运用于学校心理辅导过程中。这些途径可以归纳成四个方面。

(1)个别咨询。也称个别辅导,包括个别晤谈、信函辅导、电话辅导等。个别咨询特别适合于:所面临问题的原因与解决办法比较复杂、非常个别化的情况;涉及当事人及他人安全而需要严格保密的案例;需要对当事人解释自我概念测验结果的场合;对于在团体中讲话有极大恐惧的学生;因为拙于与人交往而可能被团体中其他成员拒绝的个人;自我省察能力狭隘的个人;涉及与性问题有关的个案;强迫性地需要被注意、被认可的个人等。

(2)团体咨询。有时也称小组辅导。可以进一步分为偏于补救性功能的小组心理治疗、偏于成长和发展性功能的人际关系训练。团体咨询适合于学生的问题与人际交往有关,而当事人又愿意在团体中探讨问题解决的情况。具体来说,团体咨询适合于:需要学习社交技巧、学习对异于自己的人的尊重的情况;希望对他人及其对某事物的感受获得更多了解的人;有能力表达自己的忧虑、问题和价值观的学生;渴望他人对自己的问题和忧虑有积极反应的个人;愿意与他人分享归属感的人;认为同伴的帮助对自己大有助益的人;喜欢缓慢地接受咨询,当感觉到心理威胁时希望能有缓冲余地、有退路可走的人。

(3)班级辅导。包括团体辅导、心理辅导活动课程、举办心理健康教育讲座、开设心理卫生课程、学科教学渗透心理辅导、利用课外活动或班级团队活动开展心理辅导等。其中的"团体辅导"（group guidance）与上一点所说的"团体咨询"是有区别的：团体咨询的成员数目是4—8人，至多11—12人，其成员要经过挑选；团体辅导的成员数可以是20—35人或更多，常以班级为单位进行。团体咨询应用于遭到持续性或短暂性问题的人；团体辅导适用于全体学生。团体咨询更强调情感的介入；而在团体辅导中，信息的提供以及通过认知功能以改变态度和行为受到重视。团体辅导更具教育性和教导性，在成员互动和分享感受上不及团体咨询深入。

（4）间接咨询。是指向父母、教师、学校行政人员提供的协助服务，帮助他们处理与学生有关的问题。对于学生来说，这是一种间接的服务或间接的咨询。在我国港台学术界，将直接针对学生的心理助人过程称为"咨商"（counselling），而将针对父母、教师、行政人员的间接的（对于学生来说）助人过程称为"咨询"（consultation）。间接咨询过程牵涉到三种人：一是当事人，即有困难、有问题需要解决的学生；二是需求咨询者，即想要有效地帮助学生解决困难和问题的父母与教师等；三是咨询者，即能够给父母、教师提供技术协助和建议的人。

四、心理辅导工作人员

专职从事学校心理辅导工作的是学校辅导教师，类似于美国的学校辅导员（school counselor）；我国台湾学者吴武典的著作中也称辅导咨商员（guidance counselors）。

美国的学校心理工作人员包括以下几种人：学校辅导员、学校心理学家、临床心理学家、学校社会工作者、精神病医生。他们虽然都可以为学生提供心理服务，但在专业化程度及工作范围方面都有些差别。其中，精神科医生和临床心理学家属于高学历职业，是专业程度最高的，需获得医学背景的博士学位和相应的资格证书，通常对学校咨询工作起顾问和指导作用，并对少数有较严重心理问题的学生做心理治疗。早期的学校辅导员曾是专业程度较低的，侧重于帮助学生选择职业和选择课程，可以由受到一些解决学生问题训练的学校教师兼任；以后则要求接受辅导专业训练并取得辅导人员证书，其职责包括维护学生心理健康、帮助学生和学校相互适应。学校心理学家最低要具有硕士学位，主要工作是对学生课业的诊断辅导与行为问题矫治，也参与学校教育计划设定和课程设计。他们通常在心理门诊所工作，或者是在几个学校巡回服务。学校社会工作者除了对受困扰的学生作处理外，还要访问家长并同家庭服务机构、少年法庭及其他社会机构一起工作。

我国大陆学校心理辅导工作起步较晚，学校心理辅导人员没有、也不必要有那么多层次。主要包括两类人员：一是心理辅导专职教师（辅导教师），二是班主任及其他教师中热心心理健康教育、而又受过一定心理辅导基本训练的兼职教师。

辅导教师的工作主要是：协助校领导制定本校心理辅导计划，提供建议；开展个别辅导和团体辅导；负责部分或全部心理辅导活动课程的设计与实施；为教师与家长处理学生心理问题提供间接咨询；围绕心理辅导做好协调工作；对心理问题较严重学生提供转介服务；通过观察、问卷、谈话积累有关学生心理健康状况的资料；开展心理辅导的评估和研究等。

辅导教师自身的特质、对学生的态度，以及由此而确定的辅导关系，是影响学校心理辅导效果的最重要的条件；从事心理辅导活动所需的辅导知识、辅导技能、实践经验、职业道德是辅

咨询心理学

导教师职业准备和训练的主要内容；辅导教师资格认证是辅导工作专业化的制度保证。

心理辅导教师是学校心理辅导的专职工作人员。对其专业要求可参考美国及我国香港有关做法。香港学者林孟平的意见是："我个人很重视辅导员的专业训练，严格来说，辅导员应有博士程度的经历，但从香港实情出发，要求一个辅导员有硕士程度的学历，在工作中亦有很好的督导，则是起码的条件。"[1]美国学校辅导员的主要条件是，具有硕士学位与取得辅导人员证书。申请证书的条件是必须有1—3年教学经验、有合格教师证明、取得硕士学位及具有规定时间数量的实习经历。采取分2—3个层次的颁证制度，重视个人实际表现的能力本位模式，是美国学校咨商员资格认定制度的一个新趋势。我国学校合格心理辅导教师也应有教师资格证书，并获得相关专业（心理辅导、临床心理学、心理健康教育专业方向）的硕士学位，以及心理辅导专业资格证书。

专职的心理辅导教师与学生人数的比例也应有适当规定。美国在1978—1979年中学辅导教师与学生人数之比曾达到1∶469。美国专业辅导协会提出的高校辅导员与学生的比例是1∶1000，香港大学在20世纪70年代初成立学生辅导处时，曾经达到这个比例的要求。而近年来，香港政府资助的八所高校辅导教师与学生比为1∶1000到1∶2000。[2]我国大陆目前小部分有条件的中小学配备了1—2名专职的心理辅导教师，而高校中咨询教师与学生之比达到1∶3500的学校还只是少数。

辅导教师个人的特质、价值观等是影响辅导成效的基本条件。艾鲍（Appell）说："在辅导过程中，辅导员能带进辅导关系中的最有意义的资源，就是他自己。"辅导学家们对合格辅导教师的特质有过多种描述，包括：对人有兴趣，有耐心，对别人的反应较敏感，在省察性、表现性、亲和性上得高分；情绪稳定，客观，尊重事实；了解自己，自我肯定和接纳，能自我更新，对自己的价值体系有深刻的了解；具有建立亲密的人际关系的能力，很有弹性，能容忍错综的人际关系的暧昧性；不专断，不操纵别人，不使用权威式社会压力迫使当事人顺从自己，不利用当事人来满足个人的需要；温暖，风趣，亲切，心胸开阔，相信每个个体；重视他人存在的价值等。同理心（同感理解）、尊重、温暖、真诚等是多数人认可的辅导教师必备的人格特质，有关内容可参见第二章。

最后，关于辅导教师的事业发展形态是较少受到研究的问题。20世纪80年代初对美国学校的一项研究表明：接受训练6年后，继续留在辅导领域工作的教师，只有45％（Fujinaka & Stone）[3]。流失的方向，一是又回到原来的教师职位上从事教学工作；二是担任学校行政主管或其助理工作。这种状况显然不利于辅导教师经验积累和工作专业化。究其原因，与辅导工作在学校是否受到重视、辅导教师在学校和社会的地位、有无制度化的职称晋升渠道、有无专业进修与成长机会等都有关系。如何建立辅导教师的专业形象，从观念、制度上保证辅导教师队伍的稳定，是应该研究和解决的一个重要问题。

---

①　林孟平著：《辅导与心理治疗》（增订版），（香港）商务印书馆，1988年版，第65页。
②　樊富珉、陈启芳、何镜炜主编：《香港高校学生辅导》，清华大学出版社，2001年版，第142页。
③　吴武典主编：《学校心理辅导原理》，世界图书出版公司，2003年版，第128页。

第二节 学生咨询

一、学生的需要与问题

学生的需要与问题是学生咨询的出发点,也规定了学生咨询的特殊性。

(一)学生的基本需要

学生最重要的需要有三:一是归属的需要,即学生渴望受到关爱、受到器重、能与同伴友好合作,获得信任感与归属感;二是完成学业的需要,即能掌握教学内容、胜任学业和其他社会任务,获得效能感或胜任感;三是自我决策的需要,即有独立选择的自由,有影响环境、影响他人的机会,获得权力感或控制感。学生若处在能满足个人基本需要的人际环境中,能够体验到被人关心的感觉(满足第一需要),有机会证明自己胜任学业的能力(满足第二需要),有自主选择和影响周围环境的可能(满足第三需要),一般说都能表现出合乎学校要求的行为。

张春兴提出成长中的儿童和青少年有五种需要:(1)爱与价值的需要;(2)秩序与规范的需要;(3)成败经验的需要,成功的经验可以培养学生的自尊与自信,失败的经验可养成学生的耐心与责任感;(4)认同楷模的需要;(5)能力成长的需要。

学生的问题与其需要是相联系的。学生的需要若能用社会认可的方式获得满足,就会增长自我价值感,增加适应行为,促进心理健康;若需要不能获得满足或用不正当的手段来满足,就会给学生带来无能感,就会产生不适应行为和心理困惑、心理问题。因此,所谓"问题"实质上是个人基本需求不能得到满足而采取的偏差的适应方式。

(二)学生的心理行为问题

武汉市的华中师大一附中教师尹邓安对该校高一年级11个班做了一次问卷调查,内容为:你的困惑、你的烦恼、你的需要。其中,"你的烦恼"部分在一定程度上反映了中学生存在的主要心理问题(见表9-1)。

表9-1 调查资料:你的烦恼

1. 没时间做自己感兴趣的事。	10. 孤独。
2. 学习任务太重,娱乐时间太少。	11. 没人可倾诉烦恼,憋死了。
3. 时间实在不够用,一天应有36小时才对。	12. 没有真正的朋友。
4. 成绩排名。	13. 处理人际关系太累。
5. 社会以分数论英雄。	14. 我周围的人与我没有共同语言。
6. 每次考试不佳,总受父母唠叨。	15. 父母过于关心我,给我不必要的溺爱。
7. 没时间看电视。	16. 爸爸妈妈经常吵架。
8. 害怕以后考不上大学。	17. 妈妈总和奶奶、姑妈闹矛盾。
9. 家长只看成绩,望子成龙心切。殊不知越心切,对我们压力越大。	18. 玩的时间太少,无法和同学开party。

资料来源 金仁章:《内心的呐喊》,《湖北日报》,2000年2月25日。

这项调查结果说明,高一学生的苦恼主要是学业压力过大和家庭与学校中的人际关系不良。

从对学生构成威胁的压力事件来源分析,也可以发现学生的主要心理问题所在。江光荣、靳岳滨采用自编的《中国青少年生活事件检查表》,以武汉市 9 所中学 2246 名初高中学生为对象进行调查。该量表列举了 47 项应激生活事件,要求受调查者做出的反应是:(1)是否经历过该事件("是"记 1 分,"否"记 0 分);(2)对各事件造成的精神负担(压力感)进行评分,评分范围 0—100,数值越大,表示该事件造成的压力越大。以事件发生率与精神负担值(压力值)之乘积作为各事件对青少年学生构成威胁的严重性的综合指标。47 项压力事件中综合指数最高(因而对中学生实际造成压力的最重要)的前 20 项事件排序为:①成绩退步;②重要考试失利;③考试成绩不稳定;④学过的内容记不住;⑤父母经常唠叨,管束过严;⑥重要亲人患病或去世;⑦考试过多;⑧尽管很努力,学习成绩仍然不理想;⑨主要科目上课听不懂;⑩家长与教师对自己要求过高;⑪正在毕业班就读;⑫老师不公平、偏心;⑬学习成绩好;⑭与朋友关系恶化;⑮受教师侮辱与嘲讽;⑯生病住院;⑰考上重点学校;⑱老师不喜欢自己;⑲父(母)再婚;⑳在同学中受冷落。在所列 47 项压力事件中,与学习问题、人际关系问题有关的事件,以及家庭中重大负性事件占了给学生造成严重压力的前 20 项事件中的 19 项。

结合多项调查结果,可以发现中小学生心理问题主要集中在以下几个方面。

(1) 学习问题:厌恶学习,学习效率低,注意缺陷与多动障碍,阅读障碍,升学压力,考试焦虑,网络的病理性使用而荒废学业等。

(2) 人际关系问题:包括亲子关系、师生关系、友伴关系等方面的问题,如家庭不民主、父母的过度照顾、期望过高、缺乏温暖带来的问题;对父母的爱恨冲突情感;缺乏正确的人际交往态度和有效的人际沟通技能等。

(3) 学校生活适应问题:生活自理困难,对学校集体生活不适应,对高一级学校生活不适应等。

(4) 自我概念问题:缺乏自知、自信,自我膨胀,沉湎于自我分析,理想自我与现实自我差距过大,缺乏自立精神,自贬的思维方式。

(5) 与青春期性心理有关问题:青春期发育引起的各种情绪困扰,性困惑,性敏感,性梦幻问题,异性交往中的问题,恋爱中的情感纠葛等。

对学生的心理行为问题有各种不同的分类。

第一种是威克曼(E. K. Wickman)根据不适应行为的指向将其分为外攻性问题与内攻性问题。外攻性问题指违规犯过行为,敌意抗拒行为,包括打架、骂人、偷摸、逃学、离家出走、撒谎、挑衅、反抗、不合作、欺负弱小、毁坏公物等;内攻性问题指自卑、自贬、自残、畏缩、悲观、孤僻、不开朗、不合群、消极顺从等社会退缩行为。外攻性问题与对待他人有关,是"缺少控制"的结果;内攻性问题与对待自我有关,是"过度控制"的结果。威克曼研究发现,教师更重视外攻性问题,高估它的严重性;心理学家更重视内攻性问题,认为这些具有自贬性质的内攻性问题与学生人格适应不良有更为密切的关系。

第二种是把学生的心理行为问题分为行为问题、性格问题与未成熟问题三类。其中,未成熟指不安静、无耐心、注意不集中、被动、易受暗示等。

第三种是台湾师范大学吴武典根据教育与辅导需要,对台大医院徐澄清的分类略加修改,将学生不良适应行为分为以下六类,这种分类比较符合中学生心理生活实际。

(1) 外攻性行为问题:指违规犯过行为与反社会行为。

（2）内攻性行为问题：指情绪困扰、自贬行为。

（3）学业适应问题：由智力以外因素造成的学习适应困难，如考试作弊、偏科、粗心大意、注意力不集中等。

（4）偏畸习惯：包括咬手指、咬指甲、肌肉抽搐、口吃、偏食、尿床、吸烟、喝酒、吸食毒品、过度手淫、作异性打扮、不当的性游戏等。

（5）焦虑征候：焦虑、忧郁、恐怖、强迫观念与强迫动作等神经症征候。

（6）精神病征候：行为明显地偏离现实，属于严重的心理病态，如孤独症、躁郁症等。

二、学生咨询的特点

学生心理咨询同样遵循前面各章所介绍的各种理论、过程、方法，也有个别咨询与团体咨询等形式。但是，由于各年龄阶段儿童与青少年面临的人生任务不同，心理特征不同，遭遇到的心理问题不同，对他们的心理咨询也有一些特殊的要求、特殊的方式和技巧。

第一，学生咨询要突出发展性目标。心理辅导的目标有两个层次：一是学会调适，让学生学会调节和适应。"适应"处理的是人与周围环境的关系问题，调整的重点是人的行为。学会适应就是要矫治错误行为，养成适应性行为，使行为符合社会规范，又能给自己带来需要的满足。"调节"处理的是个人内部精神生活的各方面及其关系，调整的重点是人的内心体验。学会调节就是学会接纳自己，化解情绪冲突，保持个人精神生活的内部和谐。二是寻求发展。引导学生认清自己的潜力与特长，确立有价值的生活目标，担负起生活责任，扩展生活方式，发展建设性的人际关系，充分展现才能，过积极而有效率的生活。[①]

以前一层次目标为主的心理辅导可称为调适性辅导（adjustive guidance）；以后一层次的目标为主的辅导可称为发展性辅导（development guidance）。针对学生的咨询要突出发展性和教育性。发展性辅导强调以下几个观念：一是强调咨询对象是学校里的每一个学生。二是咨询的对象是在生活中遇到困难的正常学生，他们的问题是成长过程中多数人都会遇到的问题，不是疾病；即使有短暂的不适应，多半是学习问题，即是由缺乏学习、不充分的学习、不当的学习、错误学习造成的，可以通过重新学习得到改变。三是咨询的目标主要是形成积极自我概念，发挥个人功能这样的正向目标。

第二，辅导教师宜更加积极主动。心理辅导必须注意发挥学生的主体作用，不能代替学生解决问题。但是与以成人为对象的咨询比较起来，在学生咨询中辅导教师可采取更加积极而主动的态度。在一般心理咨询中，当事人的求助意愿是有效的心理咨询的前提，但是小学低年级学生却常常是被动地由父母带来咨询的，其本人对于自己有什么问题、为什么要来咨询并不了解，没有明确的求助动机，此时辅导教师的主动引导就是必要的。此外，辅导教师面对的是缺少社会经验的儿童和青少年，引导学生认识到遵守社会文化认可的规范的必要性，并通过实践将社会规范内化为自己的良知，对于学生一些超越基本社会规范的行为给予严格限制，将辅导与适当的"管教"结合起来，是可行的，也是学生可以接受的，因为这样做可以帮助他

---

① 刘华山主编：《学校心理辅导》，安徽人民出版社，1998年版，第33页。

咨询心理学

们减轻内心因害怕无法自我控制而产生的恐惧与焦虑。相反,如果辅导教师固守"价值中立"、"价值无涉"的态度,反而会使学生的混乱加深。

第三,团体咨询可以发挥重要作用。由于年轻人喜欢与同伴交往,喜欢集体活动,言行向同伴认同,故当学生愿意在团体中探讨自己的问题时,通过团体活动形式帮助学生学习社会技巧和解决问题策略,增强自我概念是合适的。当然,当学生遭遇的问题是高度个别化和比较严重的情况时,团体咨询可能很难使他受益,因此即使在学校情境中,团体咨询也不能成为个别咨询的替代品。

第四,将学生咨询与家庭咨询、对家长的咨询结合起来。儿童和青少年的心理和行为深受父母、兄弟姐妹的影响。如果对家长进行咨询(间接咨询),改善父母的养育方式,由父母影响孩子,其效果往往更好、更持久,且事半功倍。有很多时候,学生的心理问题的根源来自家庭。只有实施家庭咨询,从中了解家庭发展史,以及家庭成员间的沟通模式,改善整个家庭系统,改善学生的生活环境,学生的心理问题才能有效地得到解决。一般来说,越是对于低龄学生,对其父母的咨询越是重要。

第五,由于各年龄段学生心理特点不同,在心理咨询的方式、方法上应有所不同。对于小学低年级学生的咨询要注意的是:由于儿童不会讨论心理问题,咨询会谈可以通过讲故事,或通过玩"布袋游戏"、"木偶游戏",进行艺术活动,将其内心的担忧、恐惧投射出来,在活动中同儿童沟通。每次咨询的时间也不宜过长,对小学生的咨询以不超过 30 分钟为宜。对于中学生的咨询可用青少年惯用的语言与之交谈,特别要注意与其建立友善的关系,消除其疑虑。被父母带来咨询的中学生不太相信咨询者,总认为咨询者是教师或父母的同伙,担心咨询者会将自己在咨询过程中表露出来的烦恼或疑虑告诉父母。为消除这种疑虑,一般要等青少年当事人在场时,咨询员才与其父母接触和谈话。在大学生心理咨询中,咨询者应尽量以平等的方式与其较深入地讨论心理问题,谈话内容应具体、明确,坦白直爽,不绕弯子;谈话内容应关注"现在",关注来访者的核心问题;对他们的表述表示同感的理解,不反驳,不争辩,但可以针对其陈述中的矛盾处提出面质;咨询者应注意在自己的言行中体现出真诚、守信、对对方的尊重,以成为来访者模仿或认同的对象等。以下列举的是一个对大学高年级学生个别咨询的事例,读者可以从中分析对青年学生咨询的过程和特点。

专栏

一个大学生个别咨询案例

一、初诊情况

王某,男性,20 岁,某大学四年级学生,学工程。穿着整齐,初次来门诊看病。病人有礼貌,动作拘谨,谈话清楚,自动叙述他的病情。

咨询者:"什么事情来咨询的?"

学　生:"我觉得我的记忆力下降,全身疲乏,没精神看书。"

咨询者:"除了没精神看书外,还有什么不舒服的?"

学　生："注意力没办法集中,逻辑思维能力也下降。头脑好像麻木了,不能好好思考。……还有就是感到耳朵嗡嗡响,别人讲的话,不注意就听不进去,而且跟别人谈话,就昏昏沉沉的,感到疲劳。晚上睡不好,常常做梦,早上又爬不起来,觉得头脑空空没力气。"

咨询者："这种情形有多久了?"

学　生："已有三个多月。我首先以为脑子衰弱,曾经找中医看,也吃了中药,起初好一些,但没多久,又不舒服起来,又去看内科医师,医师说我身体没什么毛病,是神经的毛病,叫我看神经科。"

咨询者："你自己怎么想?"

学　生："我也不知道。我只希望我的思考能力赶快恢复,让我好好准备考试。"

咨询者："大学快考试了?"

学　生："是最后一次考试,很重要,关系到能不能毕业和分配问题。"

咨询者："你过去考试考得怎样?"

学　生："还可以。以前我脑子还好,很清醒,可以看书。可是最近不行了。"

咨询者："这次考试是很重要的考试,是吗?"

学　生："很重要,我担心考得不好,影响我今后一辈子。"

咨询者："你说你向来功课还好,考试还考得可以,……那为什么这次特别不一样呢?要天天念到半夜去准备考试,把精神都折磨坏了?"

学　生："因为我怕老师不让我及格,……"

咨询者："哪一门?"

学　生："机械工程。"

咨询者："哦? 这一门比较难?"

学　生："难并不那么难……"(咽了下口水,有点接不下去的样子。)

咨询者："不那么难,但看起来你很担心考不及格的样子?"

学　生："嗯?!"

咨询者："你不喜欢这门课?"

学　生：(赶紧用力摇头,表示不对)"这门是我最重要的,心里想好好学习。"

咨询者："这是怎么说的? ……我不太明白。"

学　生："是这样的……"

咨询者："你说吧!"

学　生："我怕这门课的老师会让我不及格,……"

咨询者："老师会为难你?"

学　生：(点点头。开始沉默,没接着谈下去。)

咨询者："你得罪了老师?"

学　生："我没有得罪他,而是他认为我不满意他,到学校领导那儿反映他……"

咨询者："反映这位老师怎样? 教得不好?"

学　生："教得不好。老师水平不够,又不会教。学生们都不满意。"

咨询者："你呢?"

学　生："我觉得很倒霉。我最喜欢的一门课,偏偏让这样差的老师教,教得不好,我们也学不好。"

咨询者："所以有人向学校反映了?"

学　生："是的。"

咨询者："老师为什么特别认为是你向学校反映的?"

学　生："那我也不晓得。反正他认为我议论过他!"

咨询者："你议论过他没有?"

学　生："我没有向学校打过报告……"

咨询者："这我知道。可是平时,在教室上课的时候,你有没有什么表现,使老师认为你不满他?"

学　生："那有的。因为我常问他一些问题,他不会,老师认为我是故意给他难堪。对我不高兴。"

咨询者："原来如此。难怪你担心老师会不让你及格。虽然你拼命念,但愈念愈担心老师会不让你及格,整天这样苦地念书,心里又着急,担心将来的后果。难怪你会精神疲乏,脑力不好了。"

学　生："这是为什么? 是不是脑子坏了?"

咨询者："并不是脑子坏了,而是长期的过度紧张、烦恼、操心,精神暂时疲劳了。"

学　生："那会不会好起来?"

咨询者："只要不过分劳累头脑,过分操心,慢慢地就会好起来。"

学　生："那我就放心了,可是怎样治疗呢?"

咨询者："我会告诉你的。首先要把你念书的习惯调整一下,让生活规律一点,晚上只念到10点左右,不要再开夜车念书了。10点以后,休息休息,散散步,身体与心情都轻松了,再上床睡觉。这样可以办得到吗?"

学　生："可是我念不完书怎么办?"

咨询者："宁可这样有规律地念,念少一点也无妨,念得过多,而念不下去了,那还不是前功尽弃?!"

学　生："可是我心里还是担心考得不好,老师会不让我及格,……"

咨询者："对的,可是这些烦恼只会增加你的心理负担,不会帮助你念书。所以暂时不去考虑这些烦恼的事。先注意适当地念书,适当地休息,娱乐……"

二、从过去了解现在

一个星期后,学生按约定的时间来了。

咨询者："你来了。请坐吧……怎么样? 这个星期情况如何?"

学　生："好一点,可是还是没有全好,还是觉得头脑不完全清醒,记忆力还是没有从前那么好。"

咨询者："那当然。情况不会一下子就好起来的。可是会慢慢地好转的。上次我们谈到如何把念书的习惯规律化些,有没有做到?"

学　生："我试着去做,晚上10点以后就不看书了。可是我还是不容易入睡,在床上翻来覆去,脑子一直想事。"

咨询者："还是担心考试、老师的事?"

学　生："是的!"

咨询者："你是怎样的一个人? 我是说你认为自己的性格怎样?"

学　生："我的性格? ……我做事认真仔细,喜欢把事情办好!"

咨询者："所以念书也想好好念! 是吧?"

学　生："是。人家说我脾气很犟,……"

咨询者："怎么说? ……"

学　生："我在教室里跟同学谈话,意见不一样时,我常坚持我的意见,不肯退让。"

咨询者："你这种性格,从小就这样?"

学　生："我小时,比较活跃一点……"(停了一阵子,好像回想什么似的……)

咨询者："你在想什么呢?"

学　生："我忽然想到小时候同学们叫我绰号。"

咨询者："叫什么?"

学　生："小泥鳅。"

咨询者："小泥鳅? 为什么叫你小泥鳅?"

学　生："没什么……"

咨询者："很多人小时候都有绰号,有时是由朋友起的,……你这个小泥鳅是谁给你起的? ……"

学　生："小学的刘老师!"

咨询者："他为什么叫你小泥鳅?"

学　生："不知道。"(咽了一下口水,没说下去。)

咨询者："刘老师是怎样的一个人? 教书教得好不好?"

学　生："一年级、二年级的老师比较好,可是三年级的刘老师教得不怎么好!"

咨询者："他对你怎么样?"

学　生："起初还可以,可是……后来……"

咨询者："后来怎么样?"

学　生："他就当着许多同学,训我、骂我,……"

咨询者："也叫你小泥鳅?"

学　生:(没作声)

咨询者："小泥鳅是什么意思? 是不是在泥水里游泳,长有胡子,又黏又滑的鱼?"

学　生："是。"

咨询者："大家喜欢不喜欢这种鱼?"

学　生："有些人不喜欢。"

咨询者："因为……"

学　生："因为这种鱼又黏又滑,不好抓,在泥水里乱窜,要抓它时它把泥巴四溅,溅到你身上。"

咨询者："所以令人讨厌?"

学　生："也很淘气,想抓住它,但对它又无可奈何。"

咨询者："那你是不是做了什么淘气事,被人觉得很讨厌,又没办法去触动你?"

学　生："其实并不是我的过错,不过老师倒认为我是那样。"

咨询者："怎样? 发生了什么事? 谈出来看看,我不会笑你,也不会说你的!"

学　生："有一次,几个同学捉弄我,拼命追我……我一边跑,一边躲。后来跑到一扇门后面,把门关起来顶住,他们几个追过来,就想把门推开抓我。我用力顶着门,坚持了一阵子,可是越来越顶不住了。我就突然把门放开了。因为忽然门一开,那几个同学都跌倒在地上,其中一人摔破了头皮,被送到医务室去。"

咨询者："后来呢?"

学　生："后来刘老师就找我去,当着全班同学的面训骂我,说我调皮捣蛋,像个小泥鳅,到处钻,到处撞,闯大祸!"

咨询者："老师这么说,你心里觉得怎么样?"

学　生："我那时还小,又怕,又紧张,……"

咨询者："你觉得老师骂你对不对?"

学　生："不对! 他不该当着大家的面这样向我发脾气。况且又不是我不对。是他们来追我,找我麻烦,是他们自己摔倒的,弄破头皮,又不是我打伤了他们,……我心里很不服气,也很不高兴,但也很害怕,……"

咨询者："怕什么? ……"

学　生："怕老师向我父亲告状……"

咨询者："那后来老师去向你父亲报告了没有?"

学　生："当然!"

咨询者："结果呢?"

学　生："我父亲大发雷霆,拿起棒子要打我,……我拼命跑,……躲到家里后面的仓房里,不敢出来。"

咨询者："原来你小时候还有这么一段经历!"

学　生："我现在谈起这件事情,手脚还有些发抖呢!"

咨询者："那你想小时候发生的这件事情,跟你现在的处境有什么相似或相联的地方?"

学　生："什么意思?"

咨询者："小时候被老师责骂,害怕,跟你现在担心老师不让你及格……"

学　生："……同样是跟老师的关系。都是怕老师。小时候我觉得自己没做错什么,可是很冤枉地被老师骂了。"

咨询者:"现在呢?"

学　生："我没有向学校打报告,可是老师偏偏认为是我干的,所以我又害怕,又气。"

咨询者:"所以你并不只担心考试及格不及格,还担心老师会不会不讲理地找你麻烦,为难你!"

学　生："医师你说得对!因为我从前并不怕考试,但自从这次有人向学校打报告后,我心里就肯定老师会特别找我麻烦,……我就完蛋了!"

咨询者:"所以,有一部分是因为你内心害怕而来的,怕大学的老师也会像小学老师一样把你当作小泥鳅,来处罚你,冤枉你,不让你及格。"

学　生："就是这样。"

咨询者:"可是过去发生的事情,不一定现在也会同样发生。有时候,倒是过去的经验会影响你现在的看法与反应。你现在有什么具体的事实,肯定大学的老师一定会跟你过不去,不让你考试及格?"

学　生："……那倒没有。"

咨询者:"假如没有那样的事实与理由,那目前最好不用去顾虑这种可能性。专心去准备你的考试好了。凭你过去的能力与表现,一定可以应付的。等到将来,万一考不及格,而你猜疑是老师为了私人感情不让你及格,那么,那时你再向学校当局反映情况,要求予以核查也还不迟。可是现在,何必疑神疑鬼呢?"

学　生："您说得对!"

咨询者:"既然你能这样明白了,我们就这样办吧!好吗?"

学　生："好的!"

资料来源　曾文星、徐静著:《心理治疗》,人民卫生出版社,1987年版。

三、内攻性行为与外攻性行为的矫正

内攻性行为与外攻性行为矫正是中小学生心理咨询的主要内容领域。

(一)外攻性行为的调适

外攻性行为又称缺乏控制和外在取向的偏差行为。其特征是攻击、分裂、抗拒和过动。可以分为三个子类:一是缺乏社会化的攻击行为偏差,指攻击、违纪犯规、易怒、激动、发脾气、过分寻求注意、粗鲁等;二是社会化攻击行为偏差,特点是经常参与朋辈不合法或违反常规的活动,包括逃学、离家、偷盗、说谎、出坏主意、帮派活动等;三是注意力匮乏和过动偏差(ADHD)。一些外攻性行为可能有生化和神经学上的原因,但社会学习论可能是更适当的解释模式。松懈的父母监视、缺乏惩戒、父母反社会行为的不良榜样等,可以有力地预测儿童未来的攻击和反社会行为。对外攻性行为辅导可考虑以下思路。

第一是满足学生合理的需要。学生的违规、攻击、易怒等行为常常是对未满足需要的强烈

表达。按照阿德勒的观点,少年儿童都有归属的需要,希望自己被团体接纳,能在团体内争得一席之地而感到自己是重要的、有能力的。儿童不适当行为的产生和发展存在一个目标转变的有序过程。起初,儿童做出恶作剧、爱表现、扰乱他人工作等不适当行为,往往是为了"寻求他人注意";如果不能满足愿望,儿童的目标就转变为"寻求权力",他们会与父母、教师发生冲突、争吵、欺负弱小,以证明自己是优越的、能控制他人的;如果情绪上还是不能得到满足,儿童会转而"寻求报复",行动上设法报复权威、发脾气、伤害他人;如果遭到成人多次惩罚,儿童就会变得"自暴自弃",有被遗弃感,力求逃离使其痛苦的情境,将自己隔离起来,以避免伤害。

对于此类学生的辅导原则是:使儿童受到公正和尊重的对待,使其归属需要能够用正当手段得到满足。对于"寻求注意"的不适当行为的指引是:不要有求必应地给予学生"注意",即使对于良好的行为表现也是如此,这样可以帮助儿童成为自我激励者。对于儿童的某些好的行为应该用非其所预期的方式给予注意。对于"寻求权力"的不适当行为的指引是:教师退出冲突情境。对于"寻求报复"的不适当行为,成人不要报复儿童,而是要尽量与之建立信任关系;对于"自暴自弃"的不适当行为,教师不要放弃,而要避免批评和同情,对儿童正面努力给予鼓励。

第二是施行以社会问题解决为内容的个体或团体咨询。儿童青少年的外攻性行为与其未学习到解决社会问题、人际冲突的社会技能与策略,缺乏行为自控能力有关。故对外攻性行为偏差的预防和调适,可以考虑实施偏于认知—行为模式的社会问题解决策略练习。内容包括人际问题解决方法、自我—管理行为两方面。

在学习解决人际冲突方法的过程中,辅导教师通过与儿童的合作互动,探寻解决问题的方法,当儿童感到教师与他站在一起,而不是要控制他的时候,他就不但学习了一种策略,而且增强了自信。一种解决人际冲突的社会技能如下。

专栏

人际冲突解决步骤

步骤1:使用反映倾听以澄清感觉,确认问题

教师:小华,你好像很生气,因为小明要抢你的书。

步骤2:使用脑力激荡法产生尽可能多的解决问题的方法

教师:除了尖叫外,还有什么办法可以让小明知道你很生气? 你可以告诉他你很生气,也可以远离他。

步骤3:评估所列方法的可能后果

小华:如果我逃离,他还会抓住我,抢我的书。

步骤4:选择最好的可行方法

教师:可能最好的方法是,直接告诉他,你很生气。如果他不听,你可以请求我帮助。

步骤5:决定如何实施选定的方法,承诺采取行动

教师:你现在要我和你一起去告诉小明吗?

步骤6:评估所用方法的成效

教师:小华,你现在是否感觉好些? 以后不要尖叫,你可以把你的感受告诉他。

自我—管理行为训练主要帮助儿童学会自我控制,包括三个步骤:(1)设定行为目标;(2)对行为的自我监督,观察和记录行为;(3)自我评估,对行为表现作出判断。

(二) 内攻性行为的调适

内攻性行为指以忧郁、社会性退缩、低自尊、压抑反应、生理抱怨(头昏、过度疲劳、胃痛、腹部绞痛、呕吐)为特征的偏差行为。其突出表现有三项:忧郁、焦虑和社会退缩与孤立。

内攻性偏差行为源于低自我概念和低自尊。其中,社会退缩行为还与社会技巧的匮乏有关。故对内攻性行为的调适主要是提高自尊水平和实施社会技巧训练。

自尊涉及个人对自己在社会、情绪、学术、身体等领域的评价,包括对自己在上述几个领域的能力和价值两方面的判断。如果一个人对自己的学术(学业)能力评价很高,又认为学术能力对自己很重要,则他的自尊水平就很高,自我接纳程度也就高。如果一个人对自己的学术、社会能力评价都很高,而对自己不利的方面如身体外表过分重视,则他的自尊水平可能偏低。

改善学生的自我概念和自尊,可采用基于理情辅导观念的个别咨询与团体咨询。基本目标是帮助学生正确地了解自己和接纳自己,形成合乎实际的自我概念。辅导的要点如下。

(1) 帮助学生对自己的内在资源、自己的潜力作充分了解;

(2) 鼓励学生以适度冒险精神承担责任,以增强自尊;

(3) 对学生的努力给予鼓励和正面反馈;

(4) 使学生找出阻碍自我肯定的自挫想法和信念,并设法予以改变;

(5) 引导学生建立适当的抱负水平,改变因标准过高造成蔑视自己成就的倾向;

(6) 使学生将对自己行为的评价与对自己这个人的评价区别开来;

(7) 使学生对自己的不足、有欠缺而又短期难于改进的领域,予以接纳。

通过社会技巧训练,帮助学生掌握人际沟通、表达和处理感受、结交友伴、维持友谊、解决冲突等社会技能,可以促进人际交往,满足学生交往需要,增加获得社会反馈的机会,提高学生的自尊水平。

第三节   学生辅导的其他形式

除了个别咨询、团体咨询外,学校心理辅导的方式还有班级辅导与间接咨询。二者又各有多种具体的实施方式。本节内容主要涉及心理辅导活动课程与针对学生的父母和教师的间接咨询。

一、心理辅导活动课程的设计与实施

(一) 心理辅导活动课程的性质

以班级辅导课程的形式开展学校心理辅导工作,与美国于 20 世纪 60 年代末盛行的"辅导即心理教育"的辅导模式有关。在冷淡了一段时期后,自 20 世纪 80 年代以后,在美国各级学校中又有了重新要求实施班级辅导课程,以促进儿童的社会、情绪发展的趋势。我国台湾于1968 年推行九年义务教育时,在其制定的暂行课程标准中增列"指导活动"(后改称"辅导活动"),编印了教师手册和学生用教材。要求每周用 1 课时,落实辅导课程。20 世纪 90 年代后,开设心理辅导课程也是我国大陆中小学实施心理健康教育的重要途径和普遍形式。

心理辅导活动课程有以下特点:既是一门课程,故一般都有教材、有规定的课时;课程实施以教学班为单位,但学生互动或训练通常要分组进行;有固定教师负责组织实施;是一门活动课程,以学生的讨论、分享、活动为主,而不以教师系统讲授为基本形式,在性质上可以视为一种大团体辅导。有人反对心理健康教育中的"课程化"倾向,其实并不是反对以开设课程作为学校心理辅导的一种形式,而是反对把心理辅导课程作为心理健康教育的唯一形式,或反对把辅导课程变成以系统讲授知识为主的又一门学科课程的"学科化"倾向。

尽管开设心理辅导活动课程的效果还有待评估,但这一辅导形式的有利一面还是显然的:可以使班级全体学生受益;由于有了固定的教材、时间和专任教师,这就使得心理辅导在学校有了一块阵地,而不至于变得可有可无;由辅导课程中发现的个别学生的心理问题,可以进一步转入个别咨询;从专业要求上看,开设心理辅导课程也是经过培训的教师可以胜任的。以活动课程形式开展心理辅导的不足是:学生之间的互动不如团体咨询充分;有利于帮助学生处理共性的问题,不利于协助学生处理个别问题等。

(二)心理辅导活动课程的设计

心理辅导活动课程设计是通过教材编写和教学的课前准备来完成的。目前国内外使用的心理辅导活动教材形式多样。从教材内容的选择来看,有的是针对学生生活某种领域,或心理生活某个方面而设计的小型课程,如情绪管理课程、冲突处理课程等;有的是涵盖学生心理生活各个方面的综合性课程。从教材依据的理论基础看,有依据某种单一的心理理论或心理辅导理论而设计的课程,如以埃利斯理性—情绪治疗理论为指导的理性情绪课程,以阿德勒的社会兴趣理论或班杜拉的社会学习论为指导的社会技巧训练课程;也有综合采纳各种理论的辅导课程。

与一般学科课程相比,心理辅导课程是一门更加民主化、个性化、人性化的课程,在课程设计上应有其特殊要求,具体如下。

1. 加强理论导向

辅导课程不是单纯地依靠教师个人经验安排学生活动,而是要有意识地吸收各种心理辅导理论、方法和技术(如价值澄清法、问题处理模式、归因训练、非理性思考的矫正等),并以其为指导来设计辅导活动,以提高心理辅导的专业性水平。

2. 贴近学生生活

辅导课程的每一单元、每一课、每一活动的内容都要贴近学生生活实际,符合儿童青少年成长的特点。例如,某心理辅导课程中列入的"学会放弃"、"我的责任"、"遵守承诺"、"珍惜生命"、"学会倾听"、"生活流行榜"、"在网络世界里"、"男孩和女孩"、"远离嫉妒"等主题都与学生日常生活密切相关。

3. 明确课程目标

心理辅导课程应体现心理健康教育的目标,即改善学生的心理与行为,提高学生心理素质,增进学生心理健康。要求做到每个单元、每一课都必须有明确的目标,并提供达到目标的手段,使学生有所触动、有所感悟、有所思考。例如,河南省心理健康教材第四册《祝你生日快乐》一课,让学生通过了解过生日习俗、讨论过生日的意义、设计过生日方案等活动,达到体验成长、感谢父母养育恩情、关心他人这样几个目标。

4. 注意认知与情意侧面的均衡

学生心理生活实际包括认知侧面、情意侧面和行动侧面。心理辅导旨在"促成个人思考、感受、行动三个层面的全面改善"。鉴于心理辅导本身的性质以及过去日常教育中唯智主义的倾向,课程设计中要特别关注情意侧面和生活技能(沟通技能、解决问题技能、决策技能、压力应对技能等)侧面,不应使心理辅导课程变成单纯传授心理健康知识的课程。

5. 突出学生活动

心理辅导活动课程不以系统讲授为主,而以学生活动为主,故活动设计是辅导课程设计的关键。通常每一节课都要包含2—4个活动,几个活动应能体现本课目标,各自有独立性,相互之间又有连贯性和递进性。每个活动最好包含典型的、冲突的、两难的情境,使学生愿意参加,容易融入。活动的设计既要有规定性,又要给学生留有创造和发挥的空间。活动方式应多样,阅读、讨论都是重要的课堂活动方式,但如果仅限于这些方式,缺乏身体运动和个人间相互作用,就未免显得单调。书写、阅读、讨论、反馈、角色扮演、身体运动、道德困境练习、行为演练、社会技巧训练都可作为不同的活动形式引入心理辅导活动课程中。

(三)心理辅导活动课程的实施

心理辅导活动课程由辅导教师或经过培训的班主任、德育教师负责,在教学班中进行,学生活动则视情况或以教学班,或以小组为单位,而以分小组活动为主要组织形式。小组划分及场地安排可参考团体咨询的有关方法。教师应在课前充分熟悉教材,了解课程的目标、内容,并准备好活动所需材料。

提高心理辅导课程质量的关键是,任课教师要更新教育观念,加强有关心理辅导的理论学习,提高自身的理论素养;建立以尊重、真诚、理解为特点的师生关系,明确自己的角色,尊重学生的主体地位。具体来说,应注意以下几个方面。

1. 关注学生合理需要的满足

心理辅导在目标取向上,既要关注学生行为是否符合团体与社会的要求,又要注意学生个人合理需要的满足,做到社会目标与个人目标兼顾。这种从学生成长发展需求出发设定的课程,与单纯按照社会要求来规范学生行为的日常教育是有所不同的。因此,不应把心理健康教育变成一门有浓重说教意味的劝学教育、励志教育。

2. 建立尊重理解的师生关系

尊重学生就是尊重学生的主体地位,尊重学生的需要和看法,倾听、理解学生的意见和愿望,接纳学生,承认学生的独特性。在心理辅导课堂上,教师只是辅导者,其作用主要是引导、催化、建议。而判断、决策、结论都应由学生个人或小组做出。教师不能对学生忽视、蔑视、讽刺、挖苦,或把自己的意见强加于人。对于学生一些不合适的、不正确的观点,教师可以让学生把他的想法充分地表达后,通过提供新的信息、提供新的观察问题的视野、提供对类似问题正确处理的事例,引导学生自由探索,得出合理的结论。

3. 坚持人际沟通中的真诚开放

心理健康教育课上，无论是师生之间的沟通，还是学生之间的沟通，都应该在安全、信任的氛围中进行，做到真诚和开放，做到表里如一、言行一致、前后一贯。坚持说真话，不掩饰，不做作，不说套话、空话、假话。各项活动的实施都无须预演。只有这样，学生才不会歪曲自己的真实体验，才会面对自己的真实问题，予以清理和解决，而不是掩饰和逃避。

4. 以学生活动为主要运作形式

心理健康教育课程不以传授知识为主，而以学生获得体验为主，这就决定了心理健康教育课程是一门活动课程。课堂上大量时间用于学生活动。要尽力使每个学生都参加到活动中来，做到"全员参与"，要特别关注那些退缩、自卑、不活跃、平时很少表现自己的学生，使其以平等一员的身份发挥作用。为了吸引学生参加活动的热情，活动形式应多样，符合学生年龄特点。例如，组织学生讨论就可以采用座谈、配对讨论、参议法（各小组派代表参加讨论）、脑力激荡法、辩论法等多种具体形式。

5. 致力于学生心理与行为的改善

心理辅导课程的安排，不是为活动而活动，也不仅仅是给学生提供一个集体倾诉的场合，它必须落实到学生知、情、意、行的正向改变上。衡量课程质量的关键是要考查：是否扩展了学生的视野，是否改变了学生观察问题的方式；学生是否有情感投入，是否获得了相应的情感体验（如体验到"我有能力"，体验到"班级重视我"，体验到"集体的温暖"，体验到"诚信的价值"）；学生是否获得了有用的生活技能；是否形成了力求改善自我的行动意向。其中特别重要的是，辅导课程要提供各种典型的、真实的情境使学生获得真情实感，做出完成所期待行动的承诺。

6. 重视个别对待

心理辅导是一项高度个人化的工作。心理辅导活动课程虽然在组织形式上以班级为单位，但在具体教育措施上，必须针对每个学生特殊情况，实行个别对待。对于那些家庭处境不利的、学习成绩不良的、社交有困难的、身体有残疾的、心理上有轻度障碍的学生不但不能忽略，还应给予更多的关注，以帮助他们发挥自己潜能，积累成功经验，恢复和增强自信。对于那些有不同程度心理与行为问题的学生，还应做个别咨询谈话，并取得家庭配合，使其问题逐步得到解决。

7. 发挥教师言行的正面示范作用

辅导教师本人的心理特质及对待学生的态度，是比辅导方法更重要的、影响心理辅导效果的因素。这种因素的作用首先是通过教师行为的正面示范来体现的。在心理辅导活动课程中，教师行为的示范作用可以表现在各个方面，如守时、诚信、理解人、尊重人、说真话、负责任、民主宽容、自尊自信、接纳自己、懂得维护自身权益、善于表达自己的真实感受、倾听他人意见、善于与人合作、遇到困难不抱怨、面临挫折不全面否定自己等。

二、间接咨询

间接咨询是指为帮助学生更好地适应和发展，而协助其教师和家长解决无法有效处理的一些问题的咨询。对于其最终帮助对象学生来说，这种咨询带有间接的性质。间接咨询过程牵涉到三方面的人:咨询者、需求咨询者(接受咨询的教师和家长)和当事人(学生)。

间接咨询的作用表现在几个方面:一是扩大了咨询者的专业功能,即通过间接咨询,咨询者把教师、家长吸收到工作行列中来,这就扩大了咨询者专业服务的功能和范围。例如,接受咨询的教师,易于把心理辅导工作渗透到学科教学之中。二是通过改变教师和家长,为学生提供了更为有利的成长环境,因为有时候环境是学生成长的阻力,而咨询者工作成效不大,也常常与其忽略学生当事人的周遭环境有关。三是为教师、家长提供了在职学习机会,有利于教师和家长自身的发展。四是有利于增进咨询员、教师与家长的合作。五是对于促进小学儿童、低龄儿童的发展来说,间接咨询也许是更为有效,甚至是不可缺少的方法。因为在对小学儿童、低龄儿童问题的评估、设立合适的辅导目标、运用奖惩的策略上,父母往往可以发挥独特的作用。

与直接咨询一样,间接咨询也有个别咨询与团体咨询两种形式。利用家长学校对家长进行亲子教育,组织教师接受有经验同事参加的在职训练,在教师团体或家长团体中开展团体讨论、社会技能训练等都是团体间接咨询的具体形式。

例如,在对注意缺陷和多动障碍儿童实行帮助时,策略之一是开展针对父母的团体咨询与训练,目的在于帮助父母合理地运用奖惩策略,帮助父母去"适应"儿童,而不是去"治疗"儿童。傅宏在参考福汉德和麦克马洪(Forehand & McMahon)的方案基础上,考虑中国国情要求,提出一个九单元的训练计划,内容包括以下几点:①

(1) 认识注意缺陷与多动障碍;

(2) 认识亲子关系和行为管理的要义;

(3) 巩固和强化父母对儿童行为的关注,改进对于儿童行为注意的指向与品质;

(4) 将学习到的积极注意策略运用于现实生活中;

(5) 建立家庭代币管制系统;

(6) 学习运用惩罚策略,如反应代价法(儿童一旦做出不适当行为,便撤销对他的奖励)、时间阻断法(儿童做出不适当行为时,对其实行禁闭或忽视他);

(7) 拓展惩罚策略,让父母将惩罚策略运用于两个以上的不良行为中;

(8) 在公共场合下管理儿童的不当行为;

(9) 对于预期要出现的不良行为进行管理。

间接咨询的工作模式有三种:以提供信息资料为主的咨询,以训练各种社会技巧(沟通技巧、教师管理技巧等)为主的咨询,以问题解决为主的咨询。前两种模式多以团体方式进行。后一种模式以个别方式进行,其过程包含如下步骤(Shein, 1978):(1)暂时性地认同问题。(2)利用访谈、问卷、观察搜集有关资料。(3)清楚地陈述问题。(4)共同研究行动策略,列出一些可行的方法。(5)选择策略并拟定具体计划。(6)实施计划。(7)评估行动的结果,如行动有效,则终止;如行动无效,则重新陈述问题。而采用前两种模式则不需作评估。

最后,协调和转介也可以纳入间接咨询的工作范围之中。协调指为了帮助某位学生适应

---

① 傅宏著:《儿童青少年心理治疗》,安徽人民出版社,2000 年版,第 94—98 页。

和发展,而在教师之间、教师与行政人员之间、教师与家长之间、学校和社区之间所做的协调工作。转介是指当学生问题比较严重时,而咨询者可能因为本身专业能力和经验不足,或咨询者与当事人的适配性问题,或因为学校本身服务的限制,或基于当事人权益的考虑,必须把当事人转介给其他咨询员或精神卫生机构。转介是辅导教师对工作忠诚和负责任的表现。

思考与练习

1. 何谓心理辅导? 人们对心理辅导有哪些常见的误解?

2. 学校心理辅导有哪些主要途径? 通过这些途径各自可以实现哪些功能?

3. 以学生为对象的心理咨询有哪些特点?

4. 何谓外攻性行为问题? 它有什么特征? 对有外攻性行为问题儿童的辅导的要点是什么?

5. 何谓内攻性行为问题? 它有什么突出表现? 对有内攻性行为问题儿童的辅导的要点是什么?

6. 联系实际说明心理辅导活动课程设计与实施的要点。

第十章　生涯咨询

　　生涯咨询(career counseling)发源于 20 世纪初的职业辅导(vocational guidance)，经过学者们数十年的理论研究和实践探索，目前已成为广泛实施的一种活动过程与咨询方式。生涯咨询主要处理个体成长过程中和生涯发展有关的问题，隶属于心理咨询，是心理咨询的形式之一。

　　本章所要讨论的具体内容有：(1)生涯咨询的概念及其发展历程和现状；(2)主要的生涯咨询理论，以及生涯咨询的基本技术与工具；(3)生涯咨询的实施过程与模式，以及在学校中的生涯咨询。

第一节　生涯咨询概述

一、生涯

　　目前，人们对生涯发展、生涯规划等与生涯有关的事物极为关注，这既反映了人们对人生的思考，也反映了对自我发展的一种热切愿望。究竟什么是生涯？由于所处年代、研究角度、看法的不同，对生涯的理解不同，国外学者们对生涯所下的定义也不相同。

（一）生涯的概念

　　生涯的英文词 career，有"道路"之意，在 1989 年第二版的《牛津大字典》(*The Oxford English Dictionary*)里对 career 的解释中，指明其词义有：任何人或物经过的途径(the course over which any person or thing passes)；道路，路径(road，path，way)；未中断的历程以及个人终其一生(或生命特定的一个部分)中所经历的路线或进展等。生涯强调长期、整体的概念，即个体在生命历程中的成长、经历和发展的过程。

　　国内外学者对生涯的定义各有不同，目前为大多数人所接受的对生涯的定义来自于苏伯(Super，1976)[①]：生涯是生活中各种事件的演进方向和历程，它统合个人一生中各种职业和生活角色，由此表现出个人独特的自我发展形态。生涯也是个人自青春期以至退休后，一连串有酬或无酬职位的统合体。除了职位之外，还包括副业、家庭和公民的角色。

　　工作是个人为追求及达成某一目标所做的一系列活动。而职业是个人从事工作任务时的职务与角色的总称，生涯是个人选择并透过其工作、事业、生命去追求人生价值的课题与历程。因此，生涯的内涵介于"生命"和"职业"之间。

---

　　① 金树人著：《生涯咨商与辅导》，(台湾)东华书局，1997 年版，第 3 页。

（二）生涯的内涵

苏伯对生涯的定义相当完整而清楚，从下面的专题讨论中不同学者所提出的生涯概念来看，生涯确实不是个容易说得清楚、讲得明白的概念，就生涯的内涵而言，国内较多地采用了以下观点[①]：

（1）方向性：生涯是生活里各种事件的连续演进方向。

（2）时间性：生涯的发展是一生当中连续不断的过程。

（3）空间性：生涯是以职业的角色为主轴，也包括其他与工作有关的角色。

（4）独特性：每个人的生涯发展是独一无二的。

（5）现象性：只有在个人寻求它的时候，它才存在。

（6）主动性：人是生涯的主动塑造者。

专栏

生涯的定义

沙特尔（Shartle，1952）：生涯是指一个人在工作生活中所经历的职业或职位的总称。

苏伯（1957）：生涯是指一个人终生经历的所有职位的整个历程。在以后的研究中，苏伯对生涯的看法又有补充。

格拉塞（Glasser，1964）：指出生涯是指一个较高的职位或较专门的角色之连续移动。

麦克弗兰德（McFarland，1969）：生涯是指一个人依据心中的长期目标所形成的一系列工作选择，以及相关的教育或训练活动，是有计划的职业发展历程。

霍德和班那兹（Hood & Banathy，1972）：生涯包括个人对工作世界、职业的选择与发展，对非职业性或休闲活动的选择与追求，以及在社交活动中参与的满足感。

霍尔（Hall，1976）：生涯是人终其一生，伴随工作或职业的有关经验与活动。

麦克丹尼尔斯（McDaniels，1978）：生涯指一个人终其一生所从事工作与休闲活动的整体生活形态。

韦伯斯特（Webster，1986）：生涯指个人一生职业、社会与人际关系的总称，即个人终身发展的历程。

格林豪斯（Greenhouse，1990）等人：生涯为一组与工作相关的经验，它的范围含跨个人生命历程。

祖克（Zunker，1990）则认为生涯涉指因职业与工作而带来的活动与职位。

从上述国外学者的生涯定义可以看出，生涯的概念因定义者看法和时代的不同会有所改变。但大体上来看，生涯是与个人终身所从事工作或职业等有关活动的过程。

资料来源　邱美华、董华欣著：《生涯发展与辅导》，（台湾）心理出版社，1997年版，第11页。

（三）生涯发展

生涯发展（career development）是一连续不断、循序渐进，且不可逆转的过程，是随着个体

---

① 　金树人著：《生涯咨商与辅导》，（台湾）东华书局，1997年版，第5页。

自我概念的形成而发展的。生涯发展兼含个体在心理、社会、教育、生理和经济方面的含义。一个人的自我概念在青春期以前就开始形成,至青春期较明朗,并于成人期由自我概念转化为生涯概念。一个人步入某一类型的行业,受到个人的兴趣、能力、个人的价值观及需求、个人的学历、个体利用社会资源的程度及社会职业结构、趋势等因素的影响,而个人对工作满足的程度,是由个人是否能将自我概念实现于工作中而决定的。[①] 人们一直以来强调工作和职业对生理需求的满足,而今天工作和职业的意义扩展到了不但满足个人生存需求,也要满足生存之外的需求。因此,生涯发展的涵义更为广阔和深远。

二、生涯咨询

(一)生涯咨询的概念

生涯咨询(career counseling)是由专业生涯咨询人员协助个体克服与生涯准备、生涯探索、生涯决策、生涯适应有关的困难与问题,祛除情绪与认知上的障碍,达到生涯、工作角色与各种生活角色之间的融洽和谐,以增进个体生涯发展与生活适应的心理咨询活动。

斯旺森(Swanson,1999)[②]把生涯咨询定义为正在进行的、咨询师和当事人面对面的人际交互作用,主要关注和工作生涯有关的议题,在本质上是隶属于心理咨询的特殊服务项目。布朗和布鲁克斯(Brown & Brooks,1991)将生涯咨询定义为:"生涯咨询是一项人际过程,以协助有生涯发展难题的个体。"美国的全美生涯发展协会(National Career Development Association)把生涯咨询定义为:以个体或团体咨询的形式进行的有关的职业、生涯、生活或生涯角色与责任、生涯决策、生涯规划、休闲规划、生涯路径、其他生涯发展活动,和处理个体所面临的与其生涯有关的议题或冲突。

(二)生涯咨询的意义

生涯咨询的目的在于协助个人发展并接受统整而适切的自我形象,以及其在工作世界中的角色,并于现实世界中加以考验,进而将之转化为事实,以满足个人与社会。具体有以下六点(Herr & Cramer,1996):

(1)决策能力的培养:搜集数据,利用数据,增进个体的决策能力;

(2)自我观念的发展:加强自我了解,建立自我概念,因为生涯规划即为自我概念的表现;

(3)个人价值观的发展:各种学习、休闲、人生价值及生活的品味;

(4)自由选择的机会:参酌个人的意愿,选择适当的课程并与自己的生活方式相融合;

(5)个别差异的重视:接纳个别差异的事实,并让才能充分发展;

(6)因应变化的弹性:生涯咨询的规划,必须具有弹性,以适应未来可能的变化。

三、生涯咨询和一般心理咨询的关系

生涯咨询师往往会发现,生涯咨询常常以生涯问题开始,随着咨询的展开和深入,其他议

① 吴武典等主编:《学校辅导工作》,(台湾)张老师文化事业公司,2000年版,第272—273页。

② Swanson,J. L. & Fouad,N. A.,*Career theory and practice*:*learning through case study*. Thousand Oaks,CA:Sage. p245.

题会随之出现。生涯议题经常反映个体的情绪议题或者家庭议题,这些议题和生涯议题交织在一起,如年轻人不能做出职业决策,在生涯咨询过程中发现由于父母的意见不一致,而使子女陷入职业决策的两难境地。

当个体面临生涯发展问题时,往往伴随着焦虑、沮丧、犹豫、徬徨心理、情绪体验,出现行为上的困扰,当事人心理上的痛苦感受总是在生涯咨询过程中有所呈现,生涯问题和情绪问题总是混杂在一起。"多数有生活问题的当事人并不能够明确地归类到个人咨询或生涯咨询中,人生可没有定义得那么清楚。"(Amundson,1998)①

菲格勒(Figler,1989)曾说过②:在当事人的生涯发展困境中,不良情绪是瓶中妖怪,它披着理性的外衣在当事人的内心呼啸着,伴随在当事人朝向生涯目标的整个挣扎过程。有效的生涯咨询必须把这些不良情绪从瓶中释放出来。

就咨询立场而言,任何心理咨询,生涯咨询亦不例外,都应以当事人的成长为出发点,而不是先将当事人分类。

从生涯咨询的目标来看,生涯咨询处理生涯发展的问题,帮助人们摆脱因生涯发展受阻而产生的情绪、认知、行为等方面的困扰。有些人认为生涯咨询与一般心理咨询分属不同的领域,但是生涯问题和心理问题的表现虽有不同,其背后原因却是一体的。

从生涯咨询的过程、内容以及使用的策略来看,二者不可截然两分。首先使用生涯咨询一词的克里茨(Crites,1981)定义生涯咨询为"协助个体做出适当生涯决定的人际过程"。荣德和廷斯利(Rounds & Tinsley,1984)认为"生涯介入简单来说是心理介入的一种形式,其目的在影响与职业相关的感受、态度、认知和行为。因此,它是心理治疗的一种形式,应被视为行为改变的方法,与心理治疗理论息息相关"。在生涯咨询过程中包含着认知、行为和情绪的不同处理策略,如促进自我和生涯的觉察,生涯探索、生涯规划技巧的学习,压力和情绪管理,生涯决策困难的处理等,均包含生涯和一般心理咨询的策略和方法(Herr,1997)。

从生涯咨询者的专业要求看,生涯咨询师除了需要理解生涯咨询相关理论和辅导历程,以及掌握在这个历程中助人所应具有的生涯咨询基本技术与工具外,还必须有相关的咨询理论和技术背景,当前对生涯咨询师的专业资格和条件要求更为严格,美国咨询和相关教育方案鉴定委员会(Council for Accreditation of Counseling and Related Educational Programs)规定,咨询领域的学士后课程方案必须先精通一般性的咨询理论与技术,才能接受专门领域的实习(生涯、学校、心理健康、学生发展等)。

在生涯咨询的理论中,交织着两条主线,一条主线是生涯辅导理论,如特质因素论、发展理论、类型理论、社会学习理论、认知发展理论等,这些理论从各自的观点出发,涵盖了从生涯认知的产生、生涯探索的过程、生涯知识的学习、生涯决策的状态和如何做生涯选择等全部有关生涯的理论。另一条主线是心理咨询的理论。多年来,生涯咨询吸收了心理治疗和心理咨询中许多重要的理论发展和主要的技术,影响较大的有当事人中心主义、认知—行为治疗理论、

---

① Amundson, N. E. , *Active engagement*:*Enhancing the career counselling process*. Richmond, BC:Ergon Communications. p13.

② Figler, H. , *The emotional dimention of career counseling*. Career Waves, 2(2),1-11.

心理动力理论等,如在生涯咨询中广泛使用心理动力理论来解释人们的兴趣和价值观的形成。

生涯咨询作为心理咨询的一个组成部分,正如苏伯(1975)指出的:生涯教育与咨询并没有新的方法,与其他心理教育与咨询比较起来,只是相应的计划与执行的程度。

克里茨(1981)曾提出生涯咨询和心理治疗的关系。[①]

(1) 人们对生涯咨询的需求大于对心理治疗的需求;

(2) 生涯咨询也具有治疗效果(从个体的适应角度来看);

(3) 生涯咨询应在心理治疗之后(需先处理生涯发展中的个体适应问题);

(4) 生涯咨询较能预期未来的成功可能性;

(5) 生涯咨询较心理治疗困难(生涯咨询人员常常扮演心理治疗师和生涯咨询师的两种角色)。

虽然从上述观点来看,生涯咨询隶属于心理咨询,但既然有生涯咨询这个独立概念,就说明生涯咨询和其他心理咨询的形式是有不同的,这些不同主要表现在以下方面:

(1) 基于生涯发展理论、运用以生涯发展理论、研究和实践结果为基础的介入技术;

(2) 处理和工作以及生涯发展有关的主题;

(3) 注重使用量的和质的评估方法;

(4) 注重信息的收集,如个人和工作世界的信息。

四、生涯咨询和职业辅导

辅导(guidance)一词在传统上涉及在学校中所提供的心理服务和活动,职业辅导(vocational guidance)主要是通过提供资料,协助有工作能力又有工作意愿的个人,获得一项工作的过程。它是根据个体的发展特性,提供适合的教育、职业及生活方面的数据,来帮助个体完成每个阶段的发展任务。职业辅导的工作重心是对求职者的安置。对于不同的求职者,必须针对兴趣、性向、技能、家庭环境、健康状态、个人抱负等条件,参考雇主的工作条件,进行匹配,使雇主能找到合适的人才,使求职者能适才适所。综合性的生涯辅导模式,其内容通常也是以认识自己、认识工作世界以及决定方式的教导为架构,但进行的方式较多样化,包括团体的互动、心理测验的使用、职业访谈、职业机构的参观以及相关职业数据系统的介绍等。

生涯咨询不以资料提供为主,而是以个别化问题的深入处理为主,涉及程度较深,有较多的情感介入,包括一生中和生涯发展有关的咨询活动。在生涯咨询过程中,个体需求的所有方面(家庭、工作和休闲)均被视为生涯决策和生涯规划整体中不可或缺的一部分。生涯咨询着眼于个体发展的整个过程,外延极广。在时间上,生涯咨询扩展到整个人生。从发展和成长的角度来看,个体始终处于成长和变化中,因应个体的发展,生涯咨询也必须是一个动态的过程。从目的和范围来看,生涯咨询更为关注个体的心理成长,帮助个体做出生涯选择,适应工作世

① John O. Crites. *Career Counseling: Models, Methods and Materials*. N. Y.: Magraw-Hill Book Company, 1981.

界的变化，满足在全球经济竞争背景下的员工的需要等[1]，而不仅仅限于帮助找到某份适合的工作；生涯咨询包含教育机构和组织中所提供的与生涯有关的咨询服务活动以及教育项目，一般独立于教学之外，由心理咨询的专兼职人员负责；而职业辅导则往往融合于教育教学的全过程之中，由辅导人员与教师、家长乃至社区中相关人员共同配合。职业辅导具发展性与预防性功能，生涯咨询则兼具发展性与补救性功能。

五、生涯咨询的发展和现状

生涯咨询起源于职业辅导，但今天已超越了职业辅导的层面。

20 世纪初，以美国为代表的西方国家经历了经济的进步和繁荣，职业分化、技术进步、经济周期波动、移民潮等带来了种种问题，如飞速扩张的工业需要大量合格的劳动力，与之相对的是开始产生失业问题并带来一系列社会矛盾。这就产生了促进人力资源合理运用和解决就业问题的需求，在这种情况下出现了职业辅导。

1908 年，美国波士顿大学教授帕森斯创办了波士顿职业指导局，标志着职业指导走向规范化，是心理咨询发展史上的第一个里程碑。他对失业青年进行职业辅导，教导人们不要只是找工作（hunt a job），而是要"职业选择"，并归纳出职业选择的三个策略。1910 年，美国召开全国职业辅导大会，并于 1913 年成立美国"国家职业指导学会"NVGA（National Vocational Guidance Association）[2]，领导推动在学校教育体系中的职业辅导工作。与此同时，心理测量的研究成果也渐趋丰富。1905 年比奈和西蒙出版了智力测验，后被修正为斯—比智力量表。1927 年斯特朗（Strong）出版了兴趣量表，1928 年哈尔（Hull）出版了性向测验，为职业辅导提供了工具，协助人们系统地了解自己的能力、兴趣、人格特质等。

从 1930 年开始，出现了职业辅导工具，如美国劳工部 1939 年出版《职业词典》（*Dictionary of Occupational Titles*）和《职业前景服务》（*Occupational Outlook Service*）等综合性职业资讯手册。威廉姆森（Williamson）出版了《如何咨询学生》（*How to Counsel Students*）一书，提出六个渐进的咨询步骤：分析、综合、诊断、预测、咨询和追踪等指导性咨询方式，丰富了帕森斯的特质因素论取向的职业辅导实践。

50 年代以前，让求职者了解职业信息资料成了职业辅导最重要的内容，职业辅导人员多数是职业教育人员，不具备心理学背景。职业辅导工作主要是给学生提供职业信息资料并培养职业技能，以便学生从学校毕业后，即可凭一技之长获得工作机会。美国全国职业辅导协会 1937 年的定义正是对这一时期职业辅导的准确描述："职业辅导就是帮助个人选择职业，做好准备、进入，而后在其中进展和适应。"

50 年代以后，职业辅导的传统观念受到挑战，美国职业辅导协会主席胡波普克（Hoppock）表示传统的观点正在"粉碎中"，苏伯（1951）建议美国职业辅导协会将 1937 年起延用的职业辅导的定义修改成："帮助个人将自己与工作世界中的角色二者发展与接纳成一个完整概念，让

---

① Zunker, Vernon G., *Career Counseling：applied concepts of life planning.* 6th ed. pp9, 2001, p5.

② 吴芝仪著：《生涯辅导与咨商：理论与实务》，（台湾）涛石文化事业有限公司，2000 年版。

这个概念在现实中考验,而后再将它修正成与现实接近,终至对自己与社会满意,这个帮助过程便是职业辅导。"苏伯的定义不强调提供信息,也不强调人和职业简单的匹配,而是重视职业选择中的心理特征,强调个人和职业的整合,强调自我概念。

由于以下三个因素的共同作用,促使职业辅导转型为诊断咨询,而不只是提供学生职业信息。一是心理学中个别差异的研究成果逐渐丰富;二是发展观的盛行,生涯发展理论对自我概念的重视;三是卡尔·罗杰斯对辅导的传统观点质疑,提倡当事人中心和咨询中的非指导取向,有别于过去以信息给予(information - giving)为主的做法。职业辅导开始着重于个体的情感与心理层面,而不是行为的外在表现。同时,职业辅导被视为对个人面临的职业难题的干预,需要使用心理咨询的策略,并为咨询心理学的发展奠定了根基。

生涯的概念也逐渐出现在职业辅导领域,苏伯提出个人的生涯发展由三个层面构成:一是生涯发展的时间,即个人的年龄或生命的历程,可细分为成长、探索、建立、维持、衰退五个发展阶段或时期;二是生涯发展的广度,即每个人一生所要扮演的各种不同的角色,如儿童、学生、公民、家长、休闲者、工作者等;三是生涯发展的深度,即个体扮演每一个角色所投入的程度。苏伯生涯发展理论的出现是职业辅导转变为生涯辅导(career guidance)的标志。

60 年代是生涯理论的大发展时期,罗(Roe)的人格理论、鲍丁(Bordin)的心理动力理论、霍兰德(Holland)的类型论,以及克伦伯茨(Krumboltz)的社会学习理论、克内菲尔坎姆—斯列皮兹(Knefelkamp & Slipitza)的认知发展理论等生涯发展理论在这一时期出现。60 年代的生涯辅导注重生涯发展历程,重视职业决定的过程。

60 年代末期、70 年代早期,"生涯辅导"这个名词出现在专业文献上的次数,几乎与"职业辅导"不相上下。这不但意味着用语的转变,亦意味着辅导内涵的变化。生涯辅导扩大了职业辅导的范围,所涵盖的主题亦更宽广。

80 年代开始到今天,生涯咨询开始了专业化进程。80 年代生涯辅导发展迅速,服务对象从学生扩展到不同发展阶段的成人,新的概念和新的技术不断出现,生涯辅导的方式中开始越来越多地包含了生涯介入(career interventions)策略,生涯咨询是其中主要策略之一(吴芝仪,2000)。生涯咨询逐渐被视为隶属于心理咨询的一项特殊服务内容,除学生以外,其他人群对生涯咨询的需求也越来越旺盛,在学校以及学校以外的其他组织里越来越受到重视,这些需求都促进了生涯咨询服务的专业化发展,伴随而来的是对生涯咨询师的专业资格要求的提高。1994 年,美国咨询和相关教育资格鉴定委员会规定,咨询专业学生必须首先精通一般性的咨询理论和技术,然后才能进行生涯专业领域的实习;必须首先取得咨询师的专业资格,并通过全国咨询师考试,才能取得生涯咨询师的专业资格。

第二节　生涯咨询的理论和技术

在过去的 40 年里,咨询心理学的理论和研究呈现飞速发展,与此同时,职业心理学的理论和研究也取得了戏剧性成长,二者都极为关注个体的成长和发展,其结果是生涯咨询的理论和实践融合了咨询理论和职业心理学理论,以更好地促进个体的成长和发展。本节将介绍主要的生涯咨询理论和技术，以及在生涯咨询中常用的心理测验等。

一、生涯理论

（一）匹配理论

匹配理论（matching theories）以个体和工作世界的匹配为其重点。匹配理论以特质因素论和类型论为代表，包括帕森斯的特质因素论、霍兰德的类型论和罗奎斯特—戴维斯（Lofquist & Dawis）的工作调适论、罗的需要论、梅耶—布里基斯（Myer - Briggs）的人格类型理论等。理性导向的、适配导向的理论能够给生涯辅导提供很好的架构，帮助咨询师理解生涯议题，并发展出辅导的切入点和处理策略，也为当事人提供了一套整理生涯相关知识的架构，帮助他们系统地整理已有资讯，以及发现探寻新资讯的方向。①

1. 帕森斯的特质因素论

特质因素论（trait - factor theory）是生涯辅导理论中最基本的理论，对后来发展出的各种理论深具影响力。该理论强调人与职业的匹配，代表人物有帕森斯和威廉姆森等。

（1）基本概念。第一，每个人都有一系列独特的心理特质，并且这些心理特质可以客观而有效地测量。第二，不同职业需要不同心理特质的从业人员。第三，选择职业的过程就是将人的特质与工作要求进行匹配的过程。第四，人和职业间越匹配，职业成功的可能性越大，个体的满意度越高。

（2）辅导过程。第一，了解自己的态度、能力、兴趣、智谋、局限和其他特性。第二，了解某一职业成功的条件、优劣势、机会和前途。第三，上述二条件的平衡。

（3）辅导策略。强调理性在职业选择中的作用；测量工具的使用和职业资料的提供是辅导的重点；针对选择职业有困难的个体，辅导人员必须先诊断，协助个体收集资料，并提供各种可能有用的信息，以帮助做出最佳选择；使用心理测验和提供与测验结果有关的职业咨询服务。

威廉姆森进一步发展了帕森斯的特质因素论，提出"以咨询者为中心"的咨询模式，强调在职业咨询过程中，直接向个体建议选择何种职业，采用何种计划，向个体说明根据职业测验做出的诊断和预测，并加以解释。

（4）评价。特质因素论强调标准化心理测量，强调认识工作世界的重要性，前者影响了各类心理测验及测量工具的发展，后者则引起了生涯辅导中对收集、分析、综合职业资料工作的重视。对它的批评主要有以下几点。

第一，人和职业都在不断发展变化，很难确定每种具体职业所需要的个人特性，最多只能限于通用性强的职业和少数特殊职业。

第二，过于依赖测量工具，而测验的效度和信度仍然不能令人满意，在一定程度上影响了该理论在生涯辅导实践中的运用。

第三，忽视了社会需要、社会心理、舆论、传统观念以及家庭状况等因素对个体选择职业的

---

① 刘淑慧：《回首看见生涯咨商思潮之流变》，《辅导季刊》（台湾），2005 年第 2 期。

影响。

第四,忽视了人适应职业的主动性和个体可塑性,过分地强调对特质的适应。

第五,是一种静态的理论而不是发展性的理论,焦点在识别个体的特质和因素但是没有解释兴趣、价值观、性向、人格的产生和改变。

2. 霍兰德的类型论

类型论(typology theory)的发展是在1970年代初期,霍兰德依据人格心理学的概念,把职业选择视为个人人格在工作世界中的表现与延伸,企图以职业生活的范畴表达自己、说明个人兴趣和价值。借由职业与人格类型的分析,协助个人选择适合自己的职业。类型论不仅被用来理解职业选择,也用来理解不同生涯角色的选择,还用来理解做决定的风格与对咨商的期待。[①]

(1) 基本假设。第一,多数人可被纳入六种类型人格中的一种:实际型R(realistic)、研究型I(investigative)、艺术型A(artistic)、社会型S(social)、企业型E(enterprise)、常规型C(conventional)。

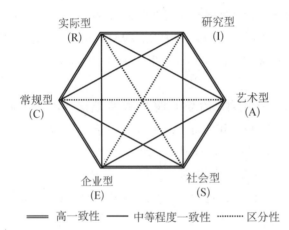

图10-1　霍兰德人格类型间的一致性与区分性

第二,人所处的环境可分为以上六种模式。

第三,不同类型的人需要不同的生活或工作环境,如实际型的人需要有实际型的环境,如此,才能给予其所需要的机会与奖励,这称为谐和(congruence)。

第四,人格与环境配合影响职业选择、职业的稳定与成就、教育的选择与成就、个人的能力及社会行为。

第五,理想的职业选择就是个体选择与其个性类型相一致的职业环境,如研究型的人在研究型环境中学习和工作。这称为人—职协调。因为在这种环境中工作个人最可能充分发挥自己的才能,并具有较高的工作满意感。

第六,个体选择与其个性类型相近的职业环境,如现实型的人在研究型或常规型环境中工作,由于两种类型之间有较高的相关关系,则个人经过努力和调整也能适应职业环境,这属

---

① 刘淑慧:《回首看见生涯咨商思潮之流变》,《辅导季刊》(台湾),2005年第2期。

于人—职次协调。

第七，当个人在与其个性类型相斥的职业环境里工作时，就很难适应职业，难以从工作中得到乐趣，为人—职不协调，如研究型的人在企业型环境中工作。

（2）辅导策略。第一，鼓励当事人的自我探索，霍兰德编制了职业偏好问卷 VPI(Vocational Preference Inventory)、职业自我探索量表 SDS(Self - Directed Search)等测量工具，以帮助个体对自己及工作世界做深入的试探与评估，以评定个体的人格类型。

第二，辅导人员鼓励当事人尝试六种不同类型的模拟活动，以确定自己偏好哪种类型，再进一步就各类型作深入的探索。

第三，进行各种职业资料的分析和比较，以增进当事人对职业的认识和了解。

第四，根据个体在"职业自我探索量表"上所提供的资料，辅导人员可与个体共同探讨其整个生涯发展的背景、家长对他（她）的态度，进一步协助个体梳理其奋斗目标、价值观、社会关系和动机等。

（3）评价。霍兰德的理论架构完整、简单明了，其测量工具，如自我探索量表等，具有相当实用的价值，广为生涯辅导工作者使用。有许多使用频率很高的测验工具，也是依据霍兰德的理论模式编制而成的。但因其仍带有特质论色彩，故不免受到批评，如在人格特质的发展方面，这一理论忽略了社会因素、机会因素以及环境变量。

3. 罗奎斯特—戴维斯的工作调适论

罗奎斯特和戴维斯在《工作调适》(Work Adjustment)一书中提出了职业调适特质因素的模型，丰富了特质论的研究。[①] 他们认为选择职业或生涯发展固然重要，但就业后的适应问题更值得注意。尤其对障碍者而言，在工作上能否持续稳定，对其生活、信心与未来发展都是重要的课题。基于此种考虑，他们从工作适应的角度，分析适应良好与否的因素。

（1）基本假设。第一，个人和工作环境匹配的最重要标准是能否满足个体需求(satisfaction)。

第二，个人的生物和心理需求通过职业行为得到满足，并因满足而强化。

第三，工作模式也有相似需求，即需要称职员工来达到绩效目标，工作模式需要和个人特点匹配，以实现双赢。

第四，不管是工作模式的变化还是个体工作技能等的变化都会影响个体的工作满意度。

（2）咨询策略。咨询的重点是帮助当事人克服工作适应问题，提高其和工作模式的匹配度，帮助当事人找到能够产生较高满意度的工作环境，咨询师运用丰富的职业信息来帮助当事人把个人需要、兴趣和能力与不同的工作环境模式相匹配。

（3）评价。工作调适论为工作满意度的研究领域提供了完整的架构。还编制了相应的评量工具：明尼苏达重要性问卷(Minnesota Importance Questionnaire)，其为生涯辅导过程提供了具体的讨论架构，如个人需求的满足以及能力的增进等。

4. 罗的心理需要论

心理动力(psychodynamic)理论认为，个人通过职业选择来满足其内在需求和渴望。工作

---

① 苗青、王重鸣：《20 世纪职业选择与职业发展理论综述》，《人类工效学》，2003 年第 1 期。

提供给个人内在的满足感(Bordin，1984)，无论是意识层面或无意识层面，个人都会通过工作来寻求个人意义和价值。人们会选择他认为能够满足其心理需求的某种职业。

罗的需要论综合了精神分析论、莫瑞(Murray)的人格理论和马斯洛(Maslow)的需要层次论，探讨生存、安全、爱与归属等能否得到满足或遭受挫折的经验对个人职业选择的影响。

(1) 基本观点。儿童早期经验对以后的职业选择行为有影响。在个体成长过程中，父母对之态度是接纳还是拒绝、家庭气氛温暖还是冷漠都会影响个体成年后的职业选择。

罗伊把亲子间的互动关系分为关注子女型、回避子女型和接受子女型三种。父母管教态度的温暖或冷漠，会形成不同的成长环境；而生长于不同环境下的人，会有不同的职业抉择。

儿童早期需求得到满足与否，会成为潜意识的驱力，驱使个体成年后选择某些特定职业。例如，儿童在家庭中得到较多的温暖、接纳或保护时，成年后倾向于选择和人有关的职业，如服务、艺术与娱乐等。反之，如果儿童时期的家庭氛围冷漠、忽略、拒绝，个体就可能选择不需要和人直接打交道的如科技、户外活动一类的职业。

(2) 咨询策略。需要论在生涯咨询上最大的启示是提醒咨询师注意当事人的心理需要，如使用"家庭关系量表"、"亲子关系问卷"等这类调查个体早年家庭经验的测量工具。并根据当事人的心理需要，运用罗的职业分类系统及各种职业所需的能力水准及责任层次，协助当事人选择适当的职业以满足其心理需要，或者对目前的工作能否满足当事人的心理需要进行分析，同时培养当事人满足其需要的能力。

(二) 发展理论

发展理论(developmental theory)的要点是：以发展阶段为重心，强调家庭的影响(认同、需求满足)，个体在不同生涯发展阶段其对自我及职业自我的知觉、扮演的人生角色以及生活空间等和生涯发展有密切关系；该理论关注个体的生涯发展阶段、生涯成熟度、与职业有关的自我概念形成等。相对于特质论，发展论从动态角度来研究人的职业行为。[①] 发展理论以苏伯的生命历程发展理论(life‐span，life‐space development theroy)为代表，包括了金斯伯格(Ginzberg)等的生涯发展理论、泰特曼(Tiedeman)的生涯决策理论、克内菲尔坎姆—斯列皮兹的认知发展理论，以及戈特弗雷德森(Gottfredson)的职业抱负发展理论等。发展论认为生涯历程具有发展性、终生性、阶段性和延续性。

1. 苏伯的生涯发展理论

苏伯多年来对生涯辅导的理论和实践贡献颇大，可谓生涯理论的集大成者。他的生涯发展理论融合了差异心理学、发展心理学、社会心理学以及现象心理学的重要观点，被视为生涯发展理论的基本框架和基础。[②]

(1) 苏伯的生命历程发展理论。所谓的生命历程(life‐span)是指个体的生涯发展大致经历五个阶段：成长、探索、建立、维持、衰退(见图 10‐2)。生活空间(life‐space)则指个体在某一时期中所扮演的各种不同角色，包括儿童、学生、公民、配偶、休闲者、家长、父母、工作者以及

---

① Zunker：*Career counseling applied concepts of life planning*，California：Wadsworth，1990，p35.

② 吴芝仪著：《生涯辅导与咨商：理论与实务》，(台湾)涛石文化事业有限公司，2000 年版，第36—39 页。

退休者等,这些不同角色分别在家庭、学校、社会和工作四个场所展开(见图10-3)。

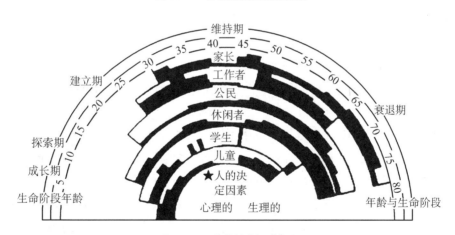

年龄	生涯阶段	次阶段
死亡		退休
75	衰退期	分化?解除?
70		减速?
65	维持期	创新?更新?
60		停滞?
50		守成
45	建立期	巩固
40		精进?挫折?
30		稳定
25	探索期	尝试
18		转换
14		试探
11	成长期	能力?
7		兴趣
4		幻想
出生		好奇

转型期（多处）

图 10-2　苏伯的生涯发展阶段

维持期 40—45 50 55 60 65
家长
工作者
公民
休闲者
学生
儿童
★人的决定因素
心理的　生理的
建立期 35 30 25 20 15 10 5
探索期
成长期
生命阶段年龄
衰退期 70 75 80
年龄与生命阶段

图 10-3　苏伯的生涯彩虹图

(2) 苏伯理论的基本命题。①人是有差异的:第一,人的才能、兴趣和人格各不相同;第二,人们因自己的上述特征而各自适应于若干职业;第三,各种职业均具有一套对于人的才能、兴趣和人格要求的特定模式,但是职业与人均有一定的改变余地;第四,职业生涯模式的不同性质,是由人们不同的家庭地位与经济状况、个人智力水平与人格特征,以及个人的机遇所决定的。

② 职业选择与调适是一个过程。

第一，人们对职业的偏爱和资格、人们的生活与工作情境，以及人们的自我概念，都会随时间和经验而改变，这使得职业的选择与调适成为一种连续的过程。

第二，职业选择与调适过程可以总结为探索阶段和固定阶段两阶段。探索阶段中又包括空想、尝试和现实几个时期，固定阶段中又包括尝试期、固定期。

③ 职业发展过程具有可塑性。

第一，职业性发展的过程，是一种完成自我概念的过程，是一个折衷、调和的过程。自我是个人自身条件与外界各种条件相互作用的过程。

第二，个人与社会、自我概念与现实之间的折衷调和，是人们把自身放入社会的职业角色的过程。这种角色扮演也是一个从青年的空想，到职业选择咨询商谈，再到工作初任等的系列演进过程。

第三，人们工作的满意，进而是生活的满意程度，视个人的才能、兴趣、人格特征和价值观能否找到对应的归宿，或者说视上述各方面宣泄的适应程度而定。

第四，职业性发展的各个阶段可以通过指导而加以改善，包括培养人的职业才能和兴趣，使人达到成熟，也包括帮助人在职业选择和帮助人的自我概念的发展。

自我概念（self‐concept）是苏伯的生涯发展理论的核心理念，生涯发展过程即为个体职业自我概念（vocational self‐concept）的实践和发展，个体通过生涯选择来实现隐藏着自我概念的生命主题（life theme）[1]。辅导人员依据当事人的不同职业发展阶段和特征，帮助当事人澄清其自我概念。

2. 泰特曼的生涯决策理论

泰特曼等认为生涯发展的过程是个体所做的一系列生涯抉择的总和。个体的职业决策过程，包括两个阶段：第一阶段为"期望与预后"，包括四个步骤：(1)探索；(2)成形；(3)选择；(4)澄清。第二阶段为"完成和调整"，包括三个步骤：(1)就职，将选择付诸实践；(2)重新形成，从事工作后出现自我感，与团体相互影响；(3)综合，个人达到了解自我，也被他人看作是成功，达到平衡。

泰特曼的生涯决策理论十分强调个人生涯抉择上的复杂性与独特性。个人整体的认知发展与系列的决定过程是其理论的主要焦点。他将生涯发展概念化为一个不断辨别自我认定、处理发展性任务和解决心理社会危机的过程。这些持续的活动被认为是发生在一个时间阶段的架构之内。根据他的观点，生涯决定是经由一个有系统的问题解决的形态而被达成，包括七个阶段，即探索、结晶化、选择、澄清、归纳、革新和整合。泰特曼理论的主要贡献，在于强调生涯决定过程中渐增的自我觉察的重要性与必要性。[2]

（三）决策理论

决策理论（decision making theory）的要点是：探讨在匹配或发展过程中，所经历的每一次

---

① 金树人著：《生涯咨商与辅导》，(台湾)东华书局，1997年版。

② 刘宣文著：《学校发展性辅导》，人民教育出版社，2004年版。

生涯决策和决策形态,强调认知的重要性,并以社会学习理论为基础,来探讨和生涯决策有关的概念。代表理论有克伦伯茨的社会学习理论、兰特等的社会认知生涯理论以及生涯决策的建构论等。

1. 克伦伯茨的社会学习理论

克伦伯茨等的社会学习理论以班杜拉的社会学习论为其理论发展的依据。尝试探讨和解释影响个人生涯选择的因素及其做决策的发展历程,强调个人的行为和认知在其决策行为上扮演的重要角色。生涯决策与生涯选择是天赋特质、环境事件、学习经验和任务取向技能这四类因素相互作用的产物。相互作用的结果是形成个体对自己的能力、兴趣、价值观的推论,个体对世界的推论和任务进行的技巧。而个体的行为是综合以前所有的学习经验、自我与世界的推论以及具备的各种能力的结果。基于对环境影响作用的重视,社会学习理论认为生涯的选择是一种相互的历程,这种选择不仅反映个人自主的选择结果,也反映社会所提供的就业机会与要求。

在辅导上,因为个体做出的生涯决策和行为,受以往的经验和学习影响,而过去负面或狭窄的经验,使个体无法做出好的决策。所以,生涯辅导应该协助个体检视以往经验,开阔当前经验,以有更多更好的生涯选择;也可以举办活动,通过学习,累积经验,学习正面的态度、信念和技巧,以在生涯方面做出最佳的选择和行动。

2. 兰特等的社会认知生涯理论[①]

社会认知生涯理论由三个模式构成,第一为兴趣发展模式,第二为职业选择模式,第三为表现及成果模式。在兴趣的形成方面,自我效能和结果预期是两个重要因素,而兴趣直接影响着个体的职业目标,是个体做出生涯选择的重要因素。

辅导者把焦点放在"试图扩展当事人的视野"上,当当事人准备进行职业转换时,辅导者向当事人提供"更改工作环境"的概念,而不是一定要变换工作;当当事人排除许多职业可能时,辅导者会鼓励当事人探索这些被排除的领域,而不是局限在当前的限制之下。

二、生涯咨询中的心理测验

心理测验在生涯咨询中起着重要作用,其运用可以追溯自帕森斯对职业选择的问题所提出的论点:了解自我和了解工作世界以及合理推论二者的关联。心理测验恰好满足"了解自我"和"选择"这两个重要的过程,即心理测验不仅在于结果的解释(即自我了解),同时亦有助于生涯决策。

(一)心理测验在生涯咨询中的使用目的

在生涯咨询过程中使用心理测验的主要目的,一是协助受测者了解其与生涯发展有关的心理特质;二是协助受测者因应生涯变化的挑战;三是协助受测者做出生涯决策和行动。咨询师往往会根据当事人的不同情况和需求,采用不同的心理测验,协助当事人对自我有更深的

---

① Lent R. W., Brown S. D. & Hackett G., *Applying social cognitive theory to career counseling: An introduction*. The Career Development Quarterly, 44(4):307-309.

认识,引导他们探索兴趣、能力、个性、价值观,澄清当事人的自我概念,增进对当事人的了解,并帮助他们做出生涯决策,制定生涯目标和计划。咨询师和当事人掌握的信息越多,越有利于减少生涯探索中的不确定性。

(二)生涯咨询中常用的心理测验

与生涯咨询有关的主要是性向、兴趣、人格、价值观、生涯信念以及生涯成熟度等心理测验。

1. 生涯信念测验

这类测验对个体的职业信念、决策风格、职业认同等进行测量,以找到个体适应不良行为、焦虑、对失败的恐惧和职业未决策的原因等。

(1) 生涯信念问卷 CBI(Career Beliefs Inventory, Krumboltz, 1998)测量被试是否具备生涯成功所需的正确信念,协助个体找出生涯决策过程的难处,并从个人与环境的交互关系中寻求弥补的策略。

(2) 生涯思维问卷 CTI(Career Thoughts Inventory, Sampson 等,1996)测量个体不良思维,以及这些思维如何影响个体的生涯决策过程。

2. 能力倾向测验

能力倾向测验,也称性向测验,测量个体的潜在能力,分为特殊能力倾向测验和多重能力倾向测验。以下就是两种多重能力倾向测验。

(1) 区分能力倾向测验 DAT(the Differential Aptitude Test,Bennett 等,1947)有语言推理、数的能力、抽象推理、文书速度与准确度、机械推理、空间关系、拼字、语言使用等八个分测验。

(2) 一般能力倾向测验 GATB(General Aptitude Test Battery,美国劳工就业保障局,1944)是目前应用最广的能力性向测验。包括九种职业能力倾向:一般智力(G)、语言能力(V)、数量计量能力(N)、书写能力(Q)、空间判断力(S)、形状知觉(P)、运动协调(K)、手指灵巧度(F)、手腕灵巧度(M)。

3. 学术成就测验

该测验的目的是对当事人目前的能力水平进行评估,以采取相应的教育干预策略,如帮助学生决定选择大学中的哪个专业,下岗再就业的工人在进入某一职业前,需要哪些教育技术培训等。

4. 兴趣测验

帮助个体明确自己的主观性向,从而能得到最适宜的活动情境并给予最大的能力投入,以及在能力鉴定的基础上甄别可能取得最大效益和成功的活动(职业)。

(1) 斯特朗兴趣量表 SII(Strong Interest Inventory, Strong, 1983)由职业、学校课程、活动、休闲活动、人物类型、活动的偏好和个人特质七部分组成。

(2) 斯特朗—坎贝尔职业兴趣量表 SCII(Strong—Campbell Interest Inventory, Campbell, 1974)包括 6 个 GOT、23 个 BIS、207 个职业量表(共代表 106 种职业)、2 个特殊量表、26 个管理指标,是国外最为流行的职业兴趣测验之一。

（3）库德职业兴趣量表 KOISS（Kuder Occupational Interest Survey Strong，Kuder，1985）把职业兴趣分为 10 种类型：户外、机械、计算、科研、说服、艺术、文学、音乐、服务、文秘。

（4）自我导向探索量表 SDS（The Self Directed Search，Holland，1971）包括四个方面的内容：职业活动、职业能力、职业和能力自评。每个方面的内容都按照霍兰德的人格六种类型：RIASEC 的顺序排列，最后分别得到六种类型的总分，并取最大的三个由大到小的顺序排列形成职业码。

（5）生涯评估问卷 CAI（Career Assessment Inventory，Johansson，1986）有 25 个基本兴趣量表（Basic Interest Scales）和 111 个具体职业量表（Specific Occupational Scales），并提供三个字母的霍兰德职业代码。

5. 人格测验

（1）卡特尔 16 种人格因素测验 16PF（Cattell 16 Personality Factor Questionnaire，Cattell，1983）给出 16 种基本人格特征和 8 种次级人格因素的分数（适应与焦虑、内向与外向、感情用事与安详机警、怯懦与果断、心理健康情况、是否会有成就、适应环境的能力、创造力等）。

（2）梅耶—布里基斯人格特质问卷 MBTI（Myers‐Briggs Type Indicator，Myers 等，1985）从内向—外向、感觉—直觉、思维—情感、判断—知觉四个维度对个体的思维、决策、风格、人格类型进行测量。

6. 价值观测验

目前采用较多的是苏伯（1970）的工作价值观量表 WVI（Work Values Inventory），受测者对 15 种工作价值观根据其认为的重要程度进行排序。除此之外，常用的价值观量表还有价值观量表 VS（Value Scales，Super & Nevill，1985）。

7. 职业成熟度测验

成熟度的概念来自生涯发展理论，其目的是测验个人掌握与其职业发展阶段相适应的职业发展目标的程度。常用的测量工具有生涯发展量表 CDI（Career Development Inventory，Super 等，1988）、成人生涯关注问卷 ACCI（The Adult Career Concerns Inventory，Super 等，1988）、生涯成熟量表 CMI（The Career Maturity Inventory，Crites，1978）等。

8. 生涯决策类测验

奥萨博（Osipow，1976）的生涯决策量表 CDI（Career Decision Scale），由缺乏信心和结构、外在障碍、冲突和个人冲突四个分量表构成。琼斯—钱纳里（Jones & Chenery，1980）的职业决策量表 VDS（The Vocational Decision Scale）从生涯决策程度、对决策满意度和生涯未定向的原因三个维度来对生涯决策状态进行测量。

（三）使用心理测验应注意的事项

实施心理测验的过程中应小心谨慎，对心理测验的使用或解释不当，会产生误用或滥用的后果。咨询者应先倾听当事人的需要，而不是急于对当事人做心理测验。

除了遵守在施测过程要遵循测验的一般要求外，在结果的解释方面，不能只是提供孤零零的数值，还要防止受测者对测验分数的误解。否则报道测验结果会成为受测者进一步探索的阻碍。比较好的方式是问以下的问题：什么领域（或技能、兴趣、人格等）比你预想的分数要低？什么领域你很好奇却可能永远没有探索的机会？有没有什么时候你希望自己的性格不是这样的？另外，在解释结果时要强调测验只反映了受测者表现出来的技能和兴趣，以鼓励受测者对自我的未知领域作进一步探索。

杰克逊（Jackson，1996）提出心理测验中应注意的四个方面。

第一，主试的资格和专业守则。

第二，心理测验的跨文化使用。

第三，从工作编配到潜能扩展：过去心理测验用来判定被试的特质，以适应相应的工作职业。今天，测验用来协助被试探索自身潜能态度和技巧。

第四，社会文化背景：不同学派都认为社会文化背景对人的生涯发展有很大影响，所以心理测验的评估应考虑社会文化因素。

第三节 生涯咨询的实施

一、生涯咨询的实施

生涯咨询是由专业生涯咨询人员实施的，协助当事人克服与生涯准备、生涯探索、生涯决策以及工作适应等有关的困难和问题，克服与工作生涯有关的情绪与认知上的障碍，帮助当事人达成工作角色与各种生活角色之间的和谐融洽，以增进个体生涯发展与生活适应的咨询活动。

（一）生涯咨询师的功能和角色

咨询是一个陪伴当事人成长、协助当事人思考抉择的历程。生涯咨询是一种关系，是咨询技巧的运用，强调自助、重视选择，也是一种历程和心理上的协助。其目的是希望当事人能成为好的选择者，为自己的幸福和快乐做最好的选择，并负起最后的责任。

1. 生涯咨询师的角色和应持的观念

生涯咨询师应被视为促进者（facilitators）、教育者（educators）、指导者（mentors）和教练（coaches），帮助当事人经由计划而获得新的"技能、兴趣、信念、价值、工作习惯和个人品质"[1]。

克伦伯茨（Krumboltz，1996）指出生涯咨询师应有以下四个观念。

第一，生涯决策不能只根据当前已有的特性，因为个体需要充分发展其能力和兴趣。

第二，个体需要为不断变化的职业任务做好准备，而不是假定职业是稳定不变的。

第三，个体需要被赋予行动的力量，而不仅仅是给予他们一个诊断。

第四，生涯咨询师需要应对当事人的各种生涯问题，而不仅仅是职业选择。

2. 生涯咨询师的职责

生涯咨询师主要是帮助当事人积极地面对不确定性，以及接受未来的未知挑战[2]，做未来

---

[1] Krumboltz, J. D., *A Learning Theory of Career Counseling*. In M. L. Savickas & W. B. Walsh (Eds.), Handbook of Career Counseling Theory and Practice (pp. 61). Palo Alto, CA: Davies-Black.

[2] Zunker, V. G., *Career Counseling Applied Concepts of Life Planning*. California: Wadsworth. p543.

的准备,管理生涯变化,保持生涯平衡及保证工作安全感。

生涯咨询师主要有以下几方面的职责(Pelsma 等,2002)。

第一,帮助当事人进行价值观的澄清。

第二,引导当事人深入探索自我的各个部分。

第三,尝试给予当事人澄清、确定自我的机会。

第四,借助适当的评量工具,将能力、兴趣与性格、价值连结,配合当事人的背景与心理需求,以及有关的训练或各种相关的咨询活动,教导求职者做决定的技巧。

3. 生涯咨询师的主要工作内容

生涯咨询强调以下几方面的主题(Herr & Cramer,1996):决策能力的培养;自我观念的发展;个人价值观的发展;自由选择的机会;重视个别差异;对外界变化的因应。

具体而言,生涯咨询师的工作内容包括:协助当事人澄清职业与生活目标;实施测验并解释结果以评估个体的兴趣、能力等,并根据测验结果来对当事人的生涯选择进行评估;为当事人安排有关生涯的练习,促进其生涯探索;利用职涯计划系统及职业讯息系统协助个体更了解工作世界;提供机会促进生涯决策技巧;评估发展中个别性的职涯计划;教导谋职的策略及技巧;练习人际关系技巧,协助解决工作上个人潜在性的冲突;帮助个体了解工作及其他生活角色的整合性;处理当事人因工作压力、失业及生涯转换而产生的情绪问题。

(二)生涯问题的诊断

正确的诊断才能做到对症下药,才能针对当事人的需求提供有效的帮助。在心理咨询的框架里,问题的概念化(case conceptualization),即如何判断当事人所面临的问题是必不可少的咨询技巧。生涯咨询为了符合当事人的需要,取得咨询效果,有必要对当事人的生涯发展问题进行诊断分类(Gati,1996),以准确评估、定位当事人的生涯问题。

除了生涯咨询是否隶属于心理咨询引起一些讨论之外,个人问题与生涯问题之间的关系和区别也逐渐受到重视(Betz & Corning,1993;Krumboltz,1993),如在会谈过程中往往会发现当事人的生涯发展问题其实反映了个人特质、个人应对方式等其他问题。苏伯(1993)认为个人问题与生涯问题是一个连续体的两端,两者之间并非相互独立,他的理论在生涯诊断上也有所反映。

1. 诊断系统建立的原则

鲍丁(E. S. Bordin,1946)认为诊断系统的建立有三个重要原则:第一个原则是各类别内的问题具备的共同特性必须清楚、有意义,同一类别底下的问题究竟有哪些共同特性,咨询师能根据这些特性了解个案究竟是遇到什么困难,并判断个案所遭遇的问题是属于哪一类;第二个原则是分类的标准,各类别之间应尽可能互相独立;第三个原则是配合咨询实践,咨询师应该能根据各类问题提出相应可行的咨询方案。

2. 生涯问题的诊断模式

荣德和廷斯利(Rounds & Tinsley,1984)在讨论职业问题的诊断方式时,把分类系统归纳为三种模式:描述性的、心理动力性的以及发展性的模式。

(1)描述性的生涯问题诊断模式。

威廉姆森曾提出四种类型的职业问题：不确定的职业选择，没有做任何职业选择，个人的职业兴趣及性向冲突或不一致、不明智的选择等。

坎贝儿和切利尼（Campbell & Cellini，1981）提出的诊断系统中包括了四类生涯问题：职业决策问题、完成个体生涯计划方面的问题、在组织中的表现问题以及工作适应问题。如其中第一类有关职业决策的问题中，包括了：不知如何开始做决定、不知如何搜集资料、不知如何推论更多的选择并进一步做出评估以做出一个合理的选择，以及不知如何拟定一个计划并实施决策。

这些诊断系统协助咨询师了解当事人遇到的生涯问题，但一般采用综合性的生涯咨询策略，如鼓励当事人认识自己、认识工作世界，或者指导当事人的决策技巧。

（2）心理动力的生涯问题诊断模式。

心理动力主要涉及个人心理上的动机、需要、焦虑等，咨询师要从观察、会谈、人格测验等方面来探究问题的症结，并协助当事人觉察问题的根本（邱美华，董华欣，2000）。鲍丁（1946）提出生涯问题的五个类别是：缺乏独立判断、解决问题的能力；欠缺可供参考的数据而感到困扰；自我观念不协调或自我观念与环境（如他人期望）产生冲突；遭遇各种选择上的冲突时产生情绪的焦虑或挫折；需要确定其所做的选择是否正确。

（3）发展性的生涯问题诊断模式。

上述两种诊断模式着眼在问题的内容上，就适切性及问题的原因再深入研究，然而二者未包括问题形成的过程，并假设当事人已成熟，其特质已发展至稳定状态。[1]

苏伯和克里茨提出了生涯成熟评估模式，其架构可用来说明当事人在生涯发展过程中所遭遇的困难。如苏伯（1974）提出六大类的生涯发展问题，分别为职业选择取向、资料的搜集及计划、职业偏好的一致性、个人特质的具体化、职业独立性以及职业偏好智慧等。克里茨（1981）的生涯成熟包括四个维度，分别为职业选择一致性、职业选择现实性、职业选择的能力以及职业选择的态度等；在职业选择现实性中包括所选择职业与自己在兴趣、能力、人格特质及社会阶层的符合情形等；职业选择的能力包括个人在自我评估、数据搜集、目标设定、计划及问题解决等五个方面的能力。苏伯和克里茨的生涯成熟评估模式既可视为对个体的职业成熟情况的评估，也可用来诊断个体在生涯发展过程中所遭遇的问题，如当事人的能力有不足，是缺乏哪方面的能力；所选择职业与自己的兴趣不相符，还是和个人特质不符合等。

3. 萨维克斯的生涯诊断整合模式

萨维克斯（Savickas，1996）[2]提出了生涯问题诊断与策略整合模式，尝试从多种维度和整个生涯发展历程，对个体的生涯信念、生涯成熟、自我概念、决策类型等心理特质作深入的评估，并针对每一类生涯问题，提供相应的理论和测量工具以及干预技术。

这一整合模式中包括相互融合的两个诊断模型。第一个诊断模型首先把当事人的生涯

① 邱美华、董华欣著：《生涯发展与辅导》，（台湾）心理出版社有限公司，1997年版，第135页。
② Savickas, M. L., *A Framework for Linking Career Theory and Practice*. In M. L. Savickas & W. B. Walsh. (Eds.). Handbook of Career Counseling Theory and Practice (pp. 191-208). Palo Alto, CA: Davies-Black.

问题分为两类：人际间领域（interpersonal domain）和个人内在领域（intrapersonal domain）。属于人际间的生涯问题主要来自和工作环境的关系以及和他人的互动，具体的生涯服务包括生涯指导（career guidance）、生涯安置（career placement）和生涯教育（career education）。属于个人内在领域的生涯问题主要指在生涯发展过程中，个人在感受、情绪、情感和认知等方面存在不适应。这一领域关注当事人的内在心理过程，咨询师需要理解和感受当事人的心理反应。相应的生涯服务内容有生涯咨询（career counseling）、生涯发展（career development）和生涯调适（career adjustment）。具体见表 10-1。

表 10-1　萨维克斯的综合诊断模型一

	生涯服务领域	生涯问题	咨询的目标
人际间领域	生涯辅导	当事人希望开始一份新工作	帮助当事人澄清自我概念和把已澄清了的自我概念同工作进行有效匹配
	生涯安置	当事人如何得到新职位？	帮助当事人在做出职业选择后，使当事人做好准备，以取得该职位
	生涯教育	当事人表现出了不成熟的生涯态度和缺乏生涯竞争力	鼓励当事人的自我管理态度和促使其对未来生涯的考虑。帮助当事人做好接受职业教育和做出职业选择的准备。当当事人面临环境压力时，促使他们寻求生涯服务
个体内在领域	生涯咨询	当事人自我概念模糊，缺乏意义感	帮助当事人探索自我概念、人生意义和自己的认知特点，促进当事人的自我反思和正确认知，并帮助其提高生涯决策技巧
	生涯发展	当事人如何处理日常生活和生涯任务？	帮助当事人应对和适应工作背景下的多重生活角色。加强其对生涯任务的觉察，培养完成生涯任务的技能
	生涯调适	当事人如何适应不利环境？	增强个体的灵活性、适应性技能和顺应力

第二个模型是具体的生涯问题分类。根据这个模型，咨询师要从当事人的表述中识别出实际的生涯困境，以及背后隐含的生涯问题，具体见表 10-2。

表 10-2　萨维克斯的综合诊断模型二

	生涯服务领域	生涯困境	生涯问题	当事人的问题表述
人际间领域	生涯辅导	缺乏信息	做职业选择	我该选择什么职业？
	生涯安置	缺乏技能	开始一个职业	我怎样能得到那个职位？
	生涯教育	缺乏经验	生涯发展	为什么要有职业？为什么要工作？
个体内在领域	生涯咨询	自我实现	自我概念	我在这个职业中究竟是谁？
	生涯发展	缺乏自我觉察	管理和处理问题	我该期待些什么？
	生涯调适	外在和内心冲突	适应	是什么阻碍了我的职业生涯发展？

在生涯咨询中，咨询师根据以上两个模型对当事人的生涯问题进行诊断，并运用测量等手段来收集相关数据，以确定当事人可能会有的特定困难。萨维克斯针对每一类生涯问题提出了对应的咨询理论、方法和工具。具体见表 10-3。

表 10 - 3　萨维克斯综合诊断模型的理论、方法和工具

	生涯服务领域	生涯问题	相应的生涯理论	技术和测量工具
人际间领域	生涯辅导	做职业选择	特质因素论、霍兰德的类型论、罗奎斯特等的工作调适论	自我导向探索量表 SDS、库德职业兴趣量表 KOIS、斯特朗兴趣量表 SII 等
	生涯安置	开始一个职业	涉及的理论较少，但有一些实际的干预如技能培训、寻找机会、面试技能、自我表达行为训练等	提高当事人的自我效能、找工作技能，并帮助当事人建立社会支持系统
	生涯教育	生涯发展	生涯发展理论	生涯发展问卷 CDI、生涯成熟度问卷 CMI 等
个体内在领域	生涯咨询	自我概念	认知和社会学习理论、计划性偶发理论等，使用个人建构、传记、诠释、叙事等方法进行生涯风格评估	形容词检核表、卡片排序、凯利方格技术等。生涯思维问卷 CTI
	生涯发展	管理和处理问题	生涯发展理论	成人生涯关注问卷 ACCI、休闲工作探索量表 LSI
	生涯调适	适应	罗奎斯特—戴维斯的工作调适论、赫申松（Hershenson）的工作适应模型	明尼苏达重要性量表 MIQ、价值观量表 VS、生活价值观问卷 LVI、生涯转换量表 CTI、职业压力问卷 OSI 等

（三）生涯咨询的过程

生涯咨询是一种动力的过程，也是咨询师和当事人互动沟通的过程。邱美华等将生涯咨询的过程分为五个阶段：建立关系、资料收集和分析、寻找可能答案、方案的执行、评估结果和结案（邱美华，董华欣，2000）[①]。

甘尼斯（Gunnings，1976）提出生涯咨询包括七个步骤，分别如下。

第一，发现问题。

第二，探索问题发生的原因：自我概念或环境等。

第三，讨论问题解决策略和技术。

第四，选择解决策略与技术。

第五，订立长期及短期计划以完成策略。

第六，评估问题解决过程的影响。

第七，使当事人能将问题解决模式运用到其他问题上。

席尔和欧柏瑞斯（Hill & O'Brien's，1999）的生涯咨询三阶段模式包括[②]：探索阶段（exploration stage）、领悟阶段（insight stage）和行动阶段（action stage）。其中，探索阶段的任务是建立咨询关系，鼓励当事人自我暴露，帮助当事人探索想法和情绪，唤起情绪，收集当事人的信息。领悟阶段中，咨询师会采用对质等技术，引导当事人发现其不合理信念、不适应的应

[①]　邱美华、董华欣著：《生涯发展与辅导》，（台湾）心理出版社有限公司，1997 年版，第 184—189 页。

[②]　Hill，C. E. & O'Brien，K. M.，*Helping Skills：Facilitating Exploration，Insight and Action.* Washington，DC：American Psychological Association.

对模式,并帮助当事人探索其个人事项(personal issues),识别和澄清当前的关注,对当前问题进行评价,以提升当事人对自我的觉察。在行动阶段,咨询师需要促使当事人做出决策,探索改变的含义,探究这种改变对当事人生活的意义。

综合上述对生涯咨询过程的论述,我们提出以下生涯咨询的流程:

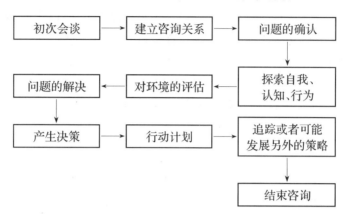

图 10-5　生涯咨询流程图

(四) 生涯咨询的要素

葛得菲尔德和帕得威尔(Goldfried & Padawer)曾提出各种心理治疗中存在的五条共同的原理,来说明是什么导致了来访者的改变。它们是:来访者对治疗会有助益的期望;治疗关系;对个人自己和世界获得一种外来的视角(意即来访者从咨询者或其他人那里了解到别人是怎样看待他和这个世界的);矫正经验;不断地进行现实检验。

生涯咨询通常能够取得相应的效果,除了上述在心理咨询中产生效用的共同原理外,是否有其他生涯咨询中所独有的因素产生了作用,这方面的研究较少。部分原因是要探究生涯咨询中有哪些共同要素,难度比较大,如心理测量在心理咨询中通常并不被认为是导致当事人改变的要素,但在生涯咨询中却有着重要作用(Walsh,2003)。

郝普乐(Heppner)等认为可以从生涯咨询的过程变量来研究其中的共同要素(Heppner等,2003)。在这一研究思路下,温斯顿(Whiston)等使用描述和观察的方法,对柏茨(Betz)、布拉斯腾(Blustein)、菲奥德(Fouad)、哈蒙(Harmon)、赫尔(Herr)、克伦伯茨、兰特等12位生涯咨询师的咨询个案进行研究,从其理论取向、经历的生涯咨询阶段、评估方法、干预技术等方面进行研究,试图找出生涯咨询中共同的因素。苏伯(1993)对有效能的咨询师的定义中,认为有效能的咨询师应该能弹性地转换生涯咨询和个人咨询的视野,把心理咨询的理论和技术纳入生涯咨询过程中。温斯顿等的研究支持了苏伯的观点,其研究结果发现,12位生涯咨询师:

(1) 均使用了一般心理咨询的基本技术或助人技术,如建立良好的咨询关系。

(2) 咨询过程经历了席尔和欧柏瑞斯提出的咨询三阶段。

(3) 理论取向分别是苏伯的生涯发展理论、霍兰德的类型论、社会认知生涯理论、特质因素论、整合论和其他。

(4) 均做了兴趣、能力、价值观、人格等的量表或质化评估。

（5）均使用探索取向的干预方式（exploration - oriented interventions）对当事人进行了生涯议题的探索。

（6）关注家庭和社会因素，以及这些因素对当事人的影响。

布朗和克兰恩（Brown & Krane，2000）①对一系列元分析研究的结果表明：生涯干预中有五个有效成分：让当事人用写日记、记事等方式来澄清生涯和生活目标；对当事人的自我生涯评估信息、生涯规划活动和生涯决策策略进行直接和个性化的解释和反馈，如告知测验结果等；给予最新的实用的生涯和职业信息；给当事人提供榜样，这些榜样有着有效的生涯行为；帮助当事人建立社会支持系统。布朗和克兰恩还发现：这些成分的综合使用会产生更好的咨询效果，工作同盟（working alliance）在五个成分中不可缺少且相当重要。

二、学校中的生涯咨询

学校生涯咨询是由掌握一定专业方法和技能的专业人员，以学生为服务对象、在学校环境中进行的以促进学生生涯发展为目标的教育、辅导和咨询活动。

（一）学校生涯咨询的目标

根据苏伯的生涯发展观，生涯的辅导和教育应贯穿人的一生。他的生涯成熟度（career maturity）概念提示：个体的生涯发展经历探索（exploration）、立业（establishment）、维持（maintenance）与脱离（disengagement）四个阶段，每一阶段各有其相应的职业发展任务，适当地完成人生各阶段的生涯发展任务，即为"生涯成熟"的表现（龙立荣，2000）②。青少年处于生涯探索期，其生涯成熟标准如下。

职业选择的定向性：个人能关心未来的职业选择问题；

职业的资讯和规划：对个人所偏好的职业能收集相关的资讯，并做计划；

职业偏好的一致性：个人对所偏好的职业具有持续的一致性；

个人特质的具体化：个人的自我概念更为具体明确；

职业选择的独立性：个人可以依据自己的意愿做出职业选择；

职业偏好上的智慧：个人选择、能力、活动、兴趣之间具有联系。

青少年期的这六个生涯成熟度条件，为学校的生涯咨询实践提供了目标：学校的生涯辅导应促进学生的生涯成熟，具体的策略有生涯探索、生涯决策、生涯规划和生涯准备等。

赫尔提出学校生涯辅导的目标是：

知道个人目标的成就与其积极的工作及学习态度是有密切关系的；

借由升学或就业的准备，以了解生涯计划的过程，并体会出改变是个人成熟及因应社会需求的结果；

觉察到完成未来的生涯目标之前应完成某一程度的教育训练；

① Brown, S. D., & Krane, N. E. R.. *Four (or Five) Sessions and a Cloud of Dust: Old Assumptions and New Observations about Career Counseling*. In S. B. Brown & R. W. Lent (Eds.), *Handbook of Counseling Psychology* (3rd ed., pp. 740 - 766). New York: John Wiley.

② 龙立荣、方俐洛、凌文辁：《职业成熟度研究进展》，《心理科学》，2000 年第 5 期。

了解到个人兴趣、价值观念、成就及能力对未来职业选择的影响;

知道非传统性职业可以扩展自己的生涯选择机会,同时也了解一位雇主对其员工的期望;

学习由配合自己兴趣的娱乐活动中满足自己的需求;

了解追求一份工作的个人应具备的资格;

了解就业信息,并知道如何申请一份工作;

知道社区中有哪些训练可以增进自己的就业机会;

了解目前所学科目与将来就业或继续升学之间的关系;

知道未来在升学或就业方面有哪些选择并知道如何做准备;

了解从事非传统性职业可能要面临的挑战、适应及收获;

了解就业市场的发展趋势;

了解影响个人工作表现及成就的因素。

学校的生涯辅导目标会由于学生所处的阶段不同而有不同的要求。但总的来说,有以下四个方面:(1)了解自己的兴趣、能力和价值观,形成正确的自我概念。(2)了解社会上的各种职业,在实际接触中理解教育与职业的关系。(3)对自己负责,培养生涯抉择的意识。(4)学习生涯决策的一些技巧,能初步学会生涯规划和生涯决策。

(二)学校生涯咨询的方式和具体策略

1. 学校生涯咨询的实施方式

学校生涯咨询的实施方式有生涯课程、个别咨询、团体咨询、工作坊、测量工具的使用、计算机辅导系统等。

(1)生涯课程。通过结构式的课程安排向学生介绍生涯知识,让学生有机会对自己的现在及未来做更多的探索。

(2)个别咨询。咨询师针对当事人问题作一对一互动,如协助一个人了解他的个人特质、协助一个人解除做决定的焦虑,以及协助一个人探索与自己兴趣相关的工作领域等等。

(3)团体咨询。生涯团体咨询是指运用团体咨询的关系,经由结构化的活动设计,在团体领导者的催化引导下,通过团体成员的互动而达成特定的生涯目标,如协助成员建立适当的职业自我概念,处理有关自我和工作世界的信息,以便有效决策、计划、实行以达成个人生涯发展任务的生涯咨询形式。根据生涯团体咨询的目的,可以把团体分为生涯资讯传播团体、生涯教育和练习团体、生涯探索和自我成长团体、具治疗效果的团体等。

(4)主题工作坊。以某一生涯主题为主,如自我探索、职业数据的收集与使用,以及决定技巧的学习等,所花费的时间大约为1—3天。

(5)测量工具。通过能力、性向、兴趣、价值观以及人格特质的测验,促进学生自我了解。

(6)计算机辅导系统。计算机辅导系统的功能除了提供职业信息外,重要的部分应当是协助个人对自我做客观的评估,学生希望得到针对个人特质提供的职业信息。美国教育考试服务中心(ETS)开发的 SIGI PLUS 信息系统和美国大学考试中心(ACT)的 DISCOVER 系统为学生提供升学与就业指导测验,以及大量的、多方面的信息资料和规划、决策内容,帮助学生正确认识自己,做出适合自己发展的选择。

2. 学校生涯咨询的实施策略[①]

让学生比较过去及现代劳动力市场的变化,可参考祖父母一代的职业与父母一代的职业差别,观察时代变迁中职业结构的变化,以及讨论新兴行业等。

学生分组讨论他们所认为最具生产力的行业。

学生列出各种各类的职业活动,区分哪些职业活动需要和人打交道,哪些不需要。

学生阅读传记和观看电影,分析其中角色的生涯发展过程。

模拟不同的职业情境,由学生进行角色扮演。

分组讨论,发展出一个生涯发展的蓝图,在蓝图中勾画出达成这些目标所应完成的学历。

指导学生参加社团活动和其他相关的课外活动。

举行以某一生涯主题为主的征文或漫画比赛。

生涯团体探索活动。

为学生提供职业或升学信息。

学生访问一两位已经毕业的校友,询问他们所就读科系的情形或工作环境的情形。

学生寒暑假社会实践和实习。

参观了解某些大学或某些工作场所的情况。

以座谈方式邀请毕业校友或不同领域的代表人物与学生交换意见。

家长学生沟通会,让家长了解学生的身心发展及生涯发展方面的课题,并指导家长与子女沟通的技巧。

参观并认识社区中的各行各业。

邀请社区中的知名人物演讲或座谈会。

提供学生足够的社区讯息,让他们能参与社区中的相关活动,如民俗表演、特殊技艺的训练甚至义工的训练活动等。

(三)学生常见的生涯问题

青少年处于苏伯生涯发展阶段的探索期,大中专学生所面临的生涯选择有专业方向和职业的选择等。学生即将从学校毕业,踏入工作世界,即到达了转换阶段(transitional stage),此时需要选择具体特定的职业或生涯。有学者(Mauer & Gysbers,1990)[②]曾对 3600 名大学生的生涯问题进行了调查,结果发现:大学生的生涯困境主要表现在四个方面:一是没有做出职业选择,不了解职业探索的过程,从而导致焦虑;二是对某一特定职业不确定;三是在自我评估方面,不了解自己的主要优势和劣势;四是缺乏职业信息。此外,学生面临的生涯问题多数和选择以及行动有关。以下谈谈学校中对生涯未定向的生涯咨询实施。

1. 生涯未定向的诊断

布朗和布鲁克斯(Brown & Brooks)[③]认为广泛的生涯难题,包括生涯不确定和未定向、工

---

① 田秀兰:《青少年生涯发展中的重要议题及辅导策略》,《中等教育》,2001 年第 5 期。

② Mauer, E. B. & Gysbers, N. C. *Identifying Career Concerns of Entering University Freshmen Using my Vocational Situation*. The Career Development Ouarterly, 39, 2, 155–165.

③ Brown, D. & Brooks, L., *Career Counseling Techniques*. Boston: Allyn & Bacon.

作表现、压力和适应、个人和工作环境的不适配、生活角色统整困难等。青少年期面临的主要问题是生涯决定或称生涯未定向（career undecidness）。葛拉那和格林豪斯（Callana & Greenhaus，1990）认为生涯未定向的状态是指无法确定职业目标，或者虽然确定目标但仍存在不确定的感觉。

坎贝儿和切利尼（Campbell & Cellini，1981）①提出生涯未定向的诊断分类：

一是在决策的开始，没有觉察到做生涯决策的需求，不知道做生涯决策的过程，逃避承担生涯决策的责任。

二是在收集信息方面，因信息不充分、不一致、过多而困惑，不了解如何收集信息，信息和自我概念不一致导致冲突。

三是在产生、评估、选择替代方案方面，无法在多种可能性中做出选择，由于个人条件所限导致选择狭窄、害怕失败以及社会不赞许或承诺的焦虑而无法做出决策，选择不合现实。

四是在形成计划并执行决策方面，不了解形成计划的步骤，不愿意或没有能力获得必要的信息以形成计划。

2. 生涯未定向的解释和咨询策略

特质因素论观点认为个体对自我和职业环境缺乏充分的认识与了解，以及缺乏解决自我和环境之间的冲突的经验，造成生涯未定向。生涯咨询中对个人了解必须由面谈资料、测验结果及学校记录来进行。如第一次面谈必须了解当事人的生涯决策问题及提供有关资料，并在会谈中完成测验；第二次则是测验解释及一般概念的澄清；第三次为生涯选择。

心理动力论认为在选择的过程中，每个人早期经验所形成的适应体系、需要等人格结构，是最重要的心理动力来源。威廉姆森（Williamson，1939）提出生涯未定向的四种原因，分别是：对缺乏能力的恐惧，对无法取悦父母或亲友的恐惧，对失败的恐惧，以及情绪的不稳定。鲍丁（Bordin，1946）则归纳出依赖、缺乏信息、自我冲突、选择焦虑、缺乏保证五类。持该观点的咨询师关注较多的是导致未定向的心理困扰，尤其是"冲突"和"焦虑"。

生涯发展论认为生涯未定向是生涯发展历程的一个正常阶段，苏伯认为有问题的自我概念，包括低度自我肯定或自我效能、不明确或冲突的自我概念、非现实或过于简化的自我概念等，均会造成生涯未定向。咨询中通过探索工作世界、澄清真实和理想自我、发展人格特质间的和谐关系、建立自我效能感，都会促进个体的生涯成熟，做出适切的生涯选择。

认知论认为非理性的信念是导致生涯决策困难的主要原因，因此在辅导咨询中，应首先辨别学生的信念系统，找到阻碍做出生涯选择的不适应的或功能不良的思维，再以理情方法等予以反驳，以建立利于生涯发展的理念。

3. 生涯未定向的具体咨询技术

当事人的价值观、人格、决策能力等都会影响决策。因此，在生涯决策咨询中，有必要根据当事人的问题和需要，选择采用一些咨询技术。

---

① Campbell，R. E. & Cellini，J. V. *A Diagnostic Taxonomy of Adult Career Problems*. Journal of Vocational Behavior，19，175 - 190.

（1）生涯幻游（guided fantasy）。如荣誉庆典的幻想、10年后典型的一天、退休仪式上的演讲等，使用生涯幻游技术能够帮助当事人探索不同的可能性，体验生涯选择的结果，澄清自我的兴趣、能力、价值观等。

（2）角色扮演（role play）。主要目的是澄清当事人自己的感受。

（3）家庭职业树（occupational family tree）。家庭以及家庭成员所从事的职业会影响个人的生涯决策。以图画形式让当事人把家庭对自己的影响表达出来。

（4）价值澄清（value clarification）。

（5）认知重组（cognitive reconstruction）。对职业的不合理认知会影响当事人对学业和职业的选择，使当事人产生生涯决策困难。可使用理性—情绪疗法的技术来发现当事人的不合理、不适当的认知观念，并协助其改变其认知结构。

（6）自我评估（self‐assessment）。自我评估是提供给当事人一些纸质资料，协助当事人做一系列自我评估，以做出生涯决策。具体有24小时日记、兴趣量表、生活风格图、价值分析等。

三、组织中的生涯咨询

个体的早期生涯发展主要是社会化过程，传统上的生涯咨询主要在帮助当事人做第一次职业选择，对职后成人的生涯改变关注较少。近年来，伴随着成年人的职业、生活模式的巨大变化，对入职后的职业发展研究尤其是职业中期和后期的心理性发展研究更为引人注目，从生涯咨询的角度来看，职业发展中后期可能会有真正的心理成长，但抑郁、停滞以及中年职业危机（mid-career crisis）等情感性体验也发生在该时期。

组织中的员工经常会感受到源自工作、上级、组织等的职业压力，如令人不愉快的工作环境、过长的工作时间、工作重复单调乏味、超负荷、轮班影响身体机能，上级的工作要求不清晰，没有自主权，生涯角色模糊，工作缺乏安全感，员工之间、员工和管理者间不断升温的压力感，非人性化的组织结构和组织政策等。

组织员工所面临的问题包罗万象，但仍不超出一般成人在生涯阶段所会面临到的状况[1]：(1)个人的态度与价值；(2)家庭与婚姻问题与调适；(3)人际关系问题与调适；(4)生涯危机问题与调适；(5)自我实现需求；(6)压力问题与调适；(7)学习问题与调适；(8)感情问题与调适。

这个阶段的生涯咨询主要目标在帮助当事人识别生涯发展中实际的障碍（如缺乏成长、成长缓慢、组织衰落等）和感受到的障碍（角色混乱、不正确的职业认同、职业成功和职业发展方向不清晰等），应对职业压力，寻求生涯发展。

奥萨博（Osipow，1983）提出职后的生涯咨询目标是：帮助当事人识别组织和工作中生涯发展的障碍；找到较为适合的工作风格；应对和工作有关的压力；应对多重生涯角色带来的困扰和问题；应对工作变化带来的不适应；处理工作中的人际关系问题；应对家庭和工作的冲突；应对健康问题；为退休做好心理准备。

---

[1]　郑意儒：《心理咨商人员能替企业分忧解劳吗——探讨企业咨商》，《资讯社会研究》，2005年第3期。

组织实施生涯咨询的形式主要有以下三种(朱承平,1996):公司内部设立咨询辅导机构和专业咨询人员;委托外部专业机构进行员工生涯咨询;生涯辅导团体活动。

思考与练习

1. 简述生涯咨询和一般心理咨询的关系。

2. 简述生涯咨询的发展历史。

3. 简述主要的生涯理论及其辅导策略。

4. 简述生涯问题的诊断模式。

5. 学校生涯咨询的目标和实施方式有哪些?

第十一章 危机干预与自杀预防

　　危机是人们重要生活目标受挫时所经受的心理失衡、无法主宰自己生活的状态,也是许多人在生活中都可能经历的生存状态。如果当事人不能有效地应付,危机就有可能导致个体严重的精神病态,甚至会导致自杀、自残、伤害他人的悲剧性后果。故自杀是危机极端严重的表现。我们之所以要重视危机干预与自杀预防工作,从消极方面说,是因为这一工作可以防止和尽可能减少危机和自杀给个人与社会带来的极大混乱和破坏;从积极方面说,是可以帮助当事人利用这一特殊机会促进个人成长和自我实现。由于危机和自杀的发生总是遗传的、生物的、心理的、社会的、环境和境遇的多种因素交互作用的结果,故危机干预与自杀预防也需要当事人、家属、同事、精神科医护人员、心理咨询人员、社会工作者及各种社会机构的共同配合才能完成。其中,心理咨询工作发挥着独特的作用。本章的内容集中以下几个方面:危机的性质与表现,作为一种特殊心理助人形式的危机干预的特点,危机干预的过程、策略和技术;自杀现象及其相关因素的分析,自杀预防的策略与措施,自杀干预、后干预的内容与方法。

第一节　危机及其干预

一、危机的特点

　　危机是个人面对某种困难的境遇,运用自己的资源与应对机制无法解决问题时,在一段时间内所出现的混乱与解体状态。理解"危机"这一概念时应注意以下几点:(1)危机是由破坏性的境遇带来的心理上的震惊、恐惧、无能为力的主观状态,而不是指破坏性的境遇本身。(2)危机对个人生活有较严重的干扰,会引起个人生活的迷惑、混乱、失衡、解体。此时仅仅依靠个人资源与应对方式不能使自己调整到正常状态,需要借用额外的资源(专业的或非专业的咨询、帮助)才能解决问题。(3)危机的成因、表现与后果是复杂多样的。危机的症状就像一张网,个人和环境的所有方面都会相互交织在一起。一旦危机出现,当事人就会有许多问题需要干预,往往缺乏快速解决问题的万能方略。(4)危机有一定的时限性。大多数危机时间较短,最多不过几周时间,以后,主观不适的感觉会减轻。(5)危机既是危险,也是机会。危机期间的严重焦虑和痛苦为个人成长和改变提供了动力。战胜危机的过程能使人获得应付压力的经验,变得更加成熟。

　　处于危机状态中的个体存在着认知、情感、行为等多方面的功能失调,重要生活目标受到挫折,生活周期紊乱,应付压力的机制遭到破坏。认知上,不能集中注意力,沉湎于对危机事件的沉思,因强迫性思维、过度怀疑而丧失了做决定和解决问题的能力。情绪上,负性情绪反应与环境的威胁程度明显的不协调,极度愤怒、恐惧、悲伤、冷漠、沮丧。行为上,个人会失去能动性与主动性,或出现针对目标的冲动行为,或出现无目标的随机行为,或出现对不利情境的极力逃避行为,处于一种无能为力状态。危机使得个人不能有意识地主宰自己生活,严重的可导致精神病态、伤害他人和自己,甚至会酿成杀人或自杀的悲剧。

危机有不同的类型表现。有人将危机分为成熟性危机和意外的危机,前者指人在生长发育的生命周期中可能出现的危机;后者指亲人死亡、不治之症或自然灾害等引发的危机。有人将危机分为一次性的短暂的危机和慢性的转换性危机。所谓转换性的危机是指危机事件发生数周后,主观不适的感觉虽然有所减轻,个体也能够维持最低限度的功能水平,但由于危机事件没有得到认识和化解,只是被压抑在意识之外,以后新的刺激又会反复地将个体拉回到危机状态中。

布拉默(Brammer)按危机来源将危机分为发展性危机、境遇性危机和存在性危机。[①] 发展性危机指在正常成长过程中,急剧的变化所导致的异常反应。儿童青少年在成长过程中,要经历一系列阶段,处理一系列人生主题而逐渐走向成熟。在这一过程中,个人如果缺乏有关知识和技能,缺少社会支持系统,或缺少一定的物质条件和机遇,就往往不能度过一个个人生转折,从而产生发展性危机。大学毕业、初为人父(母)、中年生活改变、退休等都可能导致发展性危机。境遇性危机是指个人面临着无法预测和控制的超常事件时出现的危机,这些事件通常是随机的、突然的,具有灾难性和震撼性的,如各种自然灾害或人为灾难,遭强暴、受性虐待、失业、失学、亲人死亡、身患不治之症等。存在性危机指伴随着重要的人生问题,如关于人生目的、人生价值、责任、独立性、自由与承诺等问题上的困惑而出现的内部的冲突与焦虑,这种危机可能是基于现实的,也可能基于个人的主观感觉。危机的一种类型是在重大创伤后相对长的一段时间内反复出现的痛苦折磨、心理功能紊乱,称为创伤后应激障碍。

青少年的危机来源同样是多种多样的。首先是发展性危机;其次是由亲人去世、父母离异、交通事故致伤致残、升学无望、遭受暴力伤害、受到严重羞辱、身患重病、恋爱受挫等带来的境遇性危机;此外,也有人生意义迷失造成的存在性危机。

由于处理方式不同,危机可以有不同的后果:(1)在他人的帮助下有效地应付危机,当事人逐渐恢复到危机前的平衡状态,能够利用正常的应付机制和社会资源处理问题。(2)在理想的状态下,当事人成功地应付了危机,且达到了比危机前更高的功能水平,从战胜危机中获得了新的经验,产生了积极的变化,变得更为强大。(3)当事人虽然度过了危机,但并没有真正解决问题,今后危机还会反复出现,干扰人的生活适应。(4)经不住强烈的刺激而自残自杀。(5)未能度过危机而出现各种心理障碍。

二、危机干预的特点

危机干预是一种特殊的心理助人方式。它集中地使用一系列心理咨询与治疗的策略与技术,目的在于帮助陷于危机中的人(求助者)有效地应付危机,迅速地摆脱困境,使其心理功

[①] [美]B. E. Gilliland, R. K. James 著,肖水源等译:《危机干预策略》,中国轻工业出版社,2000 年版,第 22 页。

能恢复到危机前水平,并在这一过程中发展壮大自我。

危机干预又是一种重要的心理助人方式。虽然理想的咨询目标是预防性的、发展性的,但实际上咨询工作常常是从危机干预开始的。因为当事人在问题达到危机程度以前,往往不会求助于心理咨询或心理治疗。

危机干预是针对求助者的关键问题和情感核心展开的。其作用表现在许多方面:帮助求助者正视危机的存在和自己对行为抉择的责任;给予充分的保证,使其相信"这里有一个人确实很关心我",从而建立起成功地应付危机的信心;通过倾听,帮助求助者表达内心的真实感受,宣泄自责、羞愧、愤怒、敌对和悲伤情绪,防止过度的情绪失控和严重的退缩与孤立;引导求助者认识自己的潜力和优势;提供有利于解决问题的信息;帮助其了解可以利用的多种应对方式,并引导其从中做出明智的选择;帮助求助者总结和学习应对逆境的技能,包括建立新的社交网络;帮助求助者组织和善用社会支持系统;促使求助者学会应用积极的、建设性的思维方式,防止夸大危机事件的严重性,并通过改变对问题的看法来减轻焦虑情绪;帮助求助者安排好日常生活,以便逐步恢复对生活的控制水平;帮助求助者回避新的逆境性事件,防止反复地进入危机状态;保障当事人及有关人员的生命安全,防止自杀、自伤和伤人事件发生。

咨询面谈、电话危机热线、心理治疗是危机干预的不同服务形式。

危机干预与一般心理咨询在许多方面具有共同点。如需要双方间建立融洽、理解和信任的关系,通过倾听、支持、鼓励、解释、提供信息等手段,帮助求助者建立生活下去的信心,提高其解决问题的能力。但与一般心理咨询或辅导相比,危机干预也有自身的一系列特点,具体如下。

(1)危机干预有时间限制,要求干预者快速思考、准确判断、迅速处理。它很难做到,因而也不要求做到对求助者有关背景资料的全面了解,不要求对影响干预效果的各种变量作用作周密考虑,而是可以根据过去的经验做出快速判断,运用一切可用的资源,在短期内使求助者恢复自控,达到较稳定的心理水平。

(2)危机干预比一般心理咨询、心理辅导更主动、更果断、更加直接有力,需要更多的行动和指导;而在一般心理咨询和辅导中,直接的指导和忠告等使用得较少。

(3)危机干预重视求助者此时此地的问题,围绕他目前面临的危机开展工作,干预措施比较具体;而矫正其不良的人格倾向等不是危机干预的主要目标。

(4)在危机干预中,注意求助者及其周围人的安全问题,评估求助者自杀、杀人及造成伤害的危险性非常重要;而对于心理咨询与辅导来说,安全问题并不突出。

(5)上述特点对咨询者的个人素质和专业技能提出了更高的要求,要求他们更加成熟、坚韧和精力充沛,有将求助者从危机中解脱出来的信心,有保持冷静、镇定的能力,掌握稳定和支持的技巧、基本的评估和转诊的技巧,具有探索多种途径以解决问题的创造性与灵活性等。

三、危机干预的理论模式与基本过程

(一)危机干预的基本模式

贝尔金(Belkin)等提出了三种基本的危机干预模式:平衡模式、认知模式和心理社会转变

模式。

平衡模式强调危机干预的目的在于帮助人们重新达到危机前的平衡状态。平衡指个人情绪是稳定的、受到控制的，心理活动是灵活的。不平衡则是指一种不稳定的、失去控制和心理活动受限制的情绪状态。平衡模式是一种最纯粹的危机干预模式，适合于危机的早期干预。

认知模式则强调，危机源于对事件和围绕事件的境遇的错误思维，而不是事件本身。正是由于当事人的消极的自我对话，导致其自认为对境遇无能为力的失控状态。因此，危机干预的要点是强化思维中的理性成分和自强成分。认知模式适合于危机趋于稳定后的求助者。埃利斯的理情疗法和贝克的认知行为疗法为这一种干预模式提供了基本步骤。

心理社会转变模式认为，危机与个人的各种心理的、社会的或环境的因素有关。危机干预要求从系统的角度综合考虑各种内部外部困难，帮助求助者选择新的应对方式，善用各种社会支持与环境资源，重新获得对自己生活的自主控制。这一模式同样适合于已经趋于稳定的求助者。阿德勒是对这一模式有所贡献的心理学家。

在危机干预中，采用将以上三种模式结合起来的折衷模式，是一种可取的选择。折衷模式是从任务导向来操作的，它要求危机干预工作者保持一种开放的心态，系统地选择和整合各种有效的概念和策略来帮助求助者。

（二）危机干预的基本过程

危机干预的基本过程类似于一个问题解决的过程，包含六个步骤，而对求助者及危机状态的评估贯穿于整个危机干预的过程之中。[①] 这六个步骤是：

（1）确定问题。从求助者的角度，确定和理解求助者本人所认识的问题。为此必须以关心、真诚、尊重的态度去倾听、观察、理解并做出恰当的反应。

（2）保证求助者的安全。干预的策略必须时时顾及求助者和有关人员，包括干预者本人的安全。其实，在整个危机干预过程中，安全都要作为首要目标予以考虑。

（3）给予支持。采用关怀、同情、树立信心的策略，通过与求助者之间的沟通与交流，使对方相信"这里有一个人正在关心你"。

（4）提出并验证可变通的应对方式。处于危机状态中的人由于思维不灵活，常常感到"无路可走"。故干预者应多提开放性问题，启发求助者找出多种选择并与其讨论这些选择，充分考虑：有哪些环境支持可以利用（哪些人过去经常关心过自己）？自己可以采用哪些战胜危机的策略或行动？可以采用哪些建设性的思维方式，以改变自己对问题的看法并减轻个人焦虑水平？这里所说的环境支持、应付机制、积极的建设性的思维方式是维持个体心理平衡的三个重要因素，也是危机干预的三个着力点。唯应注意的，一是不要把你认为是有用的选择强加给对方；二是只需与对方讨论几种选择，处于危机中的人不需要也无能力处理太多的选择。

（5）制定计划。与求助者合作，将上一步所选择的应对方式变为一种切实可行的行动步骤。在制定计划的过程中，应使求助者感到这是他自己的计划，而不是别人强加于他的，还要注意提请求助者发现自己被忽视的能力，恢复其行动的自主性、自制力，减少对干预者的依赖性。

---

① ［美］B. E. Gilliland, R. K. James 著，肖水源等译：《危机干预策略》，中国轻工业出版社，2000 年版，第 35 页。

（6）得到承诺。通过要求求助者口头小结行动步骤，得到实施计划的承诺和保证，培养其积极应对的行动意向。

以上六个步骤中，前三个步骤侧重于倾听，后三个步骤侧重于干预和行动，而评估贯穿于整个干预过程之中。

（三）危机干预过程中的评估

评估是决定咨询人员如何解决危机的基础。它贯穿于上述六步骤危机干预的全过程之中。评估的内容包括评估危机严重程度，评估求助者目前的情绪状态，评估可利用应付机制和社会资源，评估自杀的危险性。

1. 评估危机的严重程度

评估危机的严重程度，就是评定求助者的平衡状态、能动性、自主性。平衡指情绪稳定、行为可控的；能动性指能自动做出反应，对外界环境有适应能力；自主性指能主动做出合理选择。危机严重程度的评估可以通过对求助者的认知、情感和行为三方面平衡程度的判断来实现。

在认知评估方面，要考虑的问题是：求助者对危机认识的真实性与一致性如何？对危机是合理的解释还是夸大？有这种危机的想法持续了多长时间？

在情感评估方面，主要是要了解求助者是否表现出过度情绪化和失控，以及严重的退缩和孤立？对危机境遇的情绪反应是否程度适当或协调一致？一般人处在同样的情况下是否也会做出类似的情绪反应？

在行为评估方面，可以通过向求助者提出适当的问题来进行考察：如果过去发生类似的情况，你会采取哪些行动以恢复平衡？你现在能够做出什么行为来摆脱困境？有哪些人可以向处于危机中的你提供支持？

迈耶（Myer）和威廉姆斯（Williams）提出了三维危机检查理论模型和分类评估量表（the Trinage Assessment Form，TAF）[①]，此量表可以帮助危机干预工作者快速地确定开始时求助者危机严重程度、在干预过程中求助者的进步状况，并决定应该采用何种干预方式，而不需要长时间的个别交谈和病史收集。对于情感的评估，要确定和描述求助者的情感表现是愤怒和敌对、焦虑和恐惧，还是沮丧和忧愁；对于认知的评估，要了解求助者存在个人、人际或环境刺激等方面的不恰当的认知：是认为不好的事情正在发生（"侵入"），认为不好的事情将要发生（"威胁"），还是认为不好的事情已经发生（"丧失"）；对于行为的评估，则要确定求助者能动性的状况：在危机状态下，求助者对于目标的行为表现是接近（approaching）、回避（avoiding），还是麻痹（being paralyzed）。此外，还要根据求助者对危机的反应，在一个 10 点量表上对其情感、认知、行为功能的损害程度做出评定。

2. 评估求助者目前的情绪状态

情感异常是求助者心理失衡状态的首发征候，没有哪一种危机状况不会导致负面情绪的。故对求助者的当前情绪的评估非常重要。评估应关注两个因素，一是情绪的时间因素：这

---

① ［美］B. E. Gilliland，R. K. James 著，肖水源等译：《危机干预策略》，中国轻工业出版社，2000 年版，第 96—102 页。

是一次性急性危机还是复发性慢性危机？危机持续了多长时间？二是情绪的程度因素，即情绪力量(情绪应付能力、情绪反应能力)。一般来说，情绪力量损害越严重，求助者对未来的信心就越低，越会表现出绝望感和无助感。

3. 评估求助者的应付机制和社会资源

在评估求助者的替代解决问题办法、可利用的社会资源时，必须考虑求助者本人的观点、能动性以及运用这些方法的能力。危机干预工作者应与求助者讨论多种解决方法的可能性，并让求助者做出自己的选择，而不是单纯地接受咨询人员为他们做出的选择。需要考虑的问题有：求助者是如何处理焦虑、恐惧、沮丧情绪的？求助者有哪些惯用的解决方法？采用这些方法的结果如何？求助者现在真正会采取的行动是什么？求助者可以从何处获得心理支持？

4. 评估自杀危险性

虽然远不是所有的危机求助者都有自杀的想法，但危机干预人员必须经常评估求助者自杀的危险性。重要的是对求助者透露出的任何自杀自伤的线索都保持高度的敏感性，并识别被求助者加以掩饰的结束自己生命的真实想法。

四、危机干预的策略与技术

前面已经谈到，危机干预的六步法中，前三个步骤侧重于倾听，后三个步骤侧重于干预和行动。这里我们分别从倾听与行动两个方面来讨论危机干预的策略与技术。

(一)危机干预的倾听技术

准确、有效的倾听是所有心理咨询活动的核心技术，也是危机干预必须采用的技术。关于实现有效沟通、准确倾听的几项基要条件(同感、真诚、积极关注)，在第七章已有介绍。但由于对象的特殊性、时间紧迫性，危机干预工作要求比长程的心理咨询更加主动，更加重视策略的实用性，故在运用倾听技术时，仍有一些需要强调的侧重点。

(1) 谈话要紧紧围绕求助者所关心的主题和情感核心，而不要转移话题，或为自己辩解，也不要把谈话重点放在外部事件或其他细节上。

(2) 面对完全失去控制的求助者，干预者应保持冷静、镇定，提供一种稳定、理性的氛围，将问题保持在自己的控制之下。

(3) 对求助者表示接纳与尊重。如说："我在听你讲，我想你应该知道，不论发生了什么，也无论你做出什么样的选择，以及对我有什么成见，我都是尊重你的，我确实想做些什么帮助你度过危机，使你能重新回到正常的生活。"

(4) 用第一人称"我"来谈自己的想法和感受，而不用第二人称、第三人称或复数的"我们"来表达。例如，"他们都在说……"、"那天我听说你……"、"你不能认为你应该……"这些表达方式，实际上回避了咨询人员个人对自己所作陈述的责任。又如咨询人员说"我们认为你应该……"，虽然使得求助者很难反驳你，但结果会导致求助者依赖性的顺从或防御性的敌对。而用第一人称口气说话则容易与求助者很快建立一种个人化的关系。

(5) 由于处于危机状况下的求助者经常缺乏反应，缺乏表达的热情，提封闭性的问题容易引起"是"与"不是"或点头、摇头一类的简单反应，而提开放性问题则可以引起更多有意义的表达。例如,说"请告诉我……"、"可不可以谈谈……"、"在什么情况下……"、"你可以具体解释一下吗?"常常可以从对方获得更多的资料;说"你对……将有什么打算?""你将如何使它发生?""还有什么经验可以帮助你在下次……"可以引导求助者去寻求更多的解决问题的方法。但要避免问"为什么",因为这类问题常常引起求助者自我防御,或把问题归结于外界环境或他人的责任。在危机干预工作中,封闭性的问题一般在干预初期阶段用来核实某些特殊的资料,或在某种计划付诸实践时用来获得求助者的行动承诺。

(6) 当求助者实际或打算做出一些有可能伤害自己或他人的事情时,危机干预人员可以按照"实话实说"的原则,对其有害的行为做出明确的判断。但不宜对求助者的人格做出这样的评判,因为这种评判会造成求助者的挫折感。

(二) 危机干预的方式与行动策略

1. 危机干预的基本方式

在危机干预与行动部分,首先要根据对求助者能动性水平的评估来决定以何种方式介入危机干预。能动性指求助者对环境事件和情绪感受自动地做出反应的能力、控制能力、对自然和社会的适应能力。危机干预方式有非指导性咨询、合作性咨询和指导性咨询三种方式。

当危机程度不严重,求助者仍保留有相当程度的能动性,尚能自己采取应对行动时,干预可采用非指导性的方式。此时干预者只起一个支持者、建议者的作用。可能提出的问题有"你希望有什么结果?""如果你选择这种方法会有什么结果?""谁能够支持和帮助你? 你能同谁联系上?"这种干预方式可以称作"你的"方式。

当危机更严重一些时,干预者可采取合作性的方式,以平等的身份与求助者共同评估问题,选择解决问题的方式。此时,干预者起一个合作者、同伴的作用。咨询人员的典型的表达方式如"你已经谈了好多的想法和打算,但拿不准哪种方法更可行,我们可以将它们排列一下,从中找出一个适当的,可以吗?"这种干预方式可以称作"我们的"方式。

当危机很严重、求助者缺乏能动性时,干预宜采用指导性的方式。此时干预者以指导者、领导者身份制定计划,并督促求助者付诸行动。会谈可以包含更多的直接指导,如"我想你现在可以做一些事情,你现在深深地吸一口气……","我想你现在这种情况不能回家。我可以打电话问一下妇女中心那里是否可以安排你过夜……",这种干预方式可以称作"我的"方式。

2. 危机干预的行动策略

(1) 使求助者有信心、有希望解决问题。用更加现实、合理的方式看待危机,不夸大、不回避,建立自信与自控力,是危机干预工作的关键。

(2) 提供支持,特别是对于缺乏社会支持的求助者,应采用体贴、关怀和树立信心的策略。可以说:"我想你知道我非常关心你的安全。你可以拿上我的名片,一旦感到绝望或需要帮助,随时打电话告诉我。如果是忙音或电话无人接,你也一定要设法与我取得联系。"

(3) 引导处于危机状态中的人突破原有的思考问题的框架,建议其以第三者(局外人)的身份来观察自身的问题;帮助他回顾过去恢复自控的经验;帮助他搜索能给予自己关心和帮助的重要关系人;引导他参加一些及时的、具体的活动(干预初期采用一些生理的或身体的活动),而不是无谓地"反刍"痛苦等,都有助于求助者摆脱危机。

（4）在制定计划时应与求助者充分合作，不要忽略求助者的长处和潜力。而求助者由于过分关注自己的危机而常常看不到自己的能力。如果能够重新确定、恢复其暂时丧失的应付机制，不但有助于问题解决，而且有利于恢复求助者的自尊和自信。

（5）要求求助者口头复述计划所确定的步骤，以便得到求助者的承诺，保证根据计划实施行动。

（6）干预的一个重要的方面是转介或转诊。当发现自己难以处理的危机案例时，当求助者的安全性难以得到保障时，当求助者恢复基本稳定，但问题没有根本解决，一次性的危机演变成慢性危机时，通常要转诊给长期的心理咨询与治疗工作者，以免延误，造成不良后果。

第二节　自杀及其相关因素

一、自杀的界定及类型

自杀指有意识地、自愿地直接结束自己生命的行为。不包括吸毒、酗酒等带有自我毁灭性质的"慢性自杀"行为；不包括无自杀意念，而由误服药物、失足坠落等原因致死的行为；一般也不包括有意识地采用割腕、吞服过量药物等致死性较低的手段伤害自己，但自知不会造成致死后果的行为，后者称为自伤或自残行为。自伤与自杀的区分在于，自伤者没有决意要死的意图，往往只是将伤害性的举动当作一种工具，虽然二者都可能有致死的结果，虽然对其处理的紧急性上并无二致。可见自杀概念的关键特征有：（1）自杀意味死亡；（2）自杀是有意致死的行为；（3）自杀是自己采取的且是针对自己的致死行为。

汉斯—于尔根·穆勒（Hans - Jürgen Möller）将自杀按其出现的条件分为：社会心理应激状况下的急性自杀；作为相关精神病的症状或转归表现的慢性自杀。波科尼（Pokorny）将自杀行为分为自杀意念（自杀观念）、自杀未遂和自杀。自杀未遂是指当事人已经实施自杀行为但却幸免于难的情况。贝斯科（Beskow）认为自杀是一个连续的过程，从对生活的厌倦到有死亡的想法、有自杀企图、自杀表达、自杀未遂直至自杀。

社会学家涂尔干（Emile Durkheim）将自杀分为三类：利己性自杀（同一个人与群体的整合或区别有关）、失范性自杀（是由社会规范的一种感知上的或真正意义的瓦解所导致）、利他性自杀（与一种感知的或真正的社会凝聚力有关）。

文献著述中提到的自杀类型还有冲动性自杀、工具性自杀、哲思型自杀、安乐死等。冲动性自杀指当事人很少有抑郁症状、生存严重困难等危险因素，缺乏周密的自杀计划，只是由于受羞辱或人际冲突等急性促发事件而产生的自杀。工具性自杀是指当事人将自杀当作满足某种需要、报复他人、抒发情绪的手段或工具。安乐死指一个人面临不治之症而自愿选择死亡。哲思型自杀指当事人并没有什么特别严重的困境，只是由于受到与自杀事件相关的概念与情绪（所谓的"悲壮感"、"浪漫感"等）的吸引而自杀。

要在自杀的各种类型之间做出严格的区分是困难的。故有的学者认为对自杀的分类几乎不可能，因为每个自杀个案都是独特的。

二、自杀的人口分布特征

（一）各国自杀数据

近几十年来,世界许多国家的总人口自杀率,特别是青少年自杀率呈明显上升的趋势。在1950—1995年之间,男性自杀率大约增长了49%,女性自杀率大约增长了33%(见图11-1)。

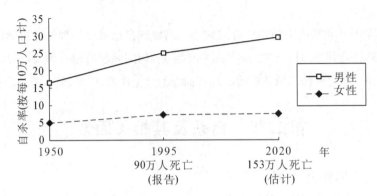

图11-1　1950年以来的全球自杀率以及至2020年的发展趋势

资料来源　[瑞典]Danuta Wasserman主编,李鸣等译:《自杀:一种不必要的死亡》,中国轻工业出版社,2003年版,第25页。

1. 自杀的地区分布

据世界卫生组织(WHO)2003年1月公布的自杀死亡率数据表明,在WHO的100多个成员国中,欧洲男性与女性自杀率都是最高的,尤其在东欧。部分国家的男、女自杀率为(10万分之):前苏联(34.4与9.1),属于前苏联的斯拉夫国家俄罗斯(70.6与11.9)、白俄罗斯(63.6与9.5)、乌克兰(52.1与10.0),属于前苏联的波罗的海国家的爱沙尼亚(45.8与11.9)、拉脱维亚(56.6与11.9)、立陶宛(75.6与16.1),属于前苏联、虽位于亚洲但斯拉夫人口比例较大的国家哈萨克斯坦(男46.4,女8.6)。欧洲其他国家如芬兰(34.6与10.9)、波兰(25.9与4.9)、匈牙利(47.1与13.0)、斯洛文尼亚(47.3与13.4)、捷克(26.0与6.7)、斯洛伐克(22.6与4.9)、瑞士(26.3与10.0),自杀率都很高。除欧洲外,其他区域中死亡率最高的是一些岛国,如古巴(23.7与9.7)、日本(36.5与14.1)、毛里求斯(18.8与5.3)、斯里兰卡(48.6与19.3)。自杀率最低的是一些中东国家、信仰伊斯兰教的国家,如伊朗(0.3与0.1)、约旦(0.0与0.0)、科威特(1.6与1.6)、卡塔尔(0.0与0.0)、叙利亚(0.2与0.0)、以色列(8.1与2.6)、埃及(0.1与0.0),前苏联的外高加索国家格鲁吉亚(4.8与1.2)、亚美尼亚(2.5与0.7)、阿塞拜疆(1.2与0.4)等。中南美洲地区多数国家自杀率也较低,如秘鲁(1.6与0.9)、墨西哥(6.5与1.2)、巴西(7.8与2.0)、巴拉圭(3.4与1.2)。

2000年数据显示,自杀率居最高的前10位的国家依次是:立陶宛、俄罗斯联邦、拉脱维亚、爱沙尼亚、芬兰、匈牙利、斯里兰卡、哈萨克斯坦、白俄罗斯和斯洛文尼亚。[1]

2. 自杀率的年龄分布

随着年龄增长,自杀率明显增高。对于男性来说,全球平均自杀率是10万分之24.7,而

---

① [瑞典]Wasserman主编,李鸣等译:《自杀:一种不必要的死亡》,中国轻工业出版社,2003年版,第20—23页。

5—14 岁年龄组为 10 万分之 0.9,75 岁以上年龄组为 10 万分之 66.9。对于女性来说,总体自杀率为 10 万分之 6.9,而 5—14 岁年龄组为 10 万分之 0.5,75 岁以上年龄组为 10 万分之 29.7。老年人口只占总人口的 10％,但 25％的自杀发生在 65 岁以上老年人群中。

关于青少年自杀现象,应该注意到以下几个事实。

一是青少年自杀率在近二三十年有更快的增长。据加兰(Garland)等报道,1982—1989 年,一般人群自杀率增长 17％,而青少年自杀率增长却超过了 200％。在 1961—1991 年间,青少年自杀率增加到 300％。在 15—24 岁年龄组中,1980 年自杀率是 1950 年的 3 倍。1950 年自杀是第五位死因,1980 年是第三位,1989 年是第二位(次于意外事故)。

二是虽然老年人的自杀率高于年轻人的 6—8 倍,但全球年轻人自杀死亡的绝对人数却超过老年人。有大约 53％的自杀者处于 5—44 岁的年龄段。

三是青少年中有自杀未遂史和有自杀意念的人比例较高。自杀未遂是自杀的重要危险因素。通常认为有一个自杀成功者,就有 10—20 个自杀未遂者。罗伯茨(Roberts)对所有青少年自杀未遂的发生率进行了回顾性研究,表明所有青少年中有 10％—15％有过自杀未遂史。由于"自杀观念与自杀未遂之间的界限不是很确定","自伤有时是自杀未遂的表现形式之一",这项研究有可能部分地将自杀意念、自伤包含到自杀未遂概念之中。瑞典对 15—17 岁青少年的调查发现,有近 8％的女孩和 3％的男孩自我报告说试图自杀。

3. 自杀的性别分布

除中国以外的其他国家,在各个年龄段男性的自杀率都高于女性。这从上面引用的部分国家的男、女性自杀率的对比中可以看出。

4. 自杀未遂

加兰等对于青少年自杀死亡与自杀未遂的综述表明,男性的自杀死亡大约是女性的 5 倍,女性自杀未遂大约是男性的 9 倍多。世界卫生组织在 13 个参与研究的国家中发现,男性自杀未遂率最低为 10 万分之 45,最高为 10 万分之 314。女性自杀未遂率最低为 10 万分之 69,最高为 10 万分之 462。除芬兰外,女性自杀未遂率高于男性。

(二)中国自杀数据

医学博士、北京自杀研究预防中心主任加拿大人费立鹏(Michael R. Philips)将我国卫生部死亡登记部门提供的 1995—1999 年的自杀率换算成总人口的自杀率,然后根据未在登记部门报告的死亡率的估计将自杀率向上调整,得出结论是:中国人总自杀率为 10 万分之 23,即全国每年的自杀死亡数为 28.7 万。自杀是中国第五大重要的死亡原因,是 15—34 岁人群的第一位死因,占此年龄段死亡人数近五分之一(19％)。[1]

农村的自杀率是城市的 3—5 倍(因年龄组不同而有差别)。总体而言,农村自杀率为 10 万分之 27.10,城市自杀率为 10 万分之 8.29。

从性别差异看,女性自杀率高于男性 25％,这主要是由于农村年轻女性自杀率非常高。具体情况是:总人口中男、女性自杀率分别为 10 万分之 20.70 与 10 万分之 25.85,其中农村

---

① [瑞典]Wasserman 主编,李鸣等译:《自杀:一种不必要的死亡》,中国轻工业出版社,2003 年版,第 31 页。

男、女性自杀率分别为 10 万分之 23.87 与 10 万分之 30.47,而在城市中,男、女性自杀率几乎没有差别(分别为 10 万分之 8.27 与 8.31)。

从年龄段分布来看,在中国人的自杀年龄曲线中,整体趋势是自杀率随着年龄增长而增高,55 岁后急剧升高。但在 15—35 岁期间有一个小高峰。这与上述自杀是 15—34 岁人群的首位死因的事实是一致的。

近年来大中学校学生自杀的报道也不时见诸报端。近年对大学生比较集中的四个省市的高校自杀情况进行调查的结果表明,大学生自杀率为 10 万分之 2—3。

卫生部估计每年至少有 200 万自杀未遂者。在全国范围内的 20 家综合性医院急诊室收治的 1 万多自杀未遂者中,无论是农村医院还是城镇医院,男性与女性的比例为 1:3。与此相类似的是,在主要收治农村患者的四家综合医院急诊室中,326 位有严重自杀企图的患者的平均年龄为 32 岁,女性占 76%,已婚者占 75%。

三、自杀相关因素的分析

北京自杀研究预防中心与中国疾病控制预防中心疾病监控点网络在一项合作研究中,将 882 例自杀死亡与 685 例突然死亡的所有相关数据采用非条件的逻辑回归模型相比较,得出导致自杀的九个重要预测指标,按重要性排列依次是:死前两周抑郁症状得分很高;曾经自杀未遂;自杀时有急性应激事件;死前一个月生活质量差;死前两天有严重人际冲突;严重的慢性刺激;朋友或有关系的人曾有自杀行为;血亲曾有自杀行为;死前一个月以上社交水平差。在 1567 个病例中(包括自杀患者和突然死亡者),九个危险因素中具有两个以下因素的人,只有 1% 的人死于自杀,而具有两个或三个危险因素的人,32% 死于自杀;具有四个或五个危险因素的人中,82% 死于自杀;而具有六个以上危险因素的人中,96% 死于自杀。可见自杀是多种危险因素共同作用的结果。[①]

陈俊钦对台湾的自杀死亡者从事 10 多年"心理解剖"研究发现:失恋族、失业族等遭遇生活挫败者的自杀率比一般人口高 6 倍;药瘾与酗酒者的自杀率高 3 倍;罹患情绪不稳性人格障碍的人自杀率高 4 倍;一等亲中曾有自杀行为者的自杀率高 5 倍;严重抑郁症患者自杀率高 41 倍。有 98% 的自杀死亡者,在自杀前罹患一种或多种精神疾患:重性抑郁症(87%),酒瘾、药瘾(44%),情绪不稳定性人格障碍(41%)。[②]

以美国大纽约区的青少年自杀死亡者为对象的一项研究结果表明,与自杀有关的五个主要危险因素是:抑郁症、酒瘾药瘾、行为规范障碍、父母曾自杀或患重性抑郁症、负性生活事件。

各项研究都提示,自杀是各种遗传的、生物的、心理的、社会的、环境和境遇的多种因素交互作用的结果。为便于分析,可以将与自杀有关的负面因素分为五个方面:环境因素、遗传与生物因素、人格因素、负性生活事件、精神疾病。

（一）遗传因素与生物学因素

（1）遗传因素。一些研究指出,自杀受遗传因素影响。罗伊(Roy)研究发现,同卵双生子

---

① ［瑞典]Wasserman 主编,李鸣等译:《自杀:一种不必要的死亡》,中国轻工业出版社,2003 年版,第 33 页。
② 陈俊钦著:《抢救自杀行动》,(台湾)远流出版事业股份有限公司,2003 年版,第 9 页。

的自杀同病率高于异卵双生子。已发现的样本量最大的双生子研究显示,同卵双生子的自杀未遂同病率(23.1％)高于自杀死亡同病率。家系研究显示,自杀倾向的遗传传递与精神病的遗传方式不一样。

(2) 生物因素。血清素是一种具有稳定情绪功能的神经递质。自杀者大脑前额叶皮质的血清素含量较低。另外,由各种精神疾病所致的自杀患者的脑脊液中 5-羟基吲哚乙酸的浓度较低。而且自杀行为越致命,其脑脊液中的 5-羟基吲哚乙酸的水平越低。5-羟基吲哚乙酸是 5-羟色胺最主要的代谢产物,可用以衡量 5-羟色胺的活动程度。

(二) 精神障碍

北京自杀研究预防中心与中国疾病控制预防中心共同进行的一项研究指出,中国自杀者 63％患有精神障碍,自杀未遂者中 40％患有精神障碍,而在其他国家,自杀者的精神疾病的患病率是 90％甚至更高。可见无论中外,精神障碍都是最重要的自杀危险因素。但也应注意到,中国自杀者的精神疾病的患病率明显地低于世界上大多数国家,是一个突出的事实。这是由于在我国,在那些没有潜在精神疾患的人中,特别是在我国农村年轻女性中,人际关系危机(如家庭冲突)导致的冲动性的自杀和自杀未遂行为占有较大的比例。

作为自杀的危险因素,不同类型的精神障碍以及同类精神疾病的不同亚型与自杀的关联程度是有差别的。以下简单分析几种精神障碍与自杀的关系。

1. 情感障碍

情感障碍,尤其是抑郁症,是与自杀关系最为密切的精神疾病。重性抑郁症的终身自杀致死率为 10％—15％。国外报道[①],大多数自杀者都有一些抑郁症状,其中高达 60％的自杀者可以诊断为情感障碍。情感障碍又称心境障碍,是以显著而持久的情感或心境的改变为主要特征的一组精神疾病,包括躁狂症、抑郁症、双向情感障碍、恶劣心境等。抑郁症的行为表现是心境低落、思维迟缓和精神运动性抑制,核心症状是沮丧、空虚感、缺乏兴趣和绝望感。与自杀关联最密切的是重性抑郁症。双相情感障碍的自杀危险性大于单相情感障碍。在躁狂及躁狂发作以后的更为严重的抑郁发作时期,当事人伴有严重自责,并确信自己在躁狂时将生活已搞得一团糟,这些可能成为自杀的原因。

2. 精神分裂症

精神分裂症是一类以基本人格改变,思维、情感、行为的分裂,精神活动与环境的不协调为主要特征的精神障碍。幻觉、妄想、思维联想过程缺乏连贯性和逻辑性、情感淡漠、意志活动减退等都是精神分裂症患者的常见症状。精神分裂症患者的自杀率估计是 5％—10％,略低于情感障碍。其中偏执型精神分裂症自杀率较高。

绝大多数自杀的精神分裂症患者感到抑郁(80％),感到能力低下(80％),感到无望(60％)以及有自弃意念。大多数自杀的精神分裂患者在疾病的头几年里即自杀身亡。在临床康复期间患者自杀的危险性最高。病了多年的精神分裂症患者在遭遇负性生活事件、突然丧失社会支持时,也会自杀。有研究显示,精神分裂症患者的自杀与其对自己疾病的自知力有关。即当

---

① ［瑞典］Wasserman 主编,李鸣等译:《自杀:一种不必要的死亡》,中国轻工业出版社,2003 年版,第 69 页。

他们知道疾病的性质时，就会觉得自己很无能，并担心自己的精神状态会进一步恶化。认为与其带着慢性疾病活着，还不如死去。

3. 人格障碍

心理剖析研究表明，在自杀的人群中，大约9％的患者主要诊断为人格障碍，而具"不正常人格"者高达30％。其中边缘型人格障碍与表演型人格障碍更具危险性（Danuta，2000）。[①]

边缘型人格障碍以显著的认同障碍、持续的空虚感、情绪上的不稳定性、总是担心被背叛、难以与他人建立亲密关系为主要特点。对环境非常敏感，对被遗弃、拒绝有一种强烈的恐惧，对自我的感知充满矛盾性。常在两个极端间摇摆不定，如过分地贬低或过高地估计自己或他人，情绪易变。开始与人交往时全力投入，过分亲密，但很快又与其疏远，贬低对方。对攻击性冲动的控制力差，动辄勃然大怒。大约有9％患者死于自杀。

表演型人格障碍患者永远在情绪的两个极端之间摇摆，表现为过分地感情用事，以夸张的言行竭力获取别人的注意。情感变化多端使人无所适从，因而难以持久地保持良好的人际关系。高度的自我中心、自我放任，理解他人的意图与需要的能力差，无止境地希望自己的愿望被满足。当自己不能成为关注的焦点时，或感到自己不能被需要时，会因为陷入极端的失望而自杀。

除了上述几类精神障碍外，还有一些精神障碍与自杀率、自杀未遂率有关。如惊恐障碍（一种焦虑障碍）、酒精中毒及其他精神活性物质滥用、进食障碍、适应障碍等。

谈到精神障碍与自杀的关系时，有两点应该引起注意。一是精神障碍的共病有时会增加自杀的危险性。例如，既有焦虑症状又有情感障碍的患者的自杀可能性，高于没有焦虑症状的情感障碍患者。许多临床研究显示：抑郁障碍与严重的焦虑症状共病是预测自杀的近期指征，而既往自杀企图和自杀观念则是预测自杀的远期指征。对抑郁症患者的严重焦虑症状的识别及迅速治疗，可能会降低急性自杀率。又如，抑郁障碍者同时存在酒精依赖或其他精神活性物质滥用、人格障碍及躯体疾病等都会增加死亡的危险性。二是与精神疾病诊断相比较，抑郁症状的严重程度对于自杀的预测更重要。这提示疾病（如精神分裂症、物质滥用）的抑郁症状与自杀有更直接的相关。

（三）其他个人因素

除了个人的遗传生物因素与精神障碍外，还有一些与自杀有关的个人易感因素。

人格与认知方式与自杀有一定关系。对大学生自杀者的调查表明，许多自杀大学生都有一些人格缺陷，即是上一点中所提到的"不正常人格"，虽然这些缺陷还没有或者还不能诊断为任何一种类型的人格障碍，包括过分内向、孤独不群；片面偏执、人格刻板；愤世嫉俗、悲观厌世；抑郁倾向、落落寡欢；克己自责、完美主义；行为冲动，不能忍受需要的延迟满足；情绪不稳定；认知不灵活等。有的对生命持有错误观念，对来生持有一定的信仰；有的给人以"活泼、开朗"的印象，人缘关系也不错，而把痛苦、自卑埋在心里，羞于将其表达出来。

另外，个人的婚姻状况（已婚、离异、丧偶、单身）、职业、是否新近移民、经济状况、有无早期

---

① [瑞典]Wasserman主编，李鸣等译：《自杀：一种不必要的死亡》，中国轻工业出版社，2003年版，第110页。

痛苦的经历、有无自伤或自杀未遂史、在困难时有无求助意愿和能否使用求助策略等心理、社会因素与自杀也有一定关系。其中，自杀未遂是自杀致死的最强烈、最普遍的预测因素。在自杀未遂后接受过精神治疗的人群中，约有 10％的人最终还是选择了自杀。一些特定职业的人，如化学家、农场主、警官、艺术家、医生、精神卫生保健人员自杀率较高，这可能是因为：工作中较高的压力，自杀工具的可获得性，长期与精神疾病和人格障碍者接触而无法承受。

（四）生态环境因素

1. 文化与宗教背景

自杀率、自杀动机、自杀方式会因文化与宗教背景不同而有差别。一些中东国家、信仰伊斯兰教的国家自杀率很低，罗马天主教教徒的自杀率比新教徒低。这可能是由于某些文化中的价值观念、宗教禁忌或法律约束对自杀起着制止作用。而在有的文化背景中，有严重精神障碍的人，或存在慢性生活刺激（如患绝症）的人用自杀作为减轻自身痛苦、减少家庭成员的情感负担的手段，被认为是一种可接受的方式。

现代化进程导致了欧洲国家自杀死亡率的明显增长，因为随着现代化、都市化进程的发展，个体越来越倾向于孤立的生存状态，越来越缺少集体及宗教团体的保护。

2. 人际关系与社会支持

人际关系与社会支持的缺乏是自杀的重要促发因素。人际关系的数量、时间长短、强度及质量都与自杀危险有关。对于中国农村年轻女性来说，由于人际关系危机而导致的冲动性自杀行为在自杀未遂中占较高比例。离异的、丧偶的、独居的人的自杀率要高于一般人群。处于严重危机状态下的个人，思想混乱，认识狭窄，如果有人能倾听他的诉说，敏感于他的呼救，帮助他开拓视野，关注于他的迫切需要解决的问题，则可制止自杀行为的发生。这不仅指是否有来自家庭、邻居、同事、同学、师生、亲戚朋友的社会支持，而且也指个人对这些社会支持的能够利用的程度。

3. 生活与工作环境

家人、亲戚、朋友有无自杀史，是否生活在有毒品的环境，自杀工具和条件的易得性等对个人的自杀行为都有一定的影响。

（五）负性生活事件

许多自杀案例都有负性生活事件、应激事件作为促发因素。因为个人生活情境的偶然改变，会使人回忆起以往的类似经历，这样一来，当前的负性事件经常被叠加到早年类似的经历上，这是引发自杀的典型风险情境。当然，负性事件是否会引起自杀意图，取决于人对事件的感知和情感体验。

负性生活事件包括丧失、变更和创伤。变更指生活情境的变更、生命阶段的变更所引起的适应困难，如对于某些个人来说，进入青春期、中年期、更年期、老年期，意味着失去以往的生活内容，而新的生活内容还未曾找到。有些人将衰老视为年轻和成功的自我意象的丧失，产生无望感。创伤包括受到威吓、欺骗、骚扰、性侵犯、暴力侵害、精神虐待，遭遇战争与自然灾害等。一项对芬兰 1067 名自杀死亡者的研究发现，发生过的负性生活事件有：工作问题（28％）、家庭不和（23％）、躯体疾病（22％）、经济问题（18％）、失业（16％）、离异（14％）、家庭成员死亡

（13％）和患病（12％）。不同的人群所遭遇的负性生活事件有所不同。年轻人经历的负性事件主要是分离、与家庭成员关系、经济、事业、就业方面的挫折；中老年人经历的负性事件主要是躯体疾病、与退休生活适应有关的问题。在对四个省市的高校自杀情况进行调查后发现，自杀大学生自杀前经历的负性生活事件有学习压力（如多科不及格）、由恋爱等引起的情感问题、经济压力、家庭关系或家庭变故、身体缺陷与疾病、人际冲突和就业上的挫折。

广义的丧失包含与自杀有关的大多数紧急触发因素，包括亲人的丧失、财产的丧失、重要关系的丧失、健康的丧失、职业的丧失、功能的丧失、个人所珍重的愿望的丧失、民族与文化属性的丧失等。这些丧失可以是实际的，也可能是预期的。重要他人（父母、配偶、亲戚、朋友）的丧失，或与重要他人关系的丧失对于有明显依赖倾向的人、物质滥用者会带来更严重的挫折感，因为这些人不但能给予他实际的帮助，而且能提升其自我形象。重要他人的丧失不但使其丧失爱，而且也意味着丧失了自尊。

以上所述自杀相关因素多是一些促成自杀的内外条件，我们将其称之为"危险因素"，而将具有制止自杀力量的各种内外条件称为"保护因素"。保护因素包括个人保护性的生活方式（个人价值感，对自己及自身处境与成就的信心，有人生目标，寻求帮助的习惯，乐于学习，沟通能力，认知灵活性，降低责备、内疚、逃避问题的认知倾向等）、家庭环境（良好的家庭关系，来自家庭的支持）、文化和社会因素（珍视生命的文化和传统价值，与朋友、工作伙伴和邻居的良好关系，无毒品、无烟的环境，团体活动与社会参与等）等。

四、自杀动机和行为

上述自杀相关因素，有些是自杀行为的原因，有些是自杀行为的相关因素或共变因素，有些是自杀行为的线索。自杀的产生是在一定的外部诱因条件的影响下，各种危险因素与保护因素相互作用，通过当事人认知和情感，产生自杀动机和实施自杀行为的过程。自杀动机是自杀行为的心理上的直接原因。

（一）自杀动机

自杀违背了生物自我保存的本能法则。到底是什么样的心态使自杀者认定：除了自杀一途以外，没有别的路可走？

心理动力学理论假设：人们在潜意识层面可能认为自己的身体不属于自己，或认为有某人的身体置于其中，后者被称为"摄取"。这是因为个体对某人产生强烈的认同，因此将某人的躯体内投进了自我。这样一来，想要对某人采取的举动，就可以转向自己。这种将对他人的敌意转向自我的机制，使我们可以从心理学角度对自杀进行解释。

社会学家涂尔干认为自杀是人无所适从的一种表征。在正常社会条件下，人们感到活在这个世界有其价值与生活意义；而当社会转入混乱时，这些价值系统就崩溃了，人们不知道为什么而活，这会给人们带来巨大的压力，为了排遣这种压力，一些人毁灭了自己。

从自杀者的角度看来，几乎所有采取自杀行动的人都有充足的理由。有人认为自杀自伤的理由可能是：发泄对自己的愤怒；通过自伤行为来向别人呼救；由于罪恶妄想而对自己实施惩罚；惩罚他人，即通过毁灭自己来"让他后悔一辈子"；以死来解脱躯体上或心理上的痛苦；通过死来寻找虚妄的"生命价值"等。

自杀动机、自杀意图的形成除了有各种危险因素的长期影响、急性应激事件的促发外,当事人的特殊的思维方式、情感体验也起着重要的作用。在应对危机事件失败、需要满足受挫的背景下,当事人采用非理性的、自贬的思维方式来解释自己的境况,其特点是缺少认知灵活性,具有责备、内疚、逃避问题的认知倾向,夸大问题的危害程度,相信死是解决问题的唯一方法等。他们体验到的情感是羞愧、内疚、绝望、怨恨和愤怒,认为自己失去了对生活的控制力,失去了爱,失去了自尊,因而感到生活毫无意义。正是自我价值感的丧失加速了自杀意图的形成。

(二)自杀行为

从偶尔产生自杀的念头到较为频繁的自杀愿望,从模糊的自杀计划到具体的自杀方案,都表明自杀过程中自杀风险在增加。但要实施自杀行为,还取决于一些条件。完成自杀计划需要耗费一定的精力,处于严重抑郁状态中的个人无法完成这一过程,而当想自杀的人度过严重抑郁后变得情绪活跃起来、精力有所恢复的时候,自杀的危险性反而会大大增加。

自杀行为也可能由于对先行自杀行为的仿效而发生。那些感到自己无助、前途渺茫、心情抑郁因而缺乏主见的人易受他人摆脱困境方式的影响,会强烈认同那些先已自杀者实行自我毁灭,甚至会选择相同的自杀地点和自杀方式。这种现象称为模仿自杀。由于认同机制,某一自杀事件会在一段时期内,在与自杀者相识或通过媒体宣传而知晓自杀事件的易感人群中引发接二连三的自杀或集体自杀现象。

自杀方式的选择与自杀手段的易得性及当事人是否具有专门知识有关。军人容易开枪自杀,医师容易服毒自杀;中国农村女性多服用农药自杀,与印度、斯里兰卡情况类似;城市国家新加坡多跳楼自杀。

第三节 自杀的预防、干预与后干预

一、自杀干预的可能性

综合采取医学的、心理的、社会的各种措施可以有效地预防、制止自杀、自伤事件的发生,这已为大量的成功干预案例所证实。有自杀倾向的人在生与死的选择上几乎总是直到最后还是非常矛盾的。这种矛盾情绪能被用来阻止自杀过程的恶化。蓄意自杀者在自杀前总要发出各种求助信号,表达自杀的企图和羞愧、内疚、失望的情绪。这种表达可能是言语的,如"我的生活中看不到任何光明"、"活得太累"、"我不能像这样下去";也可能是非言语的,如销毁数码相机中的全部内容。如果我们能倾听求助者的呼唤并做出恰当反应,阻止自杀就是可能的。

自杀未遂是自杀死亡的最紧急的、最强烈的预测因素。自杀未遂虽然是应付严重危机失败的产物,但它对于当事人来说也未尝不是一个契机。它为当事人治疗精神病和学习应对危机的新经验,为我们实行有效的干预提供了机会和时间。

已有的精神医学、咨询心理学、社会学的研究积累了许多有用的知识,使我们有可能识别那些有自杀危险性的个人并帮助他们走出自杀的阴影。例如,既然知道老年、离异、独身、失业,有慢性躯体疾病,同时伴有酒精滥用、精神疾病、人格障碍,曾有自杀未遂经历,又遭遇负性事件的求助者具有较高的自杀风险,我们就可以有针对性地做好救助工作。又如既然我们知道,对于有焦虑症状的重性抑郁症患者,一些抗抑郁药可能会加重其焦虑症状,从而使精神运动性抑制减轻,使自杀的危险性增高,则对重性抑郁症患者的焦虑症状的识别和迅速进行药物治疗和心理治疗,就可以大大降低此类患者的自杀可能性。

多项调查研究显示,无论在中国还是在其他国家,精神障碍都是最重要的自杀危险因素。来自中国大陆六个地区的 20 个乡村和 3 个城市疾病监控点的数据表明,在自杀者中 63％患有精神疾病,但只有 7％的人曾去精神科就诊。陈俊钦在台湾的调查发现,有 98％的自杀死亡者,自杀前患有一种或多种精神疾病,而在自杀前三个月看过精神科医生的只占 13％。到精神科就诊过的患者中又有一些人对治疗的依从性差,未能坚持治疗。这就说明如果能及早发现和治疗各种精神疾病,就有可能挽救相当大一部分企图自杀者的生命。

在我国自杀事件中,由于人际关系危机而导致的冲动性自杀或自杀未遂行为占有相当高的比例。这些自杀者更多的是农村年轻女性,自杀前生活质量较高,并无严重抑郁症状,自杀动机不够强烈,通常有较多的急性促发生活事件。这是一类比较容易避免的自杀行为。建立和完善心理健康服务体系,改善家庭、邻居、亲友的关系,扩展专业与非专业的心理疏通渠道,增强社会支持网络,就可以阻止这一部分自杀事件的发生。

自杀预防与干预包括三方面的工作,即事先预防、自杀干预和事后干预。而事先预防自杀是首要任务。实施自杀预防和干预的主体主要有医疗卫生保健系统特别是精神病院人员、心理咨询人员、当事人家庭成员以及其他重要关系人(同学、同事、室友、恋人)、社会其他有关人员和机构(学校班主任、辅导员及其他学生管理干部,公安部门人员,社会工作者等)。

二、自杀预防

自杀预防主要有四种实施途径:增强心理咨询有效性,提高求助者心理自助能力;开展生命教育,普及预防自杀的基本知识;对精神病人进行适当的治疗;推行环境控制。

(一)完善心理咨询服务

在医院、学校、企业、军队、社区建立并健全心理服务体系,提高全体公民的心理健康水平,是预防自杀的基础工作。虽然心理咨询、心理治疗、心理辅导或心理健康教育等主要不是以自杀干预为目的的,但通过各种形式的心理服务帮助各类人群克服工作、生活、学习与成长中的困难,防止日常负性事件的破坏性的累积效应,同时在应对这些负性事件的过程中增长面对压力的经验,掌握各种社会技能、解决问题技能和情绪管理策略,发展壮大自我,就为成功地处理危机情境、远离自杀准备了良好的素质条件。

(二)开展生命教育

开展珍惜生命、尊重生命、热爱生命的教育,增强回避风险、应对危机的自我保护意识,培养正确的人生观、功利观、生死观,向普通人群提供预防自杀的基本知识,是降低自杀率的最为有效的方法之一。在学校的心理健康教育课程中,应使学生懂得:自杀给朋友和家庭带来悲伤;给家庭和社会造成经济负担;降低了家庭的尊严;造成人才的损失。可以利用我国传统文化中的有益思想进行这种教育。儒家学说主张一个人应珍惜自己的生命，"身体发肤受之父母，不敢毁伤"，子女有赡养父母的义务，自杀是对家庭和社会的不负责任的行为。道家主张以自然态度对待生和死，不蓄意破坏天然，这些都可成为自杀行为的对抗力量。

自杀干预的进程取决于两方面：个体请求帮助及获得帮助的能力；自杀者周围的人识别其自杀性表达的能力及对这种表达的重视程度。有鉴于此，在自杀预防教育中，一是要使社会公众养成求助意识，教育人们在遭遇危机时，不要总是独自应付难题，而应主动寻求专业人士的帮助，且要知道如何求助和向何人、何处求助。为此应使社会公众正确认识心理压力和精神疾病，不要为受到心理压力和患有精神障碍而感到羞愧，不要为求助于心理咨询和心理治疗而感到耻辱。二是使每个人都能关注和敏感于周围的人所表达出的自杀信息和求助意愿。

施奈德曼（Shneidman）曾提出降低国家自杀率的四个方法：提供所有潜在帮助者对潜在自杀认识的敏感性；使每一个居民易于发出求助信号；为应付自杀危机提供相关资源；宣传有关自杀的事实，消除人们对自杀所持有的恐惧和误解。这对于确定全民参与的自杀预防体系的功能，有一定参考意义。

（三）治疗精神疾病

由于在自杀者中患有各类心理障碍的人占有相当大的比例，对精神病人进行适当的治疗，和向社会普通人群提供预防自杀的基本知识，就成为降低全社会自杀率的两项重要措施。其中，特别重要的是发现重性抑郁症患者并给予认真治疗。实际上，药物治疗与心理治疗结合对于抑郁症有着较好的疗效。但是调查表明，抑郁症患者中只有一部分人看过精神科医生，接受过抗抑郁药物治疗的患者更少（15％），在我国患者中接受抗抑郁药物治疗的比例也许更低。因为有的患者本人和家属对抑郁症治疗存有偏见，害怕住院治疗后被视为精神病人而受到社会孤立；有的家属对重性抑郁症患者自杀风险较高这一事实缺乏足够的认识而不予治疗；有的人对抑郁症的疗效缺乏信心而不愿治疗；有的患抑郁症的大学生及其父母担心治疗抑郁症会影响毕业和学历的获得而不愿治疗；抑郁症治疗过程中由于通常要在服用抗抑郁药物两三周后病情才能改善，而有的患者依从性差，往往在治疗初期就擅自停药、放弃治疗等，从而贻误了很多挽救生命的机会。

（四）推行环境控制

环境控制是指通过限制有自杀意图的人接触导致自杀的工具和环境来制止自杀行为发生，涉及枪支管理的立法和毒品管理等。包括以下几个方面。

1. 枪支管理

例如，加拿大于 1977 年通过、1978 年正式施行的刑法修正案，要求实行严格的枪支管理。研究表明，该法案的实施减缓了执枪自杀现象，而且人们并不因为严格的枪支管理而改用其他的自杀方式。

2. 酒精限制

酒精中毒和其他精神活性物质的滥用者难以控制冲动行为，使一些不难应付的负性事件也成为引发自杀的导火线，限制酒精和其他精神活性物质的使用，可以缓解全社会的自杀率。例如，苏联在戈尔巴乔夫执政期间，推行限制酒精的政策，在 1984—1986 年时段，男性自杀率下降了 40％,且所属的 15 个加盟共和国同时降低了自杀率,女性自杀率也下降了。下降幅度最大的是俄罗斯和白俄罗斯(男性下降了 42％)。而在同一时期,22 个欧洲国家男性自杀率仅下降了 3％。由于后来放弃了限制酒精的政策,1990 年后,苏联自杀率和自杀总死亡率又急剧上升。

3. 药物和农用杀虫剂的控制

由于农用杀虫剂和某些药物可以用作自杀手段,故必须实行健全管理和控制使用。我国农村对农用杀虫剂长期管理不善,每个家庭都可以购买、储存,这是导致农村自杀率特别是农村女性自杀率高的一个重要危险因素。安眠药、某些毒性较大的抗抑郁药也应严格控制使用。

4. 其他环境条件的限制

限制有可能利用来自杀的其他环境条件也是一项重要的公共卫生行动,包括封闭通向高层建筑楼顶的通道,在桥的两侧安装护栏,净化家用燃气(将一氧化碳含量较高的煤气改为天然气)和汽车尾气等。

此外规范媒体对自杀的报道,也是减少模仿自杀现象的重要预防措施。

三、自杀干预

这里说的自杀干预是指对已经有自杀倾向的风险人群实施救助、监护和治疗,阻止自杀现象发生,包括自杀现场的干预。这一工作需要各方面的专业与非专业人员的密切配合才能完成。

(一) 对自杀线索与呼救信号的识别

自杀虽然是一种高度私人化的隐秘行为,但也会留下一些可以识别的线索;又由于自杀者自杀前心理上总是极端矛盾的,也总会向周围的人发出一些呼救信号。这些求助信号可能是语言的,也可能是非语言的,有时是比较明确地告知自杀意图,或表现出羞愧、内疚的情绪,有时则可能是在争吵之中指责家庭成员导致了他们目前的困境,从而暗示了自杀危机,其实是想从亲近的家庭成员那里得到关注和支持。敏感于这些线索,并对呼救信号做出积极回应,是成功干预的先决条件。遗憾的是,蓄意自杀者周围的重要关系人,往往缺乏关于自杀线索和信号的知识和敏感。这一方面是因为自杀者家属总是倾向于否认遭遇危机的亲人有自杀可能,因而容易忽略自杀信号;另一方面社会普通人群对于自杀现象的认识存在许多谬误。如"威胁别人说要自杀的人不会自杀","一个人自杀未遂后,自杀危险可能结束","只有精神病人才会自杀","小学儿童不会理解自杀的结局,因而不会自杀"。

要能够识别高危自杀危险人群,除了要了解上述各种自杀危险因素,还必须善于识别一些常见的具体自杀线索。

专栏

常见的自杀信号

1. 分配个人财产,向熟人赠送个人心爱之物,向家人交待紧要之事。

2. 告知家人各种账号、密码。

3. 偿还各种债务。

4. 销毁电脑资料或数码相机中的全部内容。

5. 有特别的行为或情绪特征的改变：如长期抑郁后情绪突然好转，或行为习惯(饮食习惯、社交习惯)的改变。

6. 已形成一个特别的自杀计划。

7. 向他人直接谈论"我对任何人都没有用"、"我对任何人都没有好处"、"我没有任何将来了"、"世上没有任何值得留恋的东西"之类悲观厌世内容。

8. 在日记中流露对人生的悲观情绪。

9. 自己购买墓碑，甚至割腕，以此作为自杀"实践"。

10. 陷入心爱的人的死亡忌日的痛苦之中。

11. 与有医学知识的人讨论自杀的方法，搜集有关自杀的资料，如向人询问"吃多大量的安眠药可以致死"。

12. 徘徊于江河、大海、高楼、悬崖、大桥等处。

重要的是，识别了这些自杀线索和呼救信号后，助人者不要对求助者的呼救表示忽视、无兴趣、隔膜、可怜、冷漠、失望、退缩、回避、愤怒、拒绝和攻击等，而应表示关注和同感的理解。忽略这些求助信号所造成的危害，不仅在于延误了救助时间，而且可能会使求助者感到自己没有价值。

（二）对自杀行为的防止和监护

对于自杀可能性相当高的当事人，助人者的重要任务是维护当事人的安全，对随时可能发生或即将发生的自杀行为进行处理，阻止自杀行为发生。首先是实行环境监控，使其不能接触任何武器、刀具、尖锐物品、有毒药品等。其次是要实行紧迫盯人的措施，使其亲友轮流值班，密切注视当事人的状态。再次，在需要住院治疗的当事人中，对于那些自杀动机十分强烈，容易获得危险物品而生活状态又孤立于社会因而缺乏监控，同时患有某些精神疾病且体力并未衰退因而具有抗拒力量的当事人，在用言语说服住院达不到目的时，需要强制送医院救治，或转诊治疗。当然，在强制住院的过程中应尽量避免发生冲突。当自杀行为正在实施时，助人者应以镇定、关切的态度同当事人沟通，尽力诱导其脱离危险地带。有时需要有体力强壮的助手协助工作。在对自杀行为干预和监控的过程中，保护当事人的亲友及其他身边人员的安全，保护自己安全也是助人者应该充分重视的。

还有一种情况应引起充分注意，就是精神病人出院后一周之内甚至一年之内仍然有很高的自杀危险性。这是因为出院后，医院的安全网已不存在，而病人尚未完全适应新的生活环境。病人由于感到生活空虚无聊、没有前途或因感受到社会孤立而实施自杀。故在解除了高危机状态后，对当事人仍应密切监视，直到肯定危险已消失。

（三）对企图自杀者的咨询与治疗

对企图自杀者的咨询与治疗是控制自杀行为、降低自杀率的根本性举措。这种治疗又分涉及社会心理应激状况下的急性自杀、与精神病有关的自杀两种情况。前者主要是帮助企图自杀者作急性处理，降低焦虑和保持镇定；后者是针对当事人罹患的或复发的精神病进行治疗。与上一个问题中所述精神疾病治疗不同的是，这里所说的是对已有自杀意图、自杀计划的当事人的精神疾病或精神病症状的治疗，具有阻止自杀行为发生的干预作用。

对有自杀意图的精神病人的治疗措施有药物治疗、心理治疗、社会心理措施。

（1）药物治疗。已有几项研究证实，服用抗抑郁药物治疗可以减少中到重度抑郁症患者的自杀行为。如蒙哥马利（Montgomery）的研究显示：与安慰剂对照组相比，抗抑郁药物治疗组的自杀意念明显减少。后者比前者平均每人每年的自杀行为发生数要少5.6倍。抑郁症治疗中应注意的，一是要切实保证抑郁症的治疗效果。一般病人服用抗抑郁药需在2—3周后症状才会改善，而一些依从性较差的患者在初期疗效还未发挥时就自动停药，导致自杀行为最终未能避免的情况，近年来在高校大学生中有多起发生。二是要重视对抑郁症状的治疗而不必拘泥于是否符合抑郁症的诊断标准。三是要强调抑郁症的早期诊断以及识别"非典型"抑郁症特征的重要性。男性"非典型"的抑郁症状经常被忽略是国外一些地区自杀预防效果不如女性的重要原因。为此国外有人专门设计了测定男性"非典型"抑郁量表，指出此类患者的特征是：应激耐受性差、付诸行动的倾向、攻击性、冲动易怒、优柔寡断、吸毒酗酒、短暂的反社会行为。

（2）心理社会措施。通过由社会福利机构、志愿者组织、患者家庭成员等组织的各种精神康复活动，以帮助当事人完成社会生活的再适应，减少自杀行为的发生。例如，制定对开始有自杀企图经治疗出院后的患者每月一次或每几个月一次的随访制度；定期对社区内老年人提供"电话援助"和"电话检查"，检查他们的身体状况和精神状态，并提供情感支持。

以下我们重点介绍企图自杀者的心理咨询和心理治疗。

自杀、自伤都是危机严重的极端表现。故本章第一节所述危机干预六步法中的心理助人的过程和策略，总体上也适合于对处于自杀边缘的人的心理咨询和心理治疗。同危机干预一样，自杀当事人的心理咨询与治疗也需要支持与倾听、承诺和行动，也要把自杀风险评估贯穿于整个干预过程之中。这里我们仅就自杀当事人的心理咨询与治疗过程中几个重要方面做些说明。

1. 倾听当事人表达并做出恰当反应

当目睹自杀悲剧即将发生，或亲耳听到当事人有自杀意图时，多数人的反应会是惊恐和慌乱的。以下是一个实例。

专栏

你对自杀当事人的反应及当事人的解读

王小姐是一个很典型的上班族，30岁，已婚，有一个小孩。她做事颇为负责，对人一向很有礼貌，态度和善，但人缘普通。而你是她的同事，平时与她关系不错，工作上一直配合得很好，有一天，她突然告诉你想自杀。

你可能的反应：

1. 愣在当场，什么话都说不出来。

2. 不理会这句话，然后岔开话题。

3. 劝她不要这么做,但结结巴巴地说不出理由来。

4. 劝她不要这么做,提及她的优点或成功表现来鼓励她。

5. 劝她不要这么做,拿一些励志故事来激励她。

6. 劝她不要想得太多,多出去走走,想想人生的光明面。

7. 劝她考虑小孩问题,想想:如果她死了以后小孩怎么办?

8. 劝她找亲友谈谈,不要这么快就做决定。

9. 劝她不要这么做,然后问她到底发生了什么事情?

10. 警告她这么做太自私,如果不爱惜自己生命,也不在意别人的关怀,那要死就去死。

当事人可能的解读:

1. 当我告诉她时,她吓得说不出话来。我想以后再也不要去吓唬别人了,不要再说,只要去做。

2. 我把她当成最好的朋友,但我告诉她想去死时,她却不理我,继续讲她的工作计划。

3. 别人都劝我不要去死,但连他们也找不到什么让我活下去的理由。

4. 我以前的那些成功都只是小事情而已,多半是运气好的结果。我还是废人一个,死了反而干净。

5. 那些故事虽然很精彩,但别人是别人,我是我。现实世界不可能会有那么神奇的转折。

6. 我感觉到很挫败,大家都劝我不要想得太多,但我连这点也做不到。我……我就是会想这么多,我真的对不起大家。

7. 小孩真的很可怜,我死了他怎么办? 我想,还是把他一起带走好了。

8. 他们都不了解我,只会闹哄哄地出一堆主意给我。我的压力反而更大了!

9. 我实在很想告诉她发生了什么,但是前一天刚被强暴过的遭遇,我真的讲不出口!

10. 他们说得对,我果真是个废物,一个不负责任、自私自利的家伙,还让别人生气,死掉算了! 你们为什么要把我给救活?

资料来源 陈俊钦著:《抢救自杀行动》,(台湾)远流出版公司,2003年版,第24页。

从实例中可看出,如何面对自杀现象和处于自杀边缘的人,如何对当事人说出的自杀意图做出适当的反应,这对一般人,甚至对于心理咨询与治疗专业人员,都是一个严峻的考验。由于当事人的价值观念、思考方式都有一些重大改变,助人者的劝说、安慰的意图都有可能被扭曲。转移话题、装作没听清、故作欢乐状、担心地追问、过度的同情、批评指责等都不是恰当的反应。助人者也不应表现出震惊、冷漠、失望、拒绝、愤怒的情绪。此时我们能够做的,不是说教,而是以平静和关切的态度去倾听和陪伴,少说多听,甚至由当事人主导谈话。助人者则以同感的理解和一定的言语反应辅助对方表达,反复保证:"我有充分时间了解你做出这一决定的原因","我很关心你的安全以及你现在的困扰"。倾听的作用一是使对方感受到有人关切,有人和他在一起;二是帮助当事人宣泄情绪,纾解压力;三是使我们了解当事人的问题所在和他要自杀的理由，为后一步做出恰当处置提供初步信息。

2. 评估当事人的自杀风险

评估当事人的自杀风险是自杀干预中极为重要的环节。如果发现当事人自杀态度坚决，就要立即通知他的家人或其他重要关系人，立即将当事人送到精神科急诊并予以监护。

了解当事人的自杀危险性，可以采用谈话法，也可以采用自杀风险评估量表，如伯克（Bürk）的再次自杀风险量表、自杀未遂后风险评估量表、帕特森（Patterson）的自杀清单表（SAD PERSONS量表）、贝克的目前自杀观念分量表（SSI-C）等。本章第一节里提到的分类评估量表（TAF）也可用来评估自杀危险程度。不论采用什么方法，都必须简短直接、讲究效率。

当发现当事人有自杀可能时（如说"我真正厌倦了这种抑郁且毫无意义的生活"），可以直接地提问"你是否正在考虑自杀，是否有自杀计划？"，而不必担心与企图自杀者讨论自杀，是否会增加当事人自杀的决心。

对自杀风险的评估主要取决于两方面的信息，一是了解当事人自杀意念坚决到什么程度，二是了解当事人的自杀危险因子有多少。了解自杀意念的强度可以通过直接提问进行。提出下面一些封闭性的问题对于评估当事人自杀动机的强度非常重要。

"你有这个念头有多久了？"（越久自杀意念强度越高）

"你打算用什么方法自杀？"（方法越酷烈自杀意念强度越高）

"你实际去准备了吗？"（已开始着手准备者自杀意念强度高）

"你写过遗书了吗？"（有遗书者自杀意念强度高）

"你曾经将这种想法告诉过人吗？"（不曾告诉别人者自杀意念强度高）

"倘若你现在就死了，心里还有什么挂念的吗？"（挂念少者自杀意念强度高）

"在什么条件下可以解决问题，让你不必去死？当然，也许不会真的发生，我只是假设而已。"（找不到解决问题的条件者自杀意念强度高）

自杀危险因子就是上一节所述各种自杀相关因素，包括有重性忧郁症，或处于抑郁症的恢复期，有严重的绝望或无助感，有严重的焦虑障碍（如惊恐发作），有人格障碍，物质滥用，有难以忍受的躯体疼痛或不可治愈的晚期疾病，具有象征意义器官患病，有失败的医疗史，长期失眠，有自我伤害或自杀未遂史，朋友、亲人、崇拜者中有自杀范例存在，未婚、离异、丧偶、独居，缺乏社会角色与关系网络，缺乏宗教与信念，心爱的人最近去世，遭遇个人虐待、暴力、性虐待而失去稳定，失业，年龄大，少数族群，容易获得自杀手段等。陈俊钦出于咨询谈话技术方便考虑，将主要的危险因素分为自杀经验、年龄性别、婚姻相关议题、工作相关议题、社会网络议题、宗教议题、物质滥用、精神病史和危险物品可近性共九类。当事人身上的危险因子越多，自杀的危险性就越大。

3. 改善认知方式以提升当事人的自我价值

生命的自我保护是人的本能。各种危险因素、各种负性事件只有通过当事人的自我贬抑的思维引起当事人自我价值的丧失才能导致自杀意图的产生。因此对自杀个案的干预，除了要用同理心去倾听和陪伴，帮助当事人纾解情绪外，重要的是改变当事人的自贬的思维方式，提升其自我价值感。也就是说，你要阻止自杀行为的实行，你就得给当事人一个活下去的理由,使当事人感到自己是有价值的,是一个值得活下去的人。

临床心理学家认为,自杀不是不可理喻的怪异行为,只是由于当事人使用了特殊的思维方式。与自杀有关的三个心理因素是:问题解决能力的缺乏感(不论是真实的还是想象的)、过度泛化的回忆,以及由此导致的无望感和无助感。企图自杀者总是错误地认为只有死才是他解决问题的唯一出路。在运用认知行为疗法(CBT)挽救自杀当事人时,一方面要教会他们解决问题(特别是解决人际交往问题)的策略,使其了解到自己过去与现在的痛苦都是来源于本来可以认识、可以解决的问题,并培养其参与解决问题的动机。策略内容包括:列出问题清单;排列问题的次序;鼓励个体想出各种可能的解决方法;挑选某一方法;把方法细分为易操作的步骤;对每个步骤中的困难进行预测与识别;仔细检查每个步骤完成情况以决定是否进入下一步骤。另一方面要鼓励当事人挖掘自己的人际资源和内在资源,回忆过去曾经运用过的各种解决问题的有效策略。

攻破当事人的无望感,提升其自我价值,是对企图自杀者临床干预的重要目标。为达此目标,应在咨询会谈中引导当事人重现其以往生活中的闪亮点,重组负面经验,挑战其自我贬抑的认知方式。只要这些生命的闪光点都是真实存在过的,也是当事人亲口说出的,他就无法否认自己的生存价值。提升自信和自我价值的做法还有:发现当事人现时表现中的积极因素,予以肯定和鼓励,如说"我是多么高兴你有勇气与我讨论这件事","你正在寻找更好的答案以及更好的选择"。引导当事人参加一些具有服务性、公益性的工作,让自己成为助人者,去帮助那些比自己更为困难的人。给当事人提供一些实际生活的帮助,协助其处理思想混乱情况下所易忽略的事情,阻滞当事人心理上的麻木不仁,防止他在现实生活中退行得太远,以保持其对生活的自我控制力。有时还有让企图自杀者接受每个人都有缺陷和错误的事实,防止由于完美主义的观念而贬低自我价值。

4. 心理咨询与治疗中其他注意事项

自杀干预是一项策略性、技术性很强的工作,尚有若干事项应引起重视。例如:(1)当发现当事人有较高自杀风险时,不要承诺为对方保守自杀企图的秘密,相反,还要将这一情况通知其重要关系人,使其对企图自杀者实行监护。(2)在危机干预的承诺和行动阶段,与当事人订立不自杀的协议很有必要。(3)向当事人或其重要关系人提供简单、清楚的转诊治疗资源,告知精神病院或其他危机干预机构的地址、电话、入住程序等。(4)从一开始就应将当事人的家属作为治疗力量整体的一部分。(5)希普尔(Hippoe)提出自杀干预中的14个"不要"可以帮助我们避免一些错误。其内容是:不要对求助者责备或说教;不要批评求助者;不要与当事人讨论自杀的对与错;不要被求助者所告诉你的危机已过去的话所误导;不要否定求助者的自杀意念;不要试图向令人震惊的结果挑战;不要让求助者一个人留下,不与他取得联系;危急阶段,不要分析求助者的行为或对其进行解释;不要陷入被动;不要过急和失去冷静;不要因周围的人与事转移目标;不要让求助者保守自杀危机的秘密而不表达出来;不要把过去或现在的自杀行为说成是光荣的、殉情的、荣誉的或将其神化;不要忘记追踪观察。

四、自杀后干预

自杀后干预指对幸存者的干预,主要是指对与自杀者关系密切的有关人员(家属、朋友、同学、同事)的干预,也包括对参与咨询与治疗的医护人员的干预。

当预防失败时之所以要对自杀者周围活着的人们进行干预,是因为这些人一般比那些因其他原因失去亲人的人更少得到同情,却有着更多的社会隔离、负性反应。幸存者也常因自己忽略了自杀者的暗示未能成功地挽救他而深深感到内疚。自杀后干预的目的,一是帮助幸存者悼念死者,表达哀伤情绪。二是理解自杀现象为什么会发生,让活着的人知道,导致亲人自杀的原因不仅是失望与绝望,而且还因为他患有精神病,而这很可能蒙蔽自杀者的判断力或损害其正常思维。这样客观地理解自杀,可以防止幸存者过度地承担责任。三是舒缓因内疚、后悔、对死者的责任而产生的压力。四是评估幸存者潜在的自杀危险性,预防将来可能出现的自杀,同时也通过对自杀案例的分析为一般自杀预防提供有价值的资料。简而言之,后干预的目的在于悼念、理解、减压和预防。

施奈德曼设计的一种自杀后干预策略,是由危机干预工作者组织自杀者的家属、同事、朋友参加的一种小组活动。主要步骤是:

(1) 构造"为什么"。帮助小组成员回忆死者自杀的暗示和线索,使自杀现象更可理解。

(2) 纪念死者的特点和成就。让小组成员把死者具有的突出特征和值得回忆的成就再现出来,列成一个表。

(3) 说告别词。小组成员依次向死者"所坐"的空位子说告别词,表达各自的情绪,这通常是一场非常深刻的情感经历。

(4) 转向放松。采用集体研讨的方法,点点滴滴地收集死者的情况,以利于将来的自杀预防。

(5) 解除内疚感。危机干预工作者声明:对小组成员的参与表示感谢;让小组成员相信他们对于自杀者的死是没有责任的;应该结束这个急性悲痛阶段,而进入长期的悲痛期,大家不会忘记死者,他虽然不在了,但仍然继续活在他们的工作和生活中;以死者为鉴,懂得珍视生命的每一天。

当事人如果是在住院期间自杀的,医护人员也会因为干预失败而有自责之心。故对医护人员提供支持也是自杀后干预的一项内容。应组织有关医护人员发表自己对自杀事件的看法。在自杀发生后的4—6周,对自杀案例进行心理剖析(psychological autopsy),这对于积累自杀干预的资料很有价值,应成为一项常规工作。

近年来,我国一些单位或部门在重大灾难(如空难、地震)或自杀事件发生后,对幸存者、重要关系人实施的心理关怀——哀伤辅导,就是一种可行的后干预方式。其主要内容是:帮助生者体认丧失,增强丧失的现实感,承认亲人、朋友丧失的终极性;帮助有关人员处理已表达的或潜在的悲伤情绪;协助生者在失去逝者的新环境中生活下去;向死者告别,鼓励生者以健康的方式,将情感重新投入到新的关系之中;界定病态行为并作转介。

最后应该提及的是与自杀后干预有关的一项工作,是媒体对自杀事件的报道。由于事实上存在的模仿自杀(copycat suicide)或"传染"自杀(contagion suicide)现象,煽情的、不负责任的媒体报道完全有可能在与自杀者最为接近的人群中——校友、狱友、病友、战友和街坊邻居,甚至是同一大众媒体宣传的覆盖人群中加剧或诱发自杀行为。世界卫生组织就媒体报道制定的一些指导原则应作为我们遵循的标准。它指出,宣传切忌将自杀者描绘成勇敢或值得学习和赞赏的人;报道应不附加图片;不对自杀方式和过程进行详尽的描述;不将自杀描绘成无法解释的、浪漫的、神秘的;应报道精神疾病(抑郁症、酒精和物质滥用)对个体决策的影响及这类疾病的可治愈性;应向公众告知可获得的援助和照顾的信息;提供能够告知救助单位的联系电话及地址等信息;同时可以在媒体报道中加入一些个体如何解决重大冲突的积极案例;对自杀未遂所带来的躯体上的严重后果(脑功能受伤、瘫痪)进行描述,并提出如何改善生活困境的建议;切忌大肆渲染或为自杀者歌功颂德。

思考与练习

1. 什么是危机? 危机有什么表现? 由于处置的不同,危机会产生什么不同的后果?

2. 与一般心理咨询比较,危机干预有哪些特点?

3. 危机干预可以从哪些方面为当事人提供帮助?

4. 简述危机干预过程所包含的步骤及工作内容。

5. 危机评估包括哪些主要内容?

6. 在危机干预过程中有哪些应注意的策略要点?

7. 简述中国自杀率及其人口分布特征。

8. 对影响自杀的相关因素做出简要分析。

9. 列举 10 种以上自杀的信号,并说明应如何回应这些自杀信号。

10. 为了降低全社会自杀率,应做好哪几方面工作?

11. 你认为对于有较高自杀风险的当事人,应否承诺为其保守自杀企图的秘密?

12. 自杀后干预的内容和可能实现的目的是什么?

主要参考书目

1. 毕金仪:《几种行为治疗理论的介绍》,《中国社区医师》,2006 年第 15 期。

2. 陈俊钦著:《抢救自杀行动》,(台湾)远流出版事业股份有限公司,2003 年版。

3. 陈苏明:《几种心理治疗方法概述》,《临床荟萃》,2003 年第 24 期。

4. 陈智编著:《心理咨询:实用咨询技巧与心理个案分析》,四川大学出版社,2002 年版。

5. 邓明昱、郭念锋主编:《咨询心理学》,中国科学技术出版社,1992 年版。

6. 樊富珉、陈启芳、何镜炜主编:《香港高校学生辅导》,清华大学出版社,2001 年版。

7. 傅安球主编:《心理咨询师培训教程》,华东师范大学出版社,2006 年版。

8. 傅宏著:《儿童青少年心理治疗》,安徽人民出版社,2000 年版。

9. [奥]弗洛伊德著,高觉敷译:《精神分析引论》,商务印书馆,1984 年版。

10. [奥]弗洛伊德著,孙名之译:《释梦》,商务印书馆,1996 年版。

12. 郭念锋主编:《心理咨询师》,民族出版社,2005 年版。

13. 江光荣著:《心理咨询与治疗》,安徽人民出版社,1995 年版。

14. 江光荣著:《心理咨询的理论与实务》,高等教育出版社,2005 版。

15. 江光荣、夏勉:《美国心理咨询的资格认证制度》,《中国临床心理学杂志》,2005 年第 1 期。

16. 金树人:《生涯咨商与辅导》,(台湾)东华书局,1997 年版。

17. [美]卡尔·R·罗杰斯等著,李孟潮等译:《当事人中心治疗》,中国人民大学出版社,2004 年版。

18. 李波、贾晓明、安芹:《国内心理咨询和治疗培训的调查研究》,《中国健康心理学杂志》,2006 年第 5 期。

19. 李东白著:《咨商的理论与技术》,(台湾)复文图书出版社,1984 年版。

20. 林孟平著:《辅导与心理治疗》,上海教育出版社,2005 年版。

21. 李强、许丹:《心理咨询师从业初始动机个案研究》,《中国临床心理学杂志》,2007 年第 2 期。

22. 梁耀坚等:《谁适合做心理治疗师?——对心理咨询与心理治疗专业人员资格的讨论(Ⅱ)》,《中国心理卫生杂志》,2001 年第 3 期。

23. 刘华山主编:《学校心理辅导》,安徽人民出版社,1998 年版。

24. 龙立荣、方俐洛、凌文辁:《职业成熟度研究进展》,《心理科学》,2000 年第 5 期。

25. 苗青、王重鸣:《20 世纪职业选择与职业发展理论综述》,《人类工效学》,2003 年第 1 期。

26. 蔺桂瑞:《心理咨询员的个人成长》,《中国青年政治学院学报》,2002 年第 2 期。

27. ［美］欧文·雅洛姆著,张怡玲译:《给心理治疗师的礼物》,中国轻工业出版社,2004年版。

28. 钱铭怡编著:《心理咨询与心理治疗》,北京大学出版社,1994年版。

29. 邱美华、董华欣著:《生涯发展与辅导》,(台湾)心理出版社有限公司,1997年版。

30. 申荷永著:《心理分析》,三联书店,2004年版。

31. 施琪嘉主编:《心理治疗理论与实践》,中国医药科技出版社,2006年版。

32. 童俊:《精神分析学中的自恋及其自恋性障碍》,《医学与社会》,2001年第6期。

33. 吴武典等著:《辅导原理》,(台湾)心理出版社有限公司,1990年版。

34. 吴武典主编:《学校心理辅导原理》,世界图书出版公司,2003年版。

35. 吴芝仪著:《生涯辅导与咨商:理论与实务》,(台湾)涛石文化事业有限公司,2000年版。

36. 郗浩丽著:《客体关系理论的转向:温尼科特研究》,福建教育出版社,2008年版。

37. 叶浩生主编:《西方心理学的历史与体系》,人民教育出版社,1998年版。

38. ［英］约翰·麦克里奥德著,潘洁译:《心理咨询导论》,上海社会科学院出版社,2006年版。

39. 张日昇著:《咨询心理学》,人民教育出版社,1999年版。

40. 张宁、赵岩、王欣:《三大心理学派治疗观的比较》,《国际中华应用心理学杂志》,2006年第2期。

41. 中国心理学会临床与咨询心理学专业机构与专业人员伦理守则制定工作组:《中国心理学会临床与咨询心理学工作伦理守则》,2007年。

42. ［美］Burger,J. M. 著,陈会昌译:《人格心理学》,中国轻工业出版社,2004年版。

43. ［美］Michael St. Clair 著,贾晓明,苏晓波译:《现代精神分析"圣经"——客体关系与自体心理学》,中国轻工业出版社,2002年版。

44. ［美］Corey,G. 著,李茂兴译:《咨商与心理治疗的理论与实务》(第5版),(台湾)扬智文化事业公司,1996年版。

45. ［瑞典］Wasserman 主编,李鸣等译:《自杀:一种不必要的死亡》,中国轻工业出版社,2003年版。

46. ［美］Cashdan,S. 著,鲁小华等译:《客体关系心理治疗理论、实务与案例》,中国水利水电出版社,2006年版。

47. ［美］B. E. Gilliland & R. K. James 著,肖水源等译:《危机干预策略》,中国轻工业出版社,2000年版。

48. ［美］Gerald Corey, M. S. & Callanan,P. 著,杨瑞珠等译:《咨商伦理》,(台湾)心理出版社有限公司,1997版。

49. ［美］J. Grant, J. Crawley 著,张黎黎等译:《移情与投射》,北京大学医学出版社,2008年版。

50. ［美］J. Davy,M. Cross 著,赵静译:《障碍、防御与阻抗》,北京大学医学出版社,2007年版。

51. ［美］N. Mcwilliams 主编,钟慧等译:《精神分析案例解析》,中国轻工业出版社,2004年版。

52. American Psychological Association, *Code of Ethics and Standards of Practice.* Washington,DC: Author, 1995.

53. Amundson, N. E. , *Active engagement: Enhancing the Career Counselling Process*, Richmond, BC: Ergon Communications, 1998.

54. Breaner, C. , *An Elementary Textbook of Psychoanalysis*, New York: International Universities Press, 1973.

55. Brown, S. D. , & Krane, N. E. R. , *Four (or five) Sessions and a Cloud of Dust: Old Assumptions and New Observations about Career Counseling*. In: S. B. Brown & R. W. Lent (Eds.), *Handbook of Counseling Psychology (3rd ed.)*. New York: John Wiley, 2000.

56. Chaimowitz, G. A. , Glancy, G. D. & Blackburn, J. (2000). *The Duty to Warn and Protect: Impact on Practive*. Canadian Journal of Psychiatry, Vol. 45.

57. Corey, G. , Corey, M. S. & Callanan, P. , *Issues and Ethics*, In Blocher D H. The Professional Counselor. New York: Macmillan, 1998.

58. Corey, G. , Corey, M. & Callanan, P. , *Issues and Ethics in the Helping Professions*. Pacific Grove, CA: Brook/Code, 1998.

59. Cormier, S. , Cormier, B. , *Interviewing Strategies for Helpers: Fundamental Skills and Cognitive Behavioral Interventions*. Pacific Grove, CA: Brooks/Cole, 1998.

60. Edelwich, J. , Brodsky, A. , *Sexual Dilemmas for the Helping Professional* (rev. ed.). New York: Brunner/Mazel, 1991.

61. Falvey, J. E. , *Managing Clinical Supervision: Ethical Practice and Legal Risk Management*. Pacific Grove, CA: Brooks/Cole, 2002.

62. Guest, C. L. , JR. & Dooley, K. , *Supervisor Malpractive: Liability to the Supervisee in Clinical Supervision*. Counselor Education and Supervision, 1999, 38(4).

63. Kernberg, O. F. *Borderline Conditions and Pathological Narcissism*. New York: Aronson, 1975.

64. Klein, M. , *The Psychoanalysis of Children*, loudon: Hogarth Press, 1932.

65. Kohut, H. , *The analysis of the self: A systematic Approach to the Psychoanalytic Treatment of Narcissistic Personality Disorders*, New York: International Universities Press. 1971.

66. Kohut, H. , *The Restoration of the Self*. New York: International Universities Press, 1977.

67. Krumboltz, J. D. , *A Learning Theory of Career Counseling*. In: M. L. Savickas & W. B. Walsh (Eds.), *Handbook of Career Counseling Theory and Practice*. Palo Alto, CA: Davies-Black, 1996.

68. Lee, R. W. , & Gillam, S. L. , *Legal and Ethic Issues Involving the Duty to Warn: Implications for supervisors*, 2000.

69. Meyer, R. G. , Lzndis, E. R. , & Hays, J. R. , *Law for the Psychotherapist*. New York: Norton, 1988.

70. Ogden, T. H. , *The Matrix of Mind*: *Object Relations and the Psychoanalytic Dialoge*. Northvale, NJ: Aronson 1986.

71. Pope, K. S. , *Dual Relationships in Psychotherapy*. Ethics & Behavior, 1991,1(1).

72. Pope, K. S. & Vasquez, M. J. T. , *Ethics in Psychotherapy and Counseling*: *A practical Guide for Psychologists*. San Francisco: Jossey-Bass, 1991.

73. Remley, T. R. , JR. & Herlihy, B. , *Ethical, Legal, and Professional Issues in Counseling*. Upper Saddle Kiver, NJ: Prentice Hall, 2001.

74. Savickas, M. L. , *A Framework for Linking Career Theory and Practice*. In: M. L. Savickas & W. B. Walsh. (Eds.). Handbook of Career Counseling Theory and Practice. Palo Alto, CA: Davies-Black, 1996.

75. Swanson, J. L. & Fouad, N. A. *Career Theory and Practice*: *Learning through Case Study*. Thousand Oaks, CA: Sage, 1999.

76. Wilson, J. , *Starting out in Psychodynamic Psychotherapy*, Psychiatic Bulletin, 2001, Vol. 25.

77. Zunker, V. G. , *Career Counseling Applied Concepts of Life Planning*. California: Wadsworth, 1990.

78. Zunker, V. G. *Career Counseling*: *Applied Concepts of Life Planning*, 6th ed. 2001.